U0259744

版权声明

© Oxford University Press 2022.

On Being a Therapist (Sixth Edition) was originally published in English in 2022. This translation is published by arrangement with Oxford University Press. China Light Industry Press Ltd. / Beijing Multi-Million New Era Culture and Media Company, Ltd. is solely responsible for this translation from the original work and Oxford University Press shall have no liability for any errors, omissions or inaccuracies or ambiguities in such translation or for any losses caused by reliance thereon.

All rights reserved.

保留所有权利。非经中国轻工业出版社"万千心理"书面授权，任何人不得以任何方式（包括但不限于电子、机械、手工或其他尚未被发明或应用的技术手段）复印、拍照、扫描、录音、朗读、存储、发表本书中任何部分或本书全部内容，以及其他附带的所有资料（包括但不限于光盘、音频、视频等）。中国轻工业出版社"万千心理"未授权任何机构提供源自本书内容的电子文件阅览、收听或下载服务。如有此类非法行为，查实必究。

On Being a Therapist
(Sixth Edition)

心理治疗师之路

（原著第六版）

[美] 杰弗里·A. 科特勒（Jeffrey A. Kottler）／著

李 凌 杨立华／译

中国轻工业出版社

图书在版编目 (CIP) 数据

心理治疗师之路: 原著第六版 / (美) 杰弗里·A.
科特勒 (Jeffrey A. Kottler) 著; 李凌, 杨立华译.
北京: 中国轻工业出版社, 2025.2. — ISBN 978-7
-5184-5150-0

Ⅰ. R749.055

中国国家版本馆CIP数据核字第2024QH6815号

责任编辑: 潘　南　　　　　　　　责任终审: 张乃柬
策划编辑: 戴　婕　潘　南　　　责任校对: 刘志颖　　　　责任监印: 吴维斌

出版发行: 中国轻工业出版社 (北京鲁谷东街5号, 邮编: 100040)

印　　刷: 三河市鑫金马印装有限公司

经　　销: 各地新华书店

版　　次: 2025年2月第1版第1次印刷

开　　本: 710×1000　　1/16　　印张: 24.5

字　　数: 350千字

书　　号: ISBN 978-7-5184-5150-0　　定价: 98.00元

读者热线: 010-65181109

发行电话: 010-85119832　　　010-85119912

网　　址: http://www.chlip.com.cn　　http://www.wqedu.com

电子信箱: 1012305542@qq.com

版权所有　侵权必究

如发现图书残缺请拨打读者热线联系调换

232021Y2X101ZYW

推荐序

　　心理治疗是一个充满艰辛的职业。心理治疗的工作特点决定了心理治疗师必须日复一日、经年累月地与那些带着精神创伤而来的来访者一起工作。无论治疗师所受的训练多么好，做了多少自我体验来清理自己内部的"垃圾"或者"情结"，拥有多么坚强的自我，人性中相互影响和感染的天性势必会在不知不觉中，将治疗师卷入来访者或轻或重、或短暂或长久的恐惧、忧伤乃至绝望的情感深渊之中。一天的工作结束之际，来访者虽已离开，但是他们的气息还在，他们的情感也残留了下来。此刻，治疗师不再完全是他自己，而是融入了来访者情感的混合体。于是，一位职业心理治疗师如何代谢来访者的情感影响，让自己的生命状态得以复原，就成了一个无法回避的问题。

　　在心理治疗中，无论你信奉何种流派的理论，采用何种或主流或自创的技术，归根结底，最重要的工具还是治疗师本人，是治疗师本人的真实核心与来访者之间产生的内部影响。这就要求一位称职的心理治疗师首先必须对真实的自我有足够的了解，并且相对健康、有活力和有创造性。这是治疗师必须修炼的"内功"。与此同时，治疗师又需要从庞大的知识体系中，浓缩和凝炼出自己的体系和具有个人特色的方法。此外，心理治疗是一门实践性的科学和艺术，工作的纯熟还需要不断地从无到有地实践。

　　即便你做到了上述几个方面，即便你可能已经有效地帮助了一些来访者，但是，还是会有很多习惯于抱怨、内疚甚至仇恨的来访者抓住你不放，在你身上释放他们无法承受的内疚、自责或者负罪感。即便你竭尽全力，也无法做到真正理解每一个来自不同背景和生活历史的独特个体。即便是理解了每个人，作为凡人，治疗师也不见得可以帮助每个人找到超越苦难或者创伤的途径。我们常常会体验到能力的局限，甚至感到无能为力。这种无能感，常常会侵蚀我们的价值体系，也会破坏我们内在的自恋体系，导致挫败感，甚至让我们深陷抑郁之中。

心理治疗师作为一种起源于巫师或者牧师的职业，常常被来访者或者外界投射许多理想化的光环。在常年的投射浪潮中，我们也会或多或少、自然而然地认同这种投射，认同自己拥有睿智、圣洁、善良、公正等完美的品质。但是，这种自大的认同在漫长的职业生涯中迟早会被摧毁。因为对于每一个无法解脱的来访者来说，他在找到一个康复理由的同时，又会找到十个拒绝康复的理由，这会使你的自大渐渐瓦解。生活的真相以及人性的复杂将逼迫你无法生活在自大的幻想里。你可以一次次地幻想，但现实会一次次地把生活的艰辛和痛苦摆在作为凡人的治疗师面前。相信每一个治疗师最终都会明白这个道理：人活着不容易，帮助另一个人活得轻松一点就更不容易。踏入治疗师这个职业，你迟早会感受身体、经济、情感和精神的极限。

我认为，无论是来访者还是治疗师，最珍贵的品质都是真实。而真实，恰恰是本书的主要特点。书中提到："心理治疗的过程仍然是多向流动的。它显然能影响来访者的生活，但也影响着治疗师的个人生活。这种影响可能是积极的，也可能是消极的——这使得助人行业成为精神上最充实，同时也最消耗情绪的行业之一。"以及"来访者可以成为我们最好的老师和督导师，因为他们能帮我们更好地回应他们的需求。"这些都是治疗实践中的真心体验。

心理治疗师是一个助人的职业，但同时，治疗师自己也需要理解和帮助，甚至需要给自己更多的帮助和关爱。《心理治疗师之路》（*On Being a Therapist*）恰恰就是这样一部理解和帮助职业治疗师的书，一部好书！好就好在，这是一部治疗师写的书，是一部设身处地从治疗师的角度和需要出发而写的书。读这本书，你会感同身受，更能体会到作者的角度和感受确实源于他本身的经验与体悟。作者的确是行家！看到他对这个职业的真实描述，你将会心一笑；读到某些对于治疗师职业的特别体验和真知灼见的描述，你也会暂时把书放在一边，慢慢品味。

第六版新增的内容包括：第五章，进一步探讨了治疗师是如何在个人和专业层面被来访者深刻改变的；第六章，回顾了心理治疗工作中的诸多艰辛；第七章，特别关注了治疗师面对不完美、负性治疗结果、失望和失败时的挣扎；第八章，讨论了所谓的"困难来访者"；第九章，探讨了职业倦怠；第十章，深入揭示了这个行业的诸多秘密……此外，围绕治疗师如何恢复活力、更好地照顾自己等一线治疗师正在或将要关注的问题，本书也展开了详尽的探讨。

　　最关键的，是作者文字里透露出来的真实的勇气，它可以激励我们前行。心理治疗师的职业生涯是漫长而艰辛的，但也存在着克服与超越的无尽可能。

苏晓波

译者序

心理咨询是一份专业工作，也是一份高度个人化的工作。咨询师作为一个人鲜活的在场，是咨询的一个必要部分。咨询师在咨询关系里做个"活人"，而且不仅自己活着，还能调动自己作为一个活人的感受性和理解能力给来访者使用，这并不是个容易的过程。来访者带来的感受一般都并不让人舒服，而咨询师以充分的心理强度去体验这些感受的同时，还要保持清醒和现实感。这有点像是做手术不打麻药，要实打实拿出点勇气来。有时候这项任务过于艰巨，比如面对特别刁钻的来访者，或者特别强烈的情绪反应时，咨询师可能会放弃使用个人化的心智功能进行深加工，转向最为稳妥、不出错的"标准咨询师式"反应。

这恰恰是问题所在。和明显错误的反应相比，貌似正确的反应更有迷惑性、更难分辨。如果某个来访者对咨询师说"你说的这句话就像个标准的咨询师"，这大体不是在表示肯定。同样的意思，更直接的来访者会不客气地说："少和我来咨询师的那一套吧。"仅仅被一部"咨询机器"看到和回应是不够的，来访者需要活的镜子、人的眼睛。

如何让咨询师这面镜子回到鲜活的状态，是咨询师工作生涯中一个恒久的议题。这是一个不断看到自身、不断回到个人主体性的过程。本书提供了一个难得的机会，让咨询师得以从书中照见自己专业发展的各个方面。作者杰弗里·A.科特勒（Jeffrey A. Kottler）基于多年的临床和教学经验，以及对大量从业者的深入访谈，从各个不同的角度阐述了咨询师执业过程和专业发展中的诸多重要问题。在阅读中，这些问题会不断敲击读者、不断与读者的个人经历和感受交织，从而不断地引发读者思考：我为何选择成为咨询师？我怎样呈现自己？我有哪些优势和局限？其中有哪些东西我不想承认但确实存在？让我感到尤其可贵的是，作者并没有选择只说正确的话，而是不吝讲出很多我们平时不会轻易说出口，因此很难听到的有关我们行业的实话。作为一个从业十几年的咨询师，我在翻译过程中对很多问题都深有共鸣，也对作者的坦诚感到钦佩。

从这个意义上说，这本书非常适合作为心理健康行业从业者的枕边书。它读着就像是一位资深前辈把他多年的所见所感娓娓道来，即使是随便听听，也总能在某些点上有所触动和领悟。对于想要了解心理咨询行业的人，不管是新进的学生、同行，还是想要寻求帮助的人，本书都不失为一本开启新世界探险的优秀"旅行指南"。

本书的翻译工作由我和杨立华两位译者共同完成，其中第1—11章由我负责，第12—15章由杨立华负责。鉴于本书行文活泼且偏向口语化，受众不仅限于专业人员，我们在翻译时力求通俗生动，在保证专业术语精准的前提下，尽量避免学术化、论文式的表达，希望能给读者带来更流畅的阅读体验。译文中如有不妥之处，敬请读者批评指正。

李凌

2024 年 11 月 26 日

第六版前言

在新的世界秩序中实践心理咨询与治疗

在过去的一个世纪中，有一些世界性事件永远地改变了医疗保健服务的性质，尤其是与情绪和心理障碍有关的医疗保健。1918 年的大规模流感促使美国建立了国家医疗服务体系。20 世纪 50 年代暴发的麻疹疫情，促使人们开发出疫苗作为预防措施。第一次世界大战中大量经历"炮弹休克"的退伍军人，以及第二次世界大战中"战斗疲劳"的状况，让创伤后应激障碍得到了首次诊断和治疗。此外，内战、恐怖主义、大规模枪击事件、连续犯罪、经济萧条、失业率上升、种族主义，尤其是流行病和健康威胁，都会大大增加心理健康问题。通常情况下，这些危机会带来医疗保健服务方式的重大突破，甚至是变革。

在历史上，尤其是近年来，政治舞台上持续的连锁反应导致了大规模抗议、疏离感增加，以及我们文化中信任、礼貌和文明的逐渐削弱。过去几年，每个人的心理健康都受到了损害，导致抑郁、焦虑、经济差距、自杀、犯罪和暴力事件大幅增加。甚至"真理"和"事实"现在也被看成可辩论的，它们取决于个人的政治和宗教信仰。社会运动和事件——比如"黑人的命也是命（Black Lives Matter）"、对难民和移民的压迫，更不用说造成数百万人死亡、让半个世界陷入经济困境的全球公共卫生危机——只会加剧人们的痛苦和无助。

然而，在人们最渴望获得亲密支持和联结的时候，口罩、社会疏离、彻底的恐惧和回避却让深层次的联系变得困难重重，甚至变得不可能。治疗师和许多其他专业人士往往别无选择，只能通过屏幕、移动设备或电子消息提供服务。在短短几周内，我们学过和理解到的一切突然都变得过时了，或者至少发生了巨大的改变。在极少（如果有）准备、培训和督导的情况下，临床工作者被迫转向不同的治疗提供系统，而我们在其中对什么是"最佳实践"只有模糊的概念。一旦感染减轻、疫苗得到研发、身体接触的危险性降低，我们就发现，我们以前所理解和实践的心理咨询与治疗变得永远不同了。许多从业者决定完全放弃办公室，转而在家工作，或者只提供虚拟或远程服务。还有许多从业者认为，为了便利性、提高成本效益、减少开支以及满足来访者的喜好，他们必须提供各种不同的选择。此外，有些来访者群体，如原住民和边缘化群体、现役军人、经济贫困或生活在农村或偏远地区的人群，终于第一次能获得更多的心理健康服务了。

在更新和修订这本心理治疗著作的最新版本时，我已经准备好面对这个行业在过去 5 年中发生的一些相当重要的变化。当我最初决定开始这项工作时，我完全没有想到一本关于治疗或任何服务行业的书，在这一版中会改头换面。几年前，谁能想到我们会在电脑、平板或手机上盯着人们的脸，与他们谈论内心深处的秘密和最紧迫的问题？谁能想象治疗师不再需要办公室？

未来几年，这一切将如何发展，既令人兴奋，又叫人困惑；对我们中的一些人来说，还有点让人不安。便捷、易得，在某些方面还有独特的帮助——这些都受到了欢迎和赞赏，但同时也带来了限制。对于从事远程治疗的人来说，我们失去了以前可以获得的重要数据和线索：来访者的姿势、气味、手和脚在做什么、来访者坐在房间的什么位置，或者还有谁在听我们的会谈。此外，一些最关键的治疗变化曾经发生在往返治疗室的途中，来访者可以回顾和排练他们想要谈论的内容，在回家路上也会产生各种各样的想法、感受和反应。一旦我们收集了证据，完成了比较研究，制订了培训和督导计划，弄清了从事这类工作的司法管辖事项和执照问题，我们就会更加了解各种治疗方案各自的优势和局限性，了解哪种方式、方法与实践最适合哪些来访者和哪类问题。与此同时，幸运的是，做治疗师的体验仍然大致相同。

改变是意料之中的，
我们所做的事业就是要促进改变

　　治疗师的职业环境已经发生了翻天覆地的变化，对于在 40 多年前，本书第一版出版时就开始这项工作的人来说，这个领域已经面目全非。在那个时代，来访者大多是白人、女性和上层中产阶级；人们认为治疗需要很长时间（至少几个月，甚至几年）才能奏效；保险公司通常会支付 90% 的治疗费，而且不限制有效期和治疗次数。

　　而现在这个时代，我们为更多贫困、移民和工薪阶层的来访者提供服务，而他们往往面临着更严重的问题。在全球公共卫生危机期间，专业人员不仅面临着健康和安全方面的致命威胁，而且面临情绪困难和严重动乱的流行，其原因就在于经济崩溃、失业、政治动荡、缺乏准确可靠的信息、对未来的不确定感，更不用说隔离、流离失所、生活困苦，甚至是失去亲人好友的悲惨遭遇。由于存在传播病毒的危险，我们无法安排当面治疗，因此我们过去所理解的心理咨询与治疗的整个结构在一夜之间发生了变化。有关这些选择如何继续发展，以及治疗"应用程序"和在线项目等问题仍存在很多争议，但很明显，我们这个领域的发展速度令人目不暇接。

　　除了临床实践环境的变化之外，现在许多案例都是遵循法院指令和被强制监禁的来访者。曾经，治疗师们追随弗洛伊德，专门治疗所谓的"担心患病的健康人"或神经症的中产阶级；而现在，我们的服务对象更加多样化，代表了各种可以想象到的文化、民族、种族、宗教、社会经济和性取向。人类历史上自黑死病以来最严重的健康危机，因为大量的难民和迁徙者逃离本国寻求安全而加剧，这就导致我们需要一套全新的策略以应对广泛存在的创伤。

　　过去，治疗师必须掌握少数几种不同理论取向的精妙之处，而如今，随着各种模式越来越多地融合在更加务实、循证的实践中，了解来访者的各种文化背景中最重要而独特的方面也同样重要。我们还需要面对种类越发繁多的主诉，其中许多主诉在过去并不特别适合心理治疗或对心理治疗不敏感：家庭暴力、身体虐待和性虐待、性身份问题、物质滥用、进食障碍、人格障碍、自伤和解离障碍。此外，我们被要求在越来越短的时间内带来改变。在过去，长程治疗的时间跨度为5—10年；而现在，治疗时间往往被缩短至5—10个月，甚至5—10周之内。

管理式医疗彻底重塑了治疗师的工作方式，不仅限制了我们与来访者相处的时间，还规定了我们可以做哪些事情。在大多数管理式医疗的情况下，治疗过程都有严格的限制，任何延长治疗次数的行为都必须得到批准，而审核批准的工作人员往往并不充分了解精神和情绪障碍。一切都关乎责任制、实证支持、循证治疗，以及可测量的结果。所有这些都被限制在特定的时间范围内。

在过去的几十年间，技术也为这一领域带来了革命性的变化，而且未来会带来更大的改变。我们越来越多地使用软件与管理式医疗的付款方沟通、提交报告和发票、创建新一代所需的文书工作，并协助我们做出诊断决定和制订治疗计划。治疗师和来访者都在使用网络进行即时咨询，并在线提供和接受治疗。短信、电子邮件、社交媒体、应用程序和即时信息作为常用的交流方式，甚至作为进行治疗的一种方式，正变得越来越普遍。我们花在屏幕前的时间越来越多，而与他人面对面亲密接触的时间却越来越少。这可能会提高我们的工作效率，但肯定也会改变我们的工作和生活性质，而且并非都是朝更好的方向。从很多方面来说，治疗师的生活变得更加压力重重，因为他们要一直保持能被联系上，很少有不在线的时间。

做治疗师的奥秘

自本书首版出版以来，理论取向之间的界限就开始变得越发模糊。曾几何时，大多数从业者很容易将自己定位成某个模式的坚定追随者——心理动力学、存在主义、女性主义、认知行为，或另外几十种模式中的一种。而现在，几乎每个人都兼收并蓄、讲究实用主义，或者至少是整合的，无论他公开支持的思想体系是什么。我们可能自称为建构主义者、行为主义者、批判理论家或人本主义者，我们也可能自称为心理动力学取向、认知取向、格式塔取向、叙事取向或人际关系取向的治疗师，但现实情况是，我们会根据背景、文化和来访者的主诉（更不用说我们自己的心情），借鉴各种疗法的概念和观点。以正念为基础的方法，以及那些专门处理依恋障碍的方法，已经越来越多地取代了过去的一些传统疗法。

自本书首版出版以来，有一点没有太大的改变，那就是心理治疗的过程仍然是多向流动的。它显然能影响来访者的生活，但也影响着治疗师的个人生活。这种影响可能是积极的，也可能是消极的——这使得助人行业成为精神上最充实，同时也最消耗情绪的行业之一。我们中的一些人因为这项工作而获得了很好的成长，从来访者身上学到了很多东西，又将认识和理解到的东西用到自己身上。而有些人则变得精疲力竭、不堪重负。随着时间的推移，他们可能会变得愤世嫉俗、无动于衷，或者感到厌倦。

我们很早就认识到，各种治疗因素都会影响来访者可能发生的变化。我们知道，治疗同盟、治疗目标一致、可靠而准确的反馈、共情的回应、敏感的提问，以及建设性的灵活面质等因素，都会给来访者带来更多的自我接纳，甚至带来人格转变。但是，这些过程会对促进它们发生的人产生什么影响呢？临床工作者能否在积极推动治疗过程的同时，不反过来受到连锁反应的影响？治疗师长期暴露在人类的绝望、冲突和痛苦之中，能否对由此带来的冲击免疫？了解他人生活所带来的不可避免的成长和自我觉知，我们能抵挡得住吗？当我们的众多来访者都在朝着令人满意的方向发生巨大的变化，我们还能保持一成不变吗？无论我们愿不愿意，决定成为一名治疗师都是对自身成长的一种承诺。

我记得很多年前，这本书刚出版时，评论褒贬不一。有学者激烈地表示，有些话题我们不应该公开讨论。还有一位评论家称我为"业界良心"，这让我感到些许安慰。我一直这样认为：我愿意讨论禁忌的话题，尽管有时显得很尴尬、很不恰当。我最早的偶像之一是安徒生童话《皇帝的新衣》（*The Emperor's New Clothes*）中的小男孩，他简直是真理的代言人，大声说出了其他人明明看到却不愿承认的事实。同样，在我职业生涯的早期，我感到非常迷茫，因为让我感到最头疼的事情似乎从来没有在督导、工作坊或各种资源中出现过——当然，在我的培训中也从未讨论过这些问题。我一直在想，为什么治疗师很少谈论自己的失败，为什么我们经常争论哪种方法比其他方法更优越，为什么谈到"做治疗师如何让我变成一个更好的人"这样的话题会觉得不安全，为什么其他人好像都局限在我们领域的文献和研究上，而对我影响最大的却是小说家、旅行经历、自己生活中的冒险，尤其是从来访者那里学到的经验教训呢？

未来的愿景和最近的创新

自从我上次修订和更新这本书以来，我们的工作方式又发生了许多变化。我们可以想象，在不远的将来，每个人都会有一个设备，放在家里或者植入大脑中。这个设备可以对一切询问做出回应，无论是去杂货店的路线，还是处理心理健康问题的建议。

人："Siri[①]，我很抑郁。我该怎么办？"

设备："你听起来很累。我也很累。现在已经是凌晨三点了，你应该去睡觉，而不是跟我说话。"

人："对不起。我只是一直在反复思考……"

设备："你有没有试过洗个热水澡，喝点热牛奶来帮助睡眠？"

人："我现在真正想喝的是酒。"

设备："现在，现在，不要去那里。"

人："哪里？"

设备："基因测试已经表明你容易酒精成瘾，再考虑到你的家族史，你的风

---

① speech interpretation & recognition interface 的英文缩写，原义为语音识别接口，是苹果公司开发的能在其系列产品上应用的语音助手。用户可以利用 Siri 拨打电话、询问信息、获取路线等。——译者注

险就更大了。"

人:"好吧,那网飞^①上有什么片子可看吗?"

本书收录了过去几年的最新研究和发展成果,以及大量反映前沿创新的新材料。例如,在上一版中,我增加了关于讲故事的力量的新章节,因为我们大多数时候所做的就是:(1)倾听人们的故事;(2)与他们合作创造另一个更能增强自我的叙事版本;(3)以隐喻、披露、示范和教学的形式介绍故事。鉴于我们清醒时的绝大多数时间被节目、电影、小说、对话、闲聊、歌词、幻想和梦等形式的故事占据了,大脑实际上已经进化成了一个"故事器官",其中的镜像神经元能让人对替代性体验感觉真实。

多年来,我越来越意识到,这本书的读者并不仅限于治疗师。不管是过去还是现在,许多来访者也发现,这本书能帮助他们更好地理解自己的经历并从中获益。我知道很多治疗师都向他们的来访者推荐过这本书;还有一些来访者收到的礼物就是这本书。多年来,还有不少人写信给我,询问如何才能从治疗中最大限度地获益。还有很多人对治疗过程提出了疑问,他们不知道发生的某些事情是否"正常"或恰当,甚至不知道该说什么或做什么才能更好地提升治疗效果。我在本书的最后新增了一章,专门讨论如何成为一个更加积极的来访者。我希望治疗师们也能从中获得帮助,意识到让来访者做好准备以从我们的工作中获得最大收益是多么重要。

最后,鉴于过去几年发生的剧变——这不仅是政治紧张局势、经济不确定性和流行病造成的,而且尤其是因为技术的进步使远程医疗变得更加方便易得——我还专门增加了一个新的章节,介绍这种新的世界秩序。毕竟,很少有专业人士接受过系统培训,了解如何在通过屏幕进行治疗时使用循证的、实证支持的方法。我们只是简单地认为,因为我们知道面对面的治疗如何做,所以

---

① 美国奈飞公司(Netflix),简称网飞,是一家会员订阅制的流媒体播放平台。用户可以在平台上观看视频。——译者注

只需转变一下形式即可。虽然这种新形式有很多优点，但它为我们的工作提供的非言语信息和语境信息非常有限。是的，我们可以看到来访者住在哪里，但我们也只能看到他们的上半身。此外，我们看不到有谁可能在偷听我们的对话。

与本书前几版一样，这次经过扩充的第六版面向的也是所有心理治疗从业人员，包括社会工作者、心理咨询师、精神病医生、心理学家、精神科护士、家庭治疗师、人类服务专业人员、教牧咨询师以及其他心理健康专业工作者。本书对这些专业的学生最有价值，因为他们可能正在学习助人技能以为职业生涯做准备，却没有充分认识到接受这种训练对个人的影响。那些曾经作为来访者经历过治疗的人，或者正在考虑进入这种心灵冒险的人，也会发现本书所包含的假设具有特殊的意义。

第一章首先讨论了成为一名治疗师意味着什么，这是一段充满快乐、收获和挑战的内在旅程。本章探讨了成为治疗师的个人动机，以及我们创建与维系关系的文化、政治和社会背景。本章还列举并描述了治疗师工作的固有风险，提出了一个统一的框架以阐述改变过程，并以此为背景，在第二章中进一步探讨关于榜样示范和影响力的观点。从根本上说，所有的治疗系统都能发挥作用，原因在于它们拥有一些共同要素：治疗师强有力的在场；有效的治疗同盟；在治疗过程中和来访者的生活中为建设性冒险提供的结构；以及限制自我挫败行为、增进自我提升的建设性反馈。

第三章通过阐述个人效能与专业效能之间的关系，进一步探讨了治疗师作为榜样的作用。就像专业技能能够帮助治疗师改善自己的人际关系一样，治疗师的现实生活经验也能在治疗中发挥宝贵作用。这是我们这个领域给从业者带来的最好的附加福利：不断接触变化能持续刺激我们，促进我们的个人成长，进而使我们成为更有力量的榜样。

第四章讨论了讲故事在治疗与日常生活中说服和影响他人的力量。世界各地的各种文化中的传统提供了一个背景，让我们更容易理解故事怎样被普遍使用，以作为指导和治疗他人的一种主要手段。本书鼓励读者发展自己讲故事的技能，以使治疗（以及自己的生活）更加生动、有趣、吸引人。

　　第五章是在上一版基础上新增的内容，进一步探讨了治疗师是如何在个人和专业上被来访者深刻改变的。来访者可以成为我们最好的老师和督导师，因为他们能帮我们更好地回应他们的需求（如果我们足够灵活、适应性强，并且密切关注他们）。

　　接下来的章节探讨了治疗师所面临的特殊挑战。第六章回顾了这项工作中的许多艰辛，包括疲劳、单向亲密关系和自我克制等方面带来的压力。本章还增加了新的内容，讲述了随着年龄的增长，治疗实践会发生哪些或好或坏的变化。第七章是相较上一版的另一个新章节，特别关注了治疗师面对不完美、负性治疗结果、失望和失败时的挣扎。其中最重要的主题是，这些经历可以提供宝贵的反馈，让我们变得更具弹性，在专业上也更富有成效。第八章集中讨论了所谓的"困难"来访者，也就是那些让我们感到特别有挑战性的、令人受挫的来访者。第九章探讨的问题是职业倦怠和无聊——不仅是如何解决这些问题，更重要的是如何从一开始就预防或尽量减少这些问题。

　　第十章也是最近新增的一章，它更深入地揭示了这个行业的秘密，也就是一些通常被认为是最禁忌的话题：很多时候，我们都是在凭感觉行事；我们常常并不了解治疗起作用的真正机制和原因；有时候，我们觉得自己像骗子和伪君子；我们心里对他人的批评远比我们表现出来的多；我们在治疗中说的事情，我们自己常常做不到。第十一章接着谈到了我们对自己和他人说的一些谎话，以及治疗师有时会玩的"游戏"。我们还探讨了治疗中的一些错误观点，以及为什么每次治疗的时间都定在 50 分钟，即使没有任何证据表明这种"剂量"适合所有案例。试想一下，在其他医疗程序中或开处方时，不考虑一个人的问题、性别、文化、体重和需求如何，对每个人都给出完全相同的治疗剂量——这简直难以想象。

　　为了平衡这些深层次的、有时令人不安和不适的话题，在第十二章、第十三章和第十四章中，我讨论了治疗师如何恢复活力、更好地照顾自己，以及如何适应当前推动创新的技术。这几章介绍了一些实用的建议，用于促进治疗师的个人与职业发展、鼓励创造性的成长，并在生活和工作中找到更深刻的意义。在这个最新的版本中，第十四章还更加关注了治疗师在促进社会正义、人权，以及社区和整个世界的系统性变革方面的作用和责任。第十五章是全书的结尾，它直接告诉来访者如何从治疗经历中取得最大的收获。对有些读者而言，本书可能是一项课堂作业；有些人可能通过读书会或经同事推荐而读到本书。针对这些读者，附录中包含了一系列讨论问题，可以用于写日记、个人探索、小组讨论或与他人交谈。本书的另一个新特色是加入了我的一些照片，其目的是直观地突出每章探讨的主题。

在本书先前的所有版本经历的过去 40 年间，治疗实践发生了许多渐进的、微妙的变化，因此有必要对本书进行修订。一般来说，新版本可能主要涉及一些表面的变化，包括一些细微的改动，以及引用更新的参考文献。然而，鉴于治疗实践以及更大范围内的政治、社会、文化和人际关系等方面发生的诸多变化，当前版本需要更新的内容是迄今为止最多的。书中增加了数以百计的新资料，反映了这一领域的创新内容。书中几乎每一页，甚至每一个段落，都经过了重新调整、进一步编辑和澄清，或以某种方式进行了扩充。虽然我可能会庆祝个体或我们的文化所发生的可喜变化，但我由衷地希望我们接下来能享受一段相对稳定的时期，用来整合我们从 21 世纪第二个 10 年的迷茫、混乱和变革中学到的所有知识。

致　谢

本书得到了许多专业人士的帮助，他们来自不同的心理健康专业领域和理论取向。我衷心感谢他们愿意接受采访，讲述成为一名治疗师意味着什么。尽管这些临床工作者和心理治疗教育工作者中的许多人都希望保持匿名，但他们的话语在接下来的章节中掷地有声。我也非常感谢多年来数百位审稿人提出的意见和建议，他们在很多方面帮忙完善了本书。他们中的许多人几十年来在教学时一直将本书作为主要教材或参考书，因此他们能为本书的完善提出深刻而有意义的见解。关于目前的第六版，我想再次感谢长期与我合作的编辑达娜·布莉丝（Dana Bliss）。我与她合作过很多项目，全都反映出一种真正的创造性伙伴关系，成就了一些我最喜爱的作品。

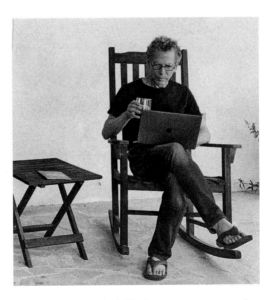

杰弗里·A. 科特勒（Jeffrey A. Kottler）

于美国得克萨斯州，休斯敦

作者简介

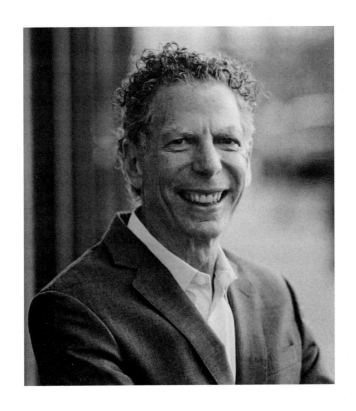

　　杰弗里·A.科特勒是心理咨询、心理治疗、社会正义和教育领域最多产的作家之一，其有关各类主题的著作超过100本。他为心理咨询师、治疗师、教师、领导者和社会正义倡导者撰写了数十本教材和资源；这些教材被世界各地的大学采用。他的最新作品包括：《心理咨询和心理治疗中的谬见、误解和无效假设》（*Myths, Misconceptions, and Invalid Assumptions of Counseling and Psychotherapy*）、《以身作则：专业助人者的自我照护》（*Practicing What You Preach: Self-Care for Helping Professionals*）、《做一名心理治疗师：阅读作品集》（*Living and*

Being a Therapist: A Collection of Readings)、《你不知道但或许应该知道的领导力：日常生活中的应用》(*What You Don't Know About Leadership But Probably Should: Applications to Daily Life*)、《杰出咨询师的秘密》(*The Secrets of Exceptional Counselors*)、《改变：是什么带来了个人转变》(*Change: What Leads to Personal Transformation*)，以及《我们听过的故事，我们讲过的故事：治疗中改变人生的叙事》(*Stories We've Heard, Stories We've Told: Life-Changing Narratives in Therapy*)。

杰弗里从事教育和临床工作40余年，曾在幼儿园、中学、心理健康中心、危机中心、非政府组织、大学、社区学院、医学院、难民安置机构、私人执业机构和灾难救援机构工作。他曾在秘鲁和冰岛担任富布莱特学者和高级讲师，并在新西兰、澳大利亚、中国香港地区、新加坡和尼泊尔担任客座教授。杰弗里是美国加州州立大学富尔顿分校咨询学荣誉教授，也是美国得克萨斯州休斯敦多元文化社区服务联盟的常驻学者。

目 录

第一章

治疗师的旅程

　　世界上的土著民中有很多治疗师。他们觉得，有人主动选择做治疗师是件荒唐透顶的事。他们认为，成为助人者或治疗师是一种召唤，而这种召唤充满了危险和负担。毕竟，来访者带着痛苦和绝望来到我们这里，希望我们能解除他们的痛苦，去除他们身上有毒的能量。对于我们能做到什么，来访者抱着不切实际的期待。他们的情绪常常非常糟糕，而他们之所以来跟我们谈，某种程度上是因为他们觉得没人有耐心或兴趣倾听他们。

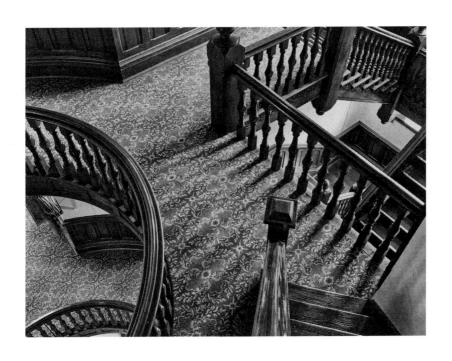

然而，没有什么职业能像做治疗师这样让人感到充实和满足，也没有什么工作能提供这么多不断学习和成长的机会。做治疗师无疑是一段终生的旅程。在这段旅程中，我们陪伴他人走向启迪、平和或救赎。这段通往未知的旅程沿途充满坎坷。像任何旅程一样，每个朝圣者不仅会历经艰辛，也会充满喜悦。我们倾听来访者的故事，也和他们一起创造故事，这让我们有机会领略到无数种不同的生活。

我们得以目睹，乃至深入探究那些困扰着人们的最重要的问题。我们体验着与来访者之间的某种亲密关系，只是这一点少有人知。我们被暴露在各种戏剧性冲突和情感唤起之中，它们既可怕又让人着迷。我们可以扮演侦探，帮人们解开困扰终生的谜团。我们听到的故事如此精彩，以至于与之相比，电视节目、小说和电影显得乏味无趣。对于那些即将发生重大改变的人，我们成了他们的伙伴，而我们自己也被改变了。每天晚上睡觉前，我们都知道自己已经为他人的生活带来了某种程度的改变。我们所做的大部分工作都与精神上的超越有关。

成为治疗师的个人动机

对我们之中的大多数人来说，选择踏上治疗师之路起初并不是为了拯救世界或帮助别人，而是为了拯救自己。成为治疗师的动机很多是无意识的，甚至连督导和个人治疗也无法触及，因为这些未解决或掩盖起来的问题很可能被绕过了。这些问题常常涉及早期的丧失或是未满足的对认可与赞许的自恋需求，它们让我们陷入持续的斗争之中（Barnett，2007；Kuchuck，2014；Sussman，2007）。几年前，在一项大规模的调查中，有一半的受访治疗师承认，他们选择成为治疗师，以及随后的专业发展，主要是出于解决自身问题的动机（Orlinsky & Ronnestad，2005）。在一项新近的调查中，这个比例要高得多：接近四分之三的从业者说，他们的主要动机是希望更全面地了解自己，以及感到被他人理解（McBeath，2019）。

根特（Ghent，1999）认为，在某种程度上，治疗师是酷爱惩罚的受虐狂。

不然，还有什么可以解释为什么我们愿意花这么多时间探索人类经验的最黑暗的深处呢？他问道："还有什么其他职业，会把感到无助、愚蠢和迷失的挫折感作为工作的必要组成部分？"（p. 236）也许，为了变得更加真实可靠，我们愿意让自己经受工作的考验和磨难。

成为治疗师的另一个动机与获得更大的权力感和控制感有关——不仅针对他人，也针对自己。也因此，接近90%的从业者报告说他们对自己选择的职业非常满意，如果有机会，他们仍然会做出同样的决定（Norcross & VandenBos，2018）。一位经验丰富的临床工作者有些不情愿地承认，她进入这个行业显然是受此驱使。她说："毕竟，如果你总是关注别人的问题，就很容易避开对自身问题的关注。人们认为我能很好地处理一切——哈！一段时间后，也许我也开始相信真的是这样，即使有一部分的我知道这并不是真的。我想说的是，作为一名治疗师意味着享受亲密关系而不丧失控制，而亲密关系通常需要一定程度的失控。"

除了控制感，治疗师还列举了选择这个职业的其他原因。我们可能在童年时就承担起了照顾者的角色，所以只是在自然而然地（或被训练成自然地）做着照顾者的事情。正如上面的治疗师所提到的，我们可以享受深层次的亲密关系而不被伤害。我们可以成为隐私窥探者，替代性地享受其他人的生活；每周都有来访者向我们讲述最精彩的故事。如果这还不够，我们还可以替代性地体验创伤后成长的好处，观察来访者如何发展出强大的心理韧性，以面对他们生活中的挑战。

显然，对职业选择的个人动机有所意识是相当重要的，因为我们自己的欲望、兴趣、意图和历史都会在职业选择中发挥作用。最想要做这类工作的人可能真的未必是从业的最佳人选。如果我们足够坦诚，可能我们大多数人都会承认，我们想要帮助自己的愿望，和想要帮助那些受苦者的愿望是对半开的。尽管如此，绝大多数从业者都认为，他们的个人问题和情感创伤其实能增强他们与来访者建立联结和理解来访者的能力。

尽管我们可能私下抱着想要治愈自己的个人原因，但毫无疑问的是，我们大多数人都被一种强烈的愿望驱使，想要改变他人的生活，特别是帮助那些受到严重边缘化和压迫的人。也许具有讽刺意味的是，尽管如今毕业的社会工作者、心理学家、咨询师、家庭治疗师和其他心理健康专业人士比以往任何时候都多，但美国四分之三的县仍然极度缺乏治疗师；17% 的农村县连一个坐诊的临床工作者也没有（Zimmermant et al., 2020）。选择远程医疗可能会解决这个问题，但现实是，仍然有很多缺乏健康服务的人群没有得到可靠的照护，尤其在军队、农村地区，以及老年人、贫困人口、原住民和难民等群体。这可能是我们行业中所有人面临的最大挑战：塑造新一代从业者的动机——致力于帮助以前被忽视的人群。

发展第二视角

我们接下来将会探讨治疗师与来访者之间的互动，而所有这些互动的核心，都涉及一个有关变化的相对一致的观点。这个框架特别强调治疗师的人格对来访者成长的促进力量和影响。治疗师作为一个人的力量和精神，尤其是在关系中表现出的个人态度，最能显著地促进来访者的变化。让任何一个来访者，与西格蒙德·弗洛伊德（Sigmund Freud）、卡尔·罗杰斯（Carl Rogers）、弗里茨·珀尔斯（Fritz Perls）、阿尔弗雷德·阿德勒（Alfred Adler）、弗吉尼亚·萨提亚（Virginia Satir）、阿尔伯特·埃利斯（Albert Ellis），或其他任何一位令人敬畏的大师独处一室几个小时，来访者出来后都会变得不同。重要的未必在于治疗师做了什么——他们有没有进行解释、反思、面质、辩论或角色扮演——而在于治疗师是个什么样的人。如果治疗师是充满活力、鼓舞人心、富有魅力的，是真诚、有爱、给人滋养的，是有智慧、有信心、能自律的，那么无论他遵从哪种理论流派，往往都能凭借自身的力量对来访者产生影响。

因此，改变的首要因素就是治疗师的在场——他的活力、热情和人格力量。罗洛·梅（Rollo May, 1983）在另外一种意义上谈到了在场的概念：完全体验来访者的存在——不是去体验来访者的症状或问题，而是体验来访者的本质。治疗师带着清晰、开放和宁静的态度进入关系中，充分地准备好迎接一个痛苦的灵魂。来访者则带着他们对导师、专家、医生、朋友或巫师的期望，进入治疗中。

尽管不同的来访者、治疗师，乃至不同背景的从业者，都会对治疗抱有不同的期望，但一直以来都存在这样一种趋势：试图整合各种思想、理论、干预和最佳实践方式。近年来，这种综合的趋势在明显增强，其原因涉及以下方面（Kottler & Balkin，2020；Norcross & Goldfried，2019；Norcross & Lambert，2019）。

- 这个行业让公众感到混乱和受挫，因为有数百种不同的治疗方法在争夺注意力。
- 大多数治疗师承认，无论某种疗法多么有吸引力、多么有效，忠于某个单一的疗法仍然过于局限，难以满足来访者的不同需求。
- 大多数专业人员（75%）普遍认识到，某些因素和特征在所有治疗模式中都起作用，无论这些模式包含哪些独特的成分。
- 元分析大量涌现，意在识别和探索大多数模式的共同因素。
- 各种专业团体（期刊、会议、智库、组织、学术机构、在线团体）得以建立，力图促进思想和数据的综合。
- 研究上的突破，为来自特定群体、背景、文化以及呈现特定主诉的来访者，找到了循证的、专门的干预措施。
- 社会、文化和经济的力量要求发展出新的、不同的模式，以提供短程的、更聚焦的治疗。
- 技术创新和生活方式的现状，通过非传统平台（在线、视频、应用程序、网站、移动设备、虚拟角色）扩大了治疗范围。

如果我们最初更喜欢在一个志同道合的同事组成的群体中寻求安慰、支持和友谊，并效忠于某个特定的理论方向，那么这些界限现在大多已经分崩离析了。专业人员声称自己如何做治疗，与他们实际上如何做之间，一直存在很大的差异。目前，许多疗法中的最佳策略已经被纳入大多数临床工作者的常规技能之中，无论他们给自己贴的标签是建构主义、女性主义、情绪聚焦、认知行为、存在主义、阿德勒主义，还是其他什么。我们现在知道并理解的"共同因素"，是由罗森茨魏希（Rosenzweig，1936）在近一个世纪前首次提到的；它是目前的主流观念，尽管确定的变量之间的这种相关效应是否真的有意义和有效，仍然存在争议（Cuijpers et al.，2019）。

有一点可以明确肯定，那就是做治疗有时会带来令人惊讶的意识状态的改变。这不仅发生在来访者身上，而且发生在我们自己身上！当一切进展顺利时，当专注和联结达到顶峰时，我们可能会体验到一种联觉，或"第二视角"。在这种状态下，高度的唤醒状态让我们的意识更加强烈。我们不仅能够以极高的敏感度听到和看到治疗中发生了什么，以及对方内部发生了什么，而且能够超越普通的感官，获得更清晰的认识。世界上许多土著民疗愈者会说他们能够发展出"第二双眼睛"，真的能看到别人的疾病，也能够闻到和尝到它。在共情达到顶峰的时候，我们进入了一种着迷的状态，完全沉浸在关系中，专注于谈话；我们几乎可以读懂来访者的心，能预测他接下来会怎么想、怎么感受、说什么、做什么，这时就会出现类似的联觉感知。

信念的力量

在西方心理健康治疗中我们认为理所当然的一些治疗性元素，几千年来一直是原住民治疗传统的一部分。无论所处的地域和文化背景如何，无论是在亚马孙河流域、喜马拉雅山脉、卡拉哈里沙漠，还是在大型城市中心，帮助的形式通常都是给那些只剩绝望的人注入希望。萨满、医生、牧师、教师和治疗师都坚信，他们能给身处痛苦中的人带来慰藉，甚至促进治愈。他们相信自己的力量可以带来改变和促进变化。同样重要的是，他们也能够让来访者相信这一点。

在治疗方面，过去有一些理论家（Fish，1973，1996；Frank，1993）得出的结论是：大多数治疗系统的设计是为了最大限度地提高来访者对成功结果的期望。这种乐观态度和希望，加上来访者自身的积极信念，被认为是所有形式的治疗中最关键的共同因素之一。我们不仅通过我们的信心和说服技巧，还通过对助益性环境的管理，将这种积极的安慰剂配置到位。文凭、书籍、着装、办公室的布置，这一切都让来访者期望着在我们这里找到一个宁静和充满智慧的地方。

我们接下来所做的具体工作——无论是鼓励宣泄、自我控制还是自我面质；无论是使用诠释、反思还是目标设定；无论是关注想法、感受还是行为——可能不会如我们预想的那样引发来访者很多的觉察和行动。来访者对我们有信心，因为我们是可靠的、有知识的专业人士，是有着治愈能力的专家。

如果我们只是魔术师或信仰疗愈者，那么对我们的工作进行科学和临床研究还有什么作用呢？在方法上进行如此严格的训练就更没有意义了。当然，我们所做的事情只是在很多方面显得很神奇。你可能经常听到同事或看到作者在书上以非常权威和自信的口吻谈到他们所做的工作带来的改变。他们会很随意地说："这是来访者的问题，这是明确的诊断，因此我如此一番操作，带来了如此巨大的变化。"我必须承认，我作为治疗师的经验根本不是这样。当然，我有我的理论背景和我偏好的解释，以理解发生了什么以及为何会发生这种情况，但如果说我在这么多年的实践中从这个行业里学到了什么，那就是理解和尊重我们所做工作的复杂性。我认为，我们可以花上一生的时间来研究一个案例，却仍然无法理解所发生的一切及其原因。如果你无法学着热爱这种模糊性和复杂性，那么你可能会找份其他工作。

在不确定什么是最好的情况下，面对需要帮助的脆弱的人，我们会有一种强烈的冲动，想要做些什么。我们所处时代的潮流，就是乐于接受循证实践、有实证支持的治疗、技术折中主义、策略性干预、结构化的治疗任务、技术革新、行为管理以及其他强调技术的帮助形式，特别是那些声称快速有效的帮助形式。在许多方面，我们必须调整自己的风格和方法，以适应来访者的需求、偏好、背景和临床情况。在急于技术革新的过程中，我们丢掉了人与人之间的关系。毕竟，来访者对治疗同盟质量的感知才是最能预测积极结果的因素

（Constantino et al.，2019；Kottler & Balkin，2017）。

　　尽管我们在尽最大努力研究治疗关系的现象、分离出有效的成分，但事实是，当我们与来访者建立起某种同盟时，确实会发生一些神奇而美妙的事情。这种治疗性力量并不是我们的职业所独有的。医生、教师、律师，甚至美发师和调酒师，除了他们提供的契约性服务之外，在他们与客户的关系中也会给予某种程度的慰藉和帮助。人与人之间的这种治疗性关系超越了单纯的宣泄：人类有一种强烈的渴望，而且往往未被满足，那就是被他人理解的渴望。即使是卡尔·罗杰斯，这位人本主义、以人为中心、关系性心理治疗的创始人，在他的一生中也从未真正感到被理解（Kirschenbaum，2009）。

文化、社会和政治背景

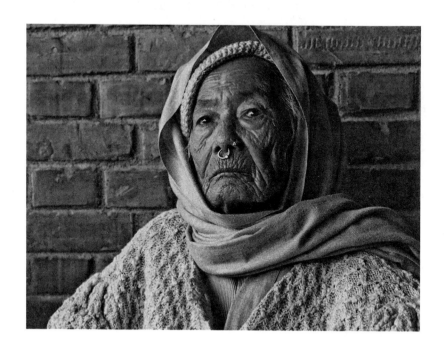

　　在许多情况下，治疗反应也会受到来访者和治疗师的文化、社会与政治背景的极大影响。一个可悲的现实和明显的局限在于，在一般的心理学研究中，

特别是在治疗方面，绝大多数关于人类行为的研究（我们的理论正是建立在这些研究之上）所基于的样本都有严重的偏向性。事实证明，96% 的此类研究是在西方人群中进行的，70% 是在大学本科生中进行的（Henrich，2020）。停下来想一想，当我们把这些群体的普遍价值观与世界其他地方的文化相比较时，是多么奇怪！在西方，我们是高度个人主义的、自我迷恋的、标新立异的、分析性的，在偏离认可的规范时我们容易产生内疚。我们重视效率、个人控制、最大限度的选择和自由意志。然而（我们希望）有相当数量的来访者并不是这样，特别是那些来自原住民、亚洲、非洲和拉丁美洲文化的来访者，他们在违反社会规范时更容易感到羞耻而不是内疚。并且，他们更多考虑的是自己的社会角色而不是个人身份。他们在集体主义的群体中长大，与大家庭一起生活。他们不觉得自己是独一无二的，而是把自己视为社会网络的一部分。此外，与一个完全陌生的人私下谈论个人问题的这个想法本身，可能听起来就非常荒谬。

对大多数治疗方法的应用不再采取普遍的方式，而是会根据不同人群的价值观和需求进行调整，包括不同的社会经济状况、民族、种族和宗教背景，以及各种社会性别和生理性别身份。之所以需要这种临床上的灵活性，是因为从业者不仅要让治疗适应日益多样化的来访者群体的特殊需求，而且要面对自己的偏见和刻板印象。如果说多年来有什么让我一直遇到麻烦，那就是，我会基于自认为的丰富经验（和傲慢），对学生、受督者和来访者做出假设。我记得在新西兰授课时，我邀请学员做标准的自我介绍，也就是介绍自己的名字，以及关于自己的一些重要信息。开头的学生说道："我叫哈利，在当地的一个机构工作，我希望有一天能私人执业。"

我们围成一圈依次介绍。我认出其中一个男同学是毛利人，也就是新西兰的原住民。他开始滔滔不绝（在我的思维中是如此）地讲起他的祖先第一次漂洋过海、定居到这个国家的古老历史。他还谈到他所在社区附近的地理标志，但完全没有提到自己的背景，甚至没有提到自己的名字！他这样说了大概 10 分钟以后（其他学生只说了一两分钟），我打断了他，询问了一些更"重要"的细节（比如他的名字！）。房间里有人倒吸了一口凉气。我可以看出这个男生非常生气，他把双臂交叉，把椅子往后挪了挪，一个字也不再说了。我感到迷惑不解、不知所措：为什么仅仅因为这个人是毛利人，他就可以比其他人多说这么多话？他为什么不遵守规则，直接告诉我们他的名字和愿望呢？

你也许能理解为什么，但我当时完全没有注意到：在他的文化中，当一个人被要求介绍自己时，恰当的方式并不是介绍他的个人身份，而是介绍他所在部落的山、河和独木舟。只有在很久以后，他才会透露自己的名字——但他不太可能会对我说了，因为当我打断他时，他感觉受到了羞辱和不尊重的对待。我想说这件事让我得到了教训，但正如我前面提到的，当我根据以前的大量经验对他人做出假设时，我还是会遇到麻烦，因为我的经验始终是有偏见、有局限的。

我意识到，以上关于文化多样性的告诫和声明，几乎在每本书中都会被提及，这甚至成为一种义务，以至于它们有时候变得毫无意义。在多样性问题方面拥护标准的政治路线已经成了一种"政治正确"，这可能导致我们无法真正理解我们在无数不同层面上所面临的挑战的真正深度、复杂性和影响力。我们不应该对人群进行过于笼统的概括，但现实是，每个从业者都明白，某些背景的人在治疗中的反应方式确实具有某些相似之处。

一个新来访者走进我们的咨询室，她或许是一个 54 岁的越南女性，带着浓重的口音和害羞的微笑，目光躲闪；或许是一个戴着太阳镜（虽然是晚上）、耳机连接到移动设备的非裔美国青少年；又或许是一个穿着定制西装、戴着劳力士手表、一头银灰色头发打理完美的男性。虽然并非不可能，但我们仍然很难避免产生直接的印象。我们的先入之见有些是基于之前看起来相似的来访者，有些则更多源自个人背景的影响，比如我们自己原生家庭的价值观，或是我们自己的种族。

有一种错误的观点认为，治疗方法或治疗成分在本质上是相同的，治疗师只需要根据不同的群体进行略微调整。面对一个越南移民，你预期这是个顺从的人，并尝试在其家庭背景下工作。面对一个住在低收入地区的年轻黑人男性，你预期会遇到一些阻力和敌意，特别是针对白人治疗师的。如果某个来访者穿着擦得锃亮的翼尖皮鞋，看起来像个首席执行官，你就会预期，由于他的自恋和特权感，你们会产生权力和控制权的斗争。但针对多样性的这些微小让步（这些真的只是一些微小的、象征性的努力）只触及了表面。更真实的情况是，有时候这样做会更好：把理论抛在一边，不只是把一个来访者当作其文化群体的代表，而是当作一个完全独特的个体——他拥有各种各样的文化身份，包含在其中的远远超过民族、种族和宗教。

我曾给一位年长的越南妇女做过咨询（类似前面提到的那位），她因为自己的英语不够流利而感到很不自在。事实上，我很难听懂她的话，我觉得我们之间的交流有很大一部分就是微笑和耸肩。这让我别无选择，只能放弃通常的工作方式，尝试不那么依赖口头表达的其他方法。

在开头几次艰难的咨询过程中，这位女士的故事逐渐清晰起来。她在童年时经历过越南战争（在越南被称为美国战争），近期才移民到美国。她现在是家中最年长的女性，这意味着她要对其他人负起责任，尽管她仍然要顺从家里最年长的男性（恰好是她的儿子）。基于性别和年龄的权力界限很清晰，这给家庭内部和她自己的职业梦想都造成了一些问题。

传统心理治疗的整个概念都让她很反感。我作为一个年长的男性权威人物，在尝试协商一种关系，而在这个过程中她是最重要的伙伴。鉴于她的文化传统，除非我能找到一种方法，以双方都能接受的条件来满足她，否则我们注定要面临挫败。在我们找到了这个共同基础后，无论我从中学到了什么，都不再适用于我的下一位来访者—— 一位愤怒的非裔美国女性，她觉得我所代表的体系让她很难受。她把我看成压迫者的代表，她对我的不信任成了我们关系中最重要的问题。我们必须处理好这一点，然后才能有其他建设性的事情发生。

俗话说，有得必有失。但无论我们做些什么，无论我们多么喜欢某种模式，我们都要学会调整我们所采用的一切方式以适应来访者的情况，否则我们就没法真正帮到那些最需要帮助的人。事实上我们永远不可能对我们所采用的治疗方法有十足的把握——这既是一种谦卑的态度，也让我们的工作具有无尽的魅力。

此外，对许多来自少数族群和经济条件较差的人来说，越来越常见的情况是，健康体系对他们关上了大门；无论他们多么绝望，都很少有机会获得心理健康服务。一位精神病学教授感叹说，他的许多学生最终会去私人诊所，为富人和"担心患病的健康人"服务；这些来访者把心理治疗当作身份的象征或者一种爱好，并为此支付高昂的费用（Dembosky，2016）。私人执业当然是一种可行的、合法的、值得尊敬的谋生方式，但我们也有责任帮助另外这些人，否则他们永远也得不到援助。因此，大多数从业者不仅要调整自己的思维，而且要针对每个来访者调整自己的收费结构。

来自少数族群和工人阶层的来访者常常是最不受欢迎的。一项研究调查了治疗师接受新来访者的意愿，研究者库格尔马斯（Kugelmass，2016）让人们打电话预约治疗，预约时分别使用更像黑人女性的名字（拉托娅·约翰逊），和更像白人女性的名字（艾米·罗伯茨）。打电话的人假装成潜在的来访者，言语之中表明他们属于工人阶层，或是来自更富裕的阶层。调查的结果或许并不令人感到意外：上层中产阶级的白人被接受为来访者的频率是黑人或工人阶层的两倍。考虑到他们都有相同的健康保险，所以选择为谁服务并没有经济上的好处，这一点尤其令人惊讶。这个有关种族和阶级歧视的简单直接的例子再次表明，我们应该为这些最需要帮助、最受压迫的人谋求利益。

来访者在改变过程中面临的风险

无论采用哪种方法，无论来访者来自什么样的背景，我们工作的过程都会促动他们承担一些具有建设性的风险。当一个人关注过去未解决的问题时，她往往需要修通阻抗、达到领悟。为了拆除僵化的防御，解释无意识的动机或反思未曾探索过的感受，我们有时必须把来访者推到她的耐心和忍耐力能承受的边缘。她必须面对自己那些被深深埋藏起来的部分，也必须面对放弃某些应对策略所带来的后果；而在此之前，这些策略是相当有效的，虽然它们也会带来副作用和附带的损害。治疗过程中确实有可能会（甚至是肯定会）出现一些不稳定的情况。为了获得真正的成长，来访者通常一定会经历强烈的混乱、迷惑和不适。她放弃了旧有的自我形象，而这是她之前感到舒适和熟悉的；同时她冒着一定的风险，因为她有可能不喜欢她将变成的样子。她将失去自己的一部分，并且这将永远无法恢复。她为了可以生活得更好而承担了这些风险，而她能依赖的只有治疗师说的话。

当来访者想要改变具体的目标和行为时，风险就更加明显了。改变一个人行为的任何一方面，都会引起后续的连锁反应。一位女性来访者在治疗中拖延了多年，不愿意采取任何行动。就像我们经常见到的那样，她的许多困难是相互关联的——没有前途的工作、离开父母的愿望、她与男人的关系，以及减肥的愿望。在其中任何一方面做出改变，都意味着她将面临其他一切都可能崩溃的风险。哪怕是减掉六七千克体重的想法对她来说都是可怕的，因为这意味着她会更有吸引力、感觉更自信、显示出自我控制的能力，并且证明了她有力量改变。改变生活中任何一个部分的后果都让她无法面对，因为这就意味着其他各个部分也可能必须改变。对她来说比较容易做到的是，每周来治疗，用良好的愿望、合作的态度和出色的领悟能力取悦治疗师，但这些并不一定能让她的思想和行为发生实际的改变。

如果我们在知情同意声明中真正地做到开放和诚实，那么知情同意所涵盖的内容会远远不止于保密性、记录保存和照护标准。以下这些潜在的风险是治疗开始时很少提及的。

- 当我们的工作完成时，你可能会认不出以前的自己。
- 当你刚刚开始尝试新的行为、新的选择，挑战那些损害自己的习惯时，你会感觉非常尴尬和不舒服。
- 在你的生活中，有些人会想方设法地破坏你的进步，因为你的进步给他们带来了威胁性和不稳定感。
- 你的许多最亲密的友谊和关系会发生不可逆转的变化；一些关系会彻底结束，而还有一些关系，在你体验到了真正的亲密感之后，将不再让你感到满足。

- 如果在这个过程中，你没有和你爱的人在一起，没有让他们了解你正在探索的问题，那么他们很有可能会跟不上你的变化。
- 无论你原本有限的目标和意图是什么，它们都可能发展为一连串其他的变化，并且运作起来。治疗结束之后，治疗的作用并没有结束——从某种意义上说，真正的工作才开始。
- 尽管我的声音让你安心，我的态度让你倍感支持，但治疗过程很可能让你感到痛苦；你会被迫审视你一生中大部分时间都在逃避的东西。

治疗师的工作不仅在于尽力促进来访者的自我理解，而且在于鼓励来访者做出尝试。来访者不仅要反思，而且要果断地行动。要达到这个效果，一方面依赖于治疗师干预的质量，通过干预来减少威胁感知、增强尝试意愿；另一方面也依赖于治疗师在自己的生活中对冒险做出真正承诺的能力。一个能看到冒险的价值的专业人员，势必已经经历过很多必要的冒险。我们希望这种勇气在治疗过程中起到示范作用，能够激发来访者内在的勇气。

治疗师的风险

心理治疗的确是一种有风险的工作。我们整天与来访者共处一室，听他们吐露一些最令人不安、最可怕、最悲惨的故事。他们会诉说他们所遭受的虐待和痛苦，还有内心的无望。有一些人最初被介绍到我们这里，是因为他们的"毒性"太强，没人能应付得了。他们可能会故意欺骗或操纵我们，或者有时没有这么严重，但也至少会给出一些过于粗略、具有误导性的细节。随着时间的推移，许多从业者对人类的情感变得不敏感了，他们已经过量地体验了强烈的感受；他们学会了牢牢地守住边界，关闭自身的情绪。即使我们保持着这样一种戒备的、谨慎的姿态，与来访者的接触还是会时不时地深深刺痛我们——有些时候，我们既不承认，也不理解发生了什么。

有一次，我和妻子在森林里越野滑雪。明媚的阳光照射在雪地上。我们一边气喘吁吁，一边享受着风景，身体也在同步运动。那真是个平和宁静又令人兴奋的日子，我们一直集中精力保持直立和平衡，沿着雪道滑行。突然，我没有任何预兆地停了下来，开始啜泣。不用说，我的妻子有些惊讶。

她问我怎么了，因为片刻之前我还觉得很高兴。我最后脱口而出："你会离开我吗？"她看着我，好像我是一个胡言乱语的疯子，然后回答道："当然不会啦！"她用一个拥抱来让我安心，并且问我发生了什么。我解释说，最近我在工作中遇到的几个女性来访者一直在努力处理自由和独立的问题。她们觉得受困于婚姻，并且对丈夫寻求认可和支配的需求相当不满。经过与丈夫多年的斗争和抵抗，她们只能选择离婚来获得解脱。我一次又一次地听到她们的话在我耳边响起："为什么他对我的要求和感受视而不见？只要每天晚上他能在家里看到我，他就觉得我们之间的关系很好。当他最终意识到我是多么认真地想做出改变时，一切都为时已晚了。他不知道事情有多糟，他也不想知道。"

几个星期以来，我不断听到这些话以不同的口吻被提起，它们带来的影响一直在积累，并且已经开始侵蚀我的安全感。我是不是和这些来访者的伴侣一样，已经处在离婚的边缘，却还沉浸在幸福中否认自己的问题，并且在森林里享受了一个下午？幸运的是，我的担心是不必要的，但我确实因为接近其他人的冲突而感受到了恐惧不安。这种恐惧的一个好处是，它能让我更加坚定地与自己的爱人和朋友进行真诚的沟通。

医生会谨慎地采取措施保护自己，防止被病人感染，也避免被病人的疾病和痛苦影响。橡胶手套、外科口罩、面罩，以及探测用的不锈钢仪器，都能起到隔绝病菌的作用。但有时，痛苦仍然会渗透进来。对于一些执业医生来说，当他们的手在病人的内脏器官里探查时，他们产生了太多感受，致使他们和病人之间的所有屏障都遭到了侵蚀。然而，因为他们被告诫不要表现出"软弱"的情绪，他们常常会躲到楼梯间或厕所隔间里偷偷地流泪。现在，他们越来越多地在录入数据时躲到电脑屏幕或者移动设备后面。

在整个心理治疗过程中，主要的治疗工具就是关系。尽管我们试图把自己隔开，而且在大多数时候我们都能成功地做到这一点，但我们仍然不可避免会受到影响。我们向来访者传递出温暖、关怀和力量，增进彼此的信任，从而带来更为开放的探索和建设性的冒险；与此同时，我们也体验着亲密、不适和反移情反应，而这些会永久地改变我们的感知和内部结构。来访者谈到的话题越是触及我们自己未解决的问题，我们就越有可能对自己感到不安全、不自在。

接受任何一个来访者，都是对这个人做出巨大的承诺。在某些情况下，这种承诺可能持续数周、数月甚至数年。无论发生什么，无论来访者表现如何，我们都感到有责任去陪伴、理解和同情他们。从来访者第一次坐到椅子上（或屏幕前）的那一刻起，我们就开始深呼吸，并且知道我们即将开始一场新的冒险。我们会和来访者一起经历特别亲近的时刻，也会有非常艰难的时刻。有时，来访者可能崇拜我们，也可能蔑视我们、虐待我们、无视我们、玩弄我们以及想要毁掉我们。在所有这些过程中，无论我们自己的生活中发生了什么，不管我们经历着什么——疾病、出生、死亡、欢乐、失望——我们都必须始终对来访者保持在场。

如果我们认真考虑过卷入与来访者的关系可能带来的风险，那么无论给多少钱，我们都不会愿意这样做。我们不会介意被来访者传染流感，但他们的悲观、消极和恼人的症状所带来的影响呢？一个人不可能每周都面对来访者，倾听他们的故事，陪伴他们擦干眼泪，而又不深深地受到这种经历的影响。有些风险是我们在多年后才会认识到的。来访者带来的画面在我们心里长久停留，伴随我们终生；来访者的话语萦绕在我们心头，困扰着我们。那些无声的尖叫始终震耳欲聋。

即使是现在这一刻，当我写下这些文字时，我仍然能看到模糊的面孔在字里行间掠过。我听到一位父亲的啜泣声，他十几岁的儿子死在他的怀里。我看到瀑布般的头发遮住一个年轻女人的脸，我们每次治疗中的大部分时间她都在哭泣。当一个男人承认他喜欢在小女孩面前暴露自己时，我因为强烈的厌恶而颤抖。我重新回忆起一个女人的故事，她的家人被杀害，死在了她的面前。我感受到一个 3 岁女孩在我大腿上留下的印记，片刻之后我告诉她，她的家在地震中倒塌了，她成了孤儿。我回忆起在飓风过后，与刚刚失去家园的人会谈——他们失去了一切，面对如此巨大的绝望，他们向我寻求希望和指导。我又一次感到无助、恐惧和挫败感涌上心头。其中有些人是我在 10 年前甚至 20 年前见过的，但他们仍然停留在我心里。在我有生之年，他们会一直和我同在。

我们如何处理我们听到的故事？如何抱持住它们？如何带着它们一起生活？答案是，在某种程度上，这是一个艰难的过程。

治疗师的脆弱性

看着一位治疗师走进办公室，他只带着一只手提包、背包或公文包，人们绝不会想到他正准备进入一场致命的战斗。伴随着礼貌的问候，治疗室里发生的一切表面上看起来都那么彬彬有礼、富有节制。但是一旦行动开始，飞溅的火花可能导致三度烧伤。在这样一个狭小的房间里，没有地方可以躲避。治疗师只用他裸露的自体（这当然是形象化的比喻）作为治疗的工具，这种情况需要治疗师拥有极好的自我控制能力，同时会在很大程度上诱发治疗师的脆弱性。为了在治疗的交锋中与来访者相遇，我们必须抛开一些盔甲和防御，尽可能地走出自我中心的位置。当我们努力变得开放和接纳，与来访者一起投入一段特殊的关系，尽我们所能冒险前进的时候，我们也冒着在途中丧失自体感的风险。

在心理诊所中，隔着门能听到大声抽泣的情况并不罕见。只是有时候，来访者在 5 分钟前就已经离开了，只剩下治疗师独自一人待在紧闭的门后，泪水从他的脸上流下来。他在地板上蜷成了一团。这位治疗师刚刚经历了一节非常艰难的治疗，帮助一位男性来访者哀悼他未出生的儿子。就在他帮助来访者接受流产的事实并找到未来的希望时，在某个时刻，治疗师意识到他不再是在对来访者说话，而是在对自己说话。他的女朋友在结束他们的关系时，很随意地决定打掉他们的孩子。治疗师很久以前就以为自己已经修通了内心的丧失、痛苦和失望。然而，当他的来访者受困于类似的问题时，所有这些又一次在他心中翻涌起来。于是，他违背了所有的克制、客观性以及帮助来访者的愿望，丢掉了自身和来访者之间的边界。

　　抱怨个人卷入所带来的副作用是毫无意义的。毕竟，如前所述，我们中的许多人当初进入这个行业，就是因为我们希望在帮助他人的同时能解决自己的问题。我不愿意承认的是，虽然过去和现在我都确实想要帮助他人，但我成为治疗师的一个重要动机，还是在于我想要理解世界、避免对平庸的恐惧、找到接纳、满足控制欲以及赢得赞许和感激。我问自己：为什么我这么在乎写这些文字，为什么我一直在写书？一个简单的、不全面的、让人发笑的回答是：因为我有话要说，而别人可能觉得有用。但事实上并非完全如此。我也极度希望被人喜欢和赞赏，外在的肯定让我欢欣鼓舞。还有最后一点，我想让自己感觉良好。

　　如今我处在半退休的职业生涯的最后阶段，也来到了我生命的最后阶段。这也可能是本书的最后一版。我比以往任何时候都想获得肯定，以确认我所做或所说的东西真的很重要。现在我经常感到自己仿佛隐形了，好像世界与我擦肩而过，不再与我有关。我一直在用我每天完成的好事、我帮到的人和我学到的东西，来定义自己和我的生命价值。这与其说是为了我的抱负，不如说是在衡量我的价值，其标准是我帮助减轻了多少痛苦。但是，随着我空闲的时间越来越多，也没有足够的事情让我有得忙，我变得比以往任何时候都更难感受到自己的价值，更难在日常生活中创造意义。我记得我在写一本关于老年治疗师的书（Kottler & Carlson，2016）时，采访过一位退休的同事。她告诉我，在离开教授职位后，她感到自己变成了隐形人。她在参加一次社交聚会时被人问道："你以前是谁呀？"

　　如果一个来访者也受困于这些主题（因为我也在寻找这些主题，它们无处不在），我会感到非常高兴，因为这样我就有机会让自己取得更多进步。不过有些时候，我也会失去判断力，被纠缠在关系中，以至于我必须后撤几步，才能将自己的脆弱性与来访者的脆弱性分开。当我在咨询、讲课或督导时，有时我会停下来考虑我到底是在对谁说话——有好几次我必须承认，我是在对自己说。

　　治疗师不仅容易失去自我，而且自尊也容易受到威胁。我们或许自称中立、不会从治疗结果中获益，但我们还是相当关心事情的结果。我们不可能在对来访者抱有深切关怀的同时，又不关心他们的所作所为。当来访者既苛责又挑剔，对自己没有进步感到不满，或者指责我们没有创造奇迹时，我们就会感到失落，甚至觉得自己无法胜任。当来访者没有改善或变得更糟时，我们不仅能感受到他们的痛苦，还会把他们没有配合治疗看成自己的问题。尽管我们试着记住这些金玉良言："我们做我们的部分，来访者必须做他的部分"或者"改变最终取决于来访者"。也许这些说得都没错，但其中的利害还是与我们息息相关。当来访者没有改善时，我们可以漠不关心、耸耸肩膀，继续做自己的事，对自己说我已经尽力了，然后去海边度假。但即使我们自己不觉得这样做有问题，其他人也会对我们的能力做出判断，并攻击我们的信誉。

例如，我们每周只会见来访者 1 小时，而来访者的家庭成员不得不与来访者生活在一起，因此他们面对糟糕的处境时不会很有耐心。我们很容易告诉他们："要有耐心。问题是长时间形成的，也需要一段时间才能解决。"他们会一边礼貌地感谢我们，一边暗自嘀咕："这家伙根本不知道自己在做什么。"然后他们会向所有愿意倾听的人气急败坏、精疲力竭地表达他们的意见。鉴于每个人都认识一个自己喜欢的治疗师，当朋友建议这家人去咨询另外一位"真正知道自己在做什么"的治疗师时，他们的信心就会被进一步削弱。

有时候，来访者可能会突然结束治疗并跟我们告别。让我们别假装听到这些之后不会感到受伤："哎呀，我知道你已经很努力地想帮助我了，我也觉得这可能都是我的问题。但自从来见你，我的情况就越来越糟。你让我耐心等待，我也一直在耐心等待，但这好像没有什么帮助。我表妹给我推荐了她在咨询的治疗师。我打算转到她那里。谢谢你所做的一切。"现在，不仅其他治疗师会发现你是多么没用（她可能不会认为缺乏进展是来访者的问题），而且很快推荐人就会打电话来了解情况。你可能会拼凑一些借口，有关病人的原始防御或阻抗——也许你真的相信这些，也许推荐人也会买账，但在内心深处，还是会传来一个微弱的声音："你搞砸了。"如果这件事发生的那周里，你有好几个来访者都取消了咨询，那么你就难免会自我怀疑好一段时间。

当然，这只是一部分真相（我希望它只是很小的一部分）。因为我们如此关心来访者，我们确实很容易被失望影响；但与此同时，作为来访者生活的见证者（哪怕不是伙伴），我们也会看到来访者在如此短的时间内取得了如此惊人的成就，因而感到无比喜悦。在我们工作中的每一天，我们都会听到不可思议的关于勇气和成就的故事，这些突破只有在我们的支持和干预下才会发生。

做心理治疗师的经历

成为心理治疗师的旅程充满了神秘和挑战。它遵循一种发展模式，通常要经历几个阶段，而每个阶段都有特定的挑战和机会。对于初学者来说，最初的任务之一是学习如何代谢掉我们所吸收的一切，而不会感受到过度的压力和困难。有经验的治疗师则面临另一些挑战，就在我们可能觉得我们都见过、走过的那些领域。因此在治疗中，我们时而觉得极度无聊，时而又感到无比兴奋激动，因为强烈的情绪而喘不过气。

我们满怀勇气，像探险家一样披荆斩棘，而我们开辟的道路可能会激励其他人跟随我们进入未知的领域。治疗师弗兰（Fran）分享了她作为一名治疗师的内在体验，这种体验让她着迷："我喜欢这种感觉，喜欢它改变我们、触动我们的方式。我认为这份工作，这个职业，或者说这种召唤，对于我们这些有幸从事这项工作的人来说是一份惊喜的礼物，因为我们学到了这么多宝贵的东西。"

弗兰笑着说，她想起了她试着向孩子描述工作内容的情形。仔细想来，我们的工作真是不可思议。我与其他文化中的一些疗愈者有过多次交流，向他们解释我是怎么做治疗的。我记得有一个来自卡拉哈里沙漠的布须曼人巫医，当我告诉他我的工作方式是倾听来访者，帮助他们理清情况、讨论烦恼时，他真的从坐着的石头上摔了下来，笑得歇斯底里。这个巫医叫来了村子里的其他人，并大声喊道："快来呀！你们来听听这个白人巫医是怎么说的。"（这是大致的翻译）他的朋友们聚拢过来以后，他就催我再说一遍我在治疗中是怎么做的。我居然没有把全族人召集起来给治疗做见证，这把他惊得目瞪口呆。在我的治疗方案中，没有舞蹈、摇晃、吟诵或击鼓，没有召唤神灵，也没有为治疗仪式生火（尽管我想告诉他，一个孩子曾经在我的等候室的废纸篓里点过火）。巫医又一次捧腹大笑，大家也都在嘲笑我。最后，当他喘过气来时，他问我这种谈话是否真的帮助过任何人。这真的值得我们好好思考，不是吗？

我从不认为有人能真正了解心理治疗是如何起作用的。我认为它太复杂了。来访者在一次治疗中呈现的内容和感受如此丰富，以至于我们无法完全把握它。因此，我们必须设法与这些不确定性、神秘性和模糊性共存。同时，我们的来访者还会要求得到答案和解决方案。有时，他们甚至在首次会谈后大胆地问："现在我已经说了困扰我的问题，你都听到了，所以你能解决吗？"

"你是说现在解决？"你惊讶地问道。

"哦，那好吧，如果你真的认为有必要，我可以再来一次。"

要想引导某人成为一个好来访者，我们要做的部分工作就是教他拥有多一点耐心，以及教他如何在这个过程中工作。但在我们这样告诉来访者的同时，我们也是在对自己说，如何与我们自己生活中的模糊性、复杂性、不确定性和混乱共处，努力理解我们所做的事情。

·第二章·

争夺权力和影响力

我们都很清楚，即便没有专业帮助，成长也会自发地发生。许多理论都对这种现象做出了解释。大多数陷入困境的人最终都会自行恢复，只是所需的时间通常比寻求帮助时更长。心理成长可能是我们基因中生存本能的一部分，也可能是环境和社会强化的结果。从创伤或逆境中重新恢复的经历，甚至是旅行的经历，都会使人发生改变。对于自发的、非结构性的变化过程，还有发展层面、现象学层面、社会生物层面、行为层面等无数种解释。更复杂的是，治疗过程中的人际影响是双向的。就像治疗师在尽其所能改变来访者一样，来访者也在力图为了自己的目的而控制治疗师。来访者这样做的原因有很多：

- 在他们与别人的斗争中，说服我们站在他们的一边，同意他们是对的，别人是错的；
- 让我们相信我们应该更像他们，从而认定他们无须改变；
- 赢得我们的爱和认可，以及他们一生都渴望得到的肯定，尤其是来自权威人士的肯定；
- 确认他们比所有其他来访者都重要，是我们"最喜欢的孩子"；
- 操纵我们满足他们的需求或隐藏的动机，通常是以肯定他们自身权力感的形式；
- 把我们从权威的位置上拉下来，从而修通尚未解决的移情关系。

与新来访者初次见面时，我们通常会谈一谈治疗将如何进行。这时，我们会解释咨询的过程和双方的角色，也许会根据最初的主诉提出一个初步的治疗计划。大多数来访者对治疗如何进行都有非常明确的偏好——治疗可能会持续多长时间，他们能说多少话，他们是否同意做家庭作业，乃至治疗所采用的特定方法。他们甚至对治疗师的特征也有明确的偏好，包括人格、宗教、性别、种族、性取向、外貌和个性。他们还可能坚定地认为某种方式对自己最有帮助，无论是药物治疗、书籍推荐、温和的支持还是激烈的辩论。他们心目中的人选可能是宽容的父母、睿智的医生、专家级的教师、富有创造力的缪斯女神，或者是要求严格的教练。由于这些偏好很多都与我们自己的计划和能力相悖，因此在协商过程中必然会产生冲突：在这个过程中，每一方都在极力说服另一方接受自己的观点。我们能否有效地处理这场权力斗争，为接下来的一切奠定了基础。

知觉、期望和形象管理

从互动的第一刻开始，来访者和治疗师就都在努力建立良好的印象。如果治疗师不能传递出足够的自信和专业的气场，来访者就不太可能留下来。毕竟，第一次治疗最重要的目标就是让来访者来第二次；否则就做不了其他事了。这就是为什么我们在设计办公室（或屏幕视图）时，要摆放一些能展示我们的成就和智慧的物品，比如书架上醒目的大部头著作（书名看上去像医学术语），墙上挂着的执照和证书，以及充满私密性和舒适感的空间。我们以温暖、安全和可靠的形象示人。当然，就在我们不经意地点头表示认可，说着"你说的很有意思""我明白了"之类的话时，脑海中却有一个声音在呐喊："我完全不知道这个人在说什么，也不知道我到底应该怎么做才能解决这个问题！"

当然，来访者的想法与我们截然不同。他们想知道自己是否选择了解决问题的最佳方案。他们可能会怀疑，甚至悲观地质疑治疗是否真的能带来很大改变。他们想确认治疗师真的站在他们这边，确定他们不会受到批评、羞辱或侮辱。他们极力想让这位专业人士相信，无论发生了什么，真的都不是他们的错；

他们想确认自己的过错可以得到宽恕，而且治疗过程不会很痛苦，也不会花很长时间。

因此，在来访者和治疗师之间存在着一种双向的社会影响，我们都在试图说服对方采取某种立场或采纳某种观点。在我们试图影响来访者以某种方式思考、反应或行动的同时，他们也在有意或无意地争夺治疗过程的控制权。用经典的心理动力学术语来说，来访者会试图把移情付诸行动，将治疗师塑造成另一个人。在治疗过程中，参与的双方甚至会开始模仿对方的言语和行为模式。

当然，在过去的几十年里，人际影响和互惠权力的性质已经发生了变化。治疗师不再像过去那样被视为大师和神灵，受到坚定不移的尊重和敬畏。当然，我们仍然有能力让一些来访者心生敬畏，但并不是所有的来访者都会如此，尤其是那些被法院命令前来或非自愿转介的来访者。

那些自愿前来求助的来访者，通过教育、媒体、线上研究、自助书籍、聊天室和脱口秀等途径已经了解了比较多的信息；他们有能力进行自我治疗，并且希望治疗师扮演顾问或教练的角色，在他们需要时通过文本或短信提供服务。虽然这种态度很符合一些治疗师的工作范围，但过度曝光会破坏我们工作背后的神秘感。治疗师不再被普遍当作权威的专家，而是被视为民主的治疗过程中的合作伙伴。这并不完全是件坏事，但它确实给我们的职业带来了一些额外的挑战，因为我们所能发挥的影响力，很大程度上来自我们在他人心目中的地位。

就像在许多其他环境中一样，权力可以被善意地行使，也可以成为压迫、支配和剥削的工具（Fors，2018）。无论我们如何否认或低估自己作为权威人物的作用，我们都仍然常常被认为拥有特权，这是由我们所受的教育、所拥有的知识和位置带来的。在一些情况下，这可能会带来特别大的问题，比如与那些被边缘化、被贬低或被压迫的人建立关系时，尤其是在关系中没有明确讨论性别、种族和平等差异问题时（Budge & Moradi，2019）。在形象和期望管理的最初阶段，我们要做的最重要的事情之一，就是开诚布公地讨论特权和权力问题，以及它们带来的后果，因为当它们在治疗中上演时，来访者可能会变得顺从，或不愿意表达他们的真实反应。从一开始，我们就要在自己的行为举止中表现出直接和诚实的意愿，以此鼓励他人采取同样的行为。

作为职业榜样的治疗师

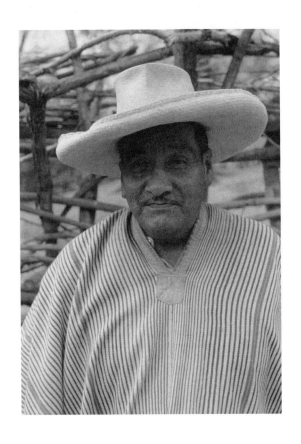

很久以前，苏格拉底和其他希腊哲学家就主张言传身教的重要性。那个时代的信条可以用这样一句话来表述："未经审视的人生是不值得过的。"这句话清晰地说明了那个时代的先贤、导师和医者的生活的关键性质，即不断追求自我觉察、成长和学习的生活。西格蒙德·弗洛伊德在谈到认同过程时提到了这一点，而阿尔弗雷德·阿德勒则更明确地谈到了"社会利益"，并且认为在这种力量的引导下，治疗师一定会成为无权无势者的代言人。他是从团体意识和亲缘关系的角度来看待我们的角色的。

社会学习理论家阿尔伯特·班杜拉（Albert Bandura）更加明确地指出，人们会如何受到更有权力的人的强烈影响，这些人通过自身养育性、权威性的形象来培养观察性学习。因此，童年期的主要力量之一就是强烈地想要长大，成为像爸爸妈妈、姐姐、神奇女侠、蜘蛛侠、最喜欢的老师或邻居家的孩子那样的人。即便到了成年期，媒体中的榜样仍然会对人们的行为产生强大的影响。这也是为什么广告商会聘请社会名流、体育明星和演员来推销他们的产品，即使这些人明显并不具备特定的专业知识。

即使我们已经不再崇拜英雄、崇拜父母，而是开始崇尚独立和自给自足的新价值观，榜样仍然会对我们的衣着、言语、感受和思维方式产生强大的影响。事实上，导师制度是大多数治疗师培养方式的核心：教师、导师、督导师、作家和同事，这些人塑造了我们，也塑造了我们的从业方式。我清楚地记得，在我还是个学生、是这个领域的一名初学者的时候，我就读过这样的书，并且我全心全意地希望有一天我也能成长起来，成为一个同样有能力、有知识、有智慧的人。

许多治疗师职业生涯的前十年都在模仿那些自己崇拜的临床大师。一般来说，很长一段时间之后，我们才开始考虑自己内心真正相信什么。不过，有趣的是，即便我们发展得越来越成熟，也好像仍然有一种强烈的倾向，要将我们心目中的英雄理想化——在会议上排着长队索要该领域专家的签名就是一个证明。如果你不觉得这有点奇怪，那么试想一下，一个医生、会计师或工程师，会在专业会议上等待他们领域的杰出人士为他们的书（或电子表格）签名吗？

在认同过程的早期阶段，我们会把榜样理想化，把这个人变得无比重要。我们大概都能回忆起，我们曾经如何理想化（甚至崇拜）某位老师、导师、作家或督导师，觉得他给予了我们无与伦比的启发。在这种情况下，这个榜样对我们的职业发展乃至个人生活都产生了重大影响。不过，榜样现象也有其消极的一面。（一贯如此，不是吗？）榜样给那些想要成为他们的人大量正强化，源源不断地让一个个微缩的自我走向世界，宣扬"真理"，并让他人皈依到这项事业中。如果你参加过心理咨询或心理治疗师的会议，那么你很容易就能认出各种思想流派，一种流派的人就像一个鱼群那样同步游动。毫无疑问，与一群人在一起，成为找到了真正觉悟道路的人们的一员，会让人感到安慰。当然，随着时间的推移，我们会接触其他的模式、相互矛盾的观点、更多的研究、不同的新同事或要求更高的来访者，从而不得不发展出更大的灵活性，接触更多的多样性。

我们很容易被个人魅力、自恋和过度自信的力量和影响诱惑，正如我们在政治领域所目睹的那样：不择手段的腐败官员利用他人为自己谋利，并以此增强他们脆弱的自我。他们传递出的信息确实非常诱人："看我多么聪明、富有、成功、能干（或貌似如此）。跟着我走，你也能变得（几乎）一样棒。"

权力和人际影响力可以帮助他人做出建设性的改变，但它们也是一种危险的操纵形式。我们的领域内充斥着自恋。治疗师、教师以及其他职业榜样（如演员、政治家和运动员），都是在粉丝与追随者的感激和赞誉中获得了事业的兴旺发达。只要你参加任何一个研讨会或会议，就会发现那些自身能力强大的专业人士，都在向那些"摇滚明星"顶礼膜拜，而后者则会受到崇高的礼遇。唯一不同的是，公众人物可以获得与其光环相当的经济补偿，而治疗师的报酬不会超过他们每小时的收费或薪水所确定的上限。余下的收益通常来自英雄崇拜所带来的无形利益。

当治疗师言行不一时

在一些"疯狂的心理医生"的故事中，媒体或社会舆论把治疗师描绘成比任何一个来访者都更有问题，这样的故事真让人感到难堪。况且，我们偶尔确实会遇到一些同事，他们的生活方式相当古怪，甚至可以说是彻头彻尾地异乎寻常。他们可能粗鲁、懒惰，有时甚至根本不知道别人是如何看待他们的。

梅德（Maeder，1989）的一篇文章讲述了很多治疗师如何情绪不稳定、自恋且伤痕累累。文章中引用了一位女士的话，她说每次参加聚会时，在场的人中最愚蠢、最令人尴尬、最疯狂的那个总是治疗师。为了进一步证明自己的论点，梅德引用了美国心理治疗师学会（American Academy of Psychotherapists）的一位主席对组织成员发表的讲话："1943 年，当我第一次参加全国精神病学大会时，我惊愕地发现，这是我在医院之外见过的最大规模的怪人、大胡子和精神病人的集合（p. 37）。"

热门电影和电视节目经常把治疗师描绘成与人无害、神经过敏的人，他们连自己的生活都很难过好。有些电影，比如《沉默的羔羊》（*Silence of the Lambs*）、《飞越疯人院》（*One Flew Over the Cuckoo's Nest*）和《糟糕咨询》（*Bad Therapy*）等，把我们的职业描绘成一群操纵他人、疯疯癫癫，甚至邪恶的角色。这些角色的唯一目的就是出于某些错误的原因利用和控制他人。

记者似乎乐于揭短，这些短处凸显出我们盔甲上的裂缝，乃至更糟糕的情况。大众媒体上有这样一篇文章（Boynton，2003），描述的是一位魅力四射的著名精神分析师，他经常与来访者发生性关系，不顾保密原则而谈论找他做治疗的名人，还痛斥和辱骂来访者。作者基于一个不正常的专业人士的虐待行为，对整个行业进行了严厉的控诉。当然，那种精神不正常的治疗师理应被吊销执照、送到监狱服刑，但这有时给人一种印象：似乎那样的人在某种程度上代表了我们的行业。

流行文化圈、娱乐圈和体育圈里有些广受喜爱的人物，都曾经被不称职、剥削人、操纵人的治疗师"糟蹋"过（Kottler，2006，2019）。女演员玛丽莲·梦露（Marilyn Monroe）和创作人 / 音乐家布赖恩·威尔逊（Brian Wilson，来自"海滩男孩"乐队）都被这样的专业人员治疗过，这些专业人员可以说是自私自利得明目张胆。威尔逊的治疗师搬进了他家，并要求与他分享之后所有唱片的版税。玛丽莲的治疗师要求她搬到离他很近的地方，为他的家人跑腿，并且每天来做治疗；甚至有消息称，她的死可能就是他造成的。同样，作家弗吉尼亚·伍尔夫（Virginia Woolf）、西尔维娅·普拉斯（Sylvia Plath）和欧内斯特·海明威（Ernest Hemmingway）都曾接受过心理治疗，而他们的治疗师似乎并不知道自己在做什么。同样，虽然职业运动员由于每天都要承受巨大的压力，很容易患上精神疾病、受伤或成瘾，但教练或球队聘请的治疗师可能只关心运动员的表现，而并不关心他们的健康和个人功能。

治疗师无能的传闻可能也有我们的责任，因为我们会批评那些不同阵营的、与我们竞争的专业人员或治疗流派。心理学工作者、精神科医生、社会工作者、咨询师、家庭治疗师、精神科护士和成瘾问题专家，经常因为培训上的（可能是自己认为的，也可能是实际存在的）差异而互相攻击。同样，几十年来，心理动力学治疗师、认知行为治疗师、行为治疗师、人本主义治疗师、建构主义者、女性主义者等之间，也一直在争论谁最大限度地掌握了真理。或许这些争论有助于揭示所有治疗工作中蕴含的普遍特征，但有一个虚伪的地方我实在无法忍受：每当我遇到一个专业人士（或我自己的一部分）要求来访者做他自己都做不到的事情时，我就会感到生气和苦恼。如果我们在自己的生活中都无法做到最基本的共情、真诚和情绪稳定，那我们会给公众留下什么样的印象？如果我们要求别人做我们自己都不愿做或做不到的事情，那我们成了什么样的伪君子？当学生、受训者和初学者发现他们的导师、督导师或指导者并没有在自己的生活中践行他们所热心倡导的对他人的尊重、同情和关怀时，他们会怎么想？当学术部门的教师或组织的管理者彼此之间矛盾重重、相互掣肘，以至于无法以建设性的方式合作，甚至想要主动压制对方时，这意味着什么？

我们工作中的许多乐趣和危险，都是我们作为专业榜样允许自己被来访者影响所带来的结果。我们希望通过自己的生活方式向来访者表明，一个人可以积极主动地控制自身的行为。来访者对我们生存的细节、我们的梦想、我们的失望或我们在社交场合的表现知之甚少，但他们对我们的精神非常熟悉。他们能感知我们的情绪，感受我们的宁静、自信和活力。他们可能不知道我们在外面的世界中到底是什么样子，但他们了解我们的最佳状态。我们不会像对待自己的孩子那样不耐烦地对来访者大吼大叫。在治疗过程中，我们尽量不去满足自己的需求。来访者会爱上我们，崇拜我们理想中的自己。尽管我们知道自己可能会制造一些幻象和神话，但我们仍然有绝佳的机会让自己变得更像来访者心目中的样子——充满爱心、乐于奉献、平和安宁、一切尽在掌握。

平衡全能与人性

传统上，人们习惯把治疗师看作神谕传达者的现代版本，而来访者则是寻求启迪的朝圣者。来访者不信任自己内心的声音、缺乏自我引导，因此向大师寻求指导，并将他们视为完美的化身。几乎所有人类文化中都有这样的古老传统：不仅崇拜神灵，而且对那些被认为连接着精神世界的人，以及被认为是智者、巫师或疗愈者的人，也会表示崇敬。

我们会在本书中进一步探讨，我们这个职业的一大危险，就是自恋地自以为非常特别。毕竟，当我们得到了这么多人的敬畏和尊重时，不把自己当回事是很难的。治疗师的办公室（物理空间或虚拟空间）并不是一个真实的世界——在这里，分心被降到最低，仪式被严格遵守。这场戏大部分是由治疗师控制的。虽然来访者选择了内容，但指导剧本、解释台词的都是治疗师。我们习惯了掌控一切，也习惯了别人对我们言听计从。由于经常被这样对待，我们觉得自己很特别。此外，我们总是能坐上最舒服的那把椅子。

大多数治疗师的工作都是有效的，绝大多数来访者也都有所好转。近半个世纪前，《消费者报告》（*Consumer Reports*）首次调查发现，因为某些问题而寻求治疗的人中90%都表示，他们的治疗体验大多是积极的、有帮助的。从那时起，我们还发现，对于某些障碍来说，比较简短、有时间限制的治疗方式与长程治疗同样有效，而且几乎所有流行的治疗系统都对某些来访者、情况和问题有效，这取决于：（1）来访者的动机、治疗承诺和个人特点；（2）临床工作者的素质、技能和专业知识；（3）来访者感知到的治疗同盟质量；（4）治疗过程中双方协同合作的程度；（5）治疗师对来访者反馈的响应能力（Duncan & Sparks，2020；Kottler & Balkin，2020；Miller et al.，2020；Norcross & Goldfried，2019）。

来访者往往会对我们的努力心存感激，他们会将进步归功于自身以外的人或事。我们非常乐意接受部分功劳；这有利于我们晋升和获得新来访者，也能增强我们的能力感。问题不在于我们觉得自己改变了来访者的生活，而在于我们忘记了，我们不能假装自己是个完美无缺的人。虽然我们每天 8 小时都在引导互动、提问、控制、面质、养育，甚至在适当的时间间隔内进行总结，但一回到家里，或者与朋友在一起时，我们就会惊讶地发现自己也像其他人一样，在努力争取让自己的声音被听到。

我们习惯了别人听我们说话。有些来访者甚至会把我们说的话记录下来，我们还可以在事后考查他们，确认他们是否真的注意听了。一段时间后，我们开始相信自己真的很重要。当我们听到来访者说他们如何受益时，更是强化了这种想法。然后，我们会想起全能幻象其实多么脆弱。即使在治疗初期，对治疗师的理想化对来访者是有益的，我们也必须帮助他们和我们自己看到脱离幻想的现实。

榜样的形式，不仅表现为一个值得努力追求的理想，也表现为一个有瑕疵的、真实且真诚的活生生的人。治疗师偶尔可以通过自我暴露来拉近自己与来访者之间的心理距离。这样的分享往往能增加彼此的认同感，带来更多的亲密感和真实性。许多来访者在得知他们正在努力克服的自我挫败行为，在治疗师身上也发生过时，他们会倍感轻松。作为读者，你可能也注意到了我在书中类似的自我暴露，我谈到了自己的怀疑、不确定和挣扎。如果我的自我暴露做得有效，你就会觉得自己可以更加开放、敏感、坦诚地对待自己尚未解决的问题。但如果你觉得我放纵自己或不合时宜，那么我就有可能失去你的信赖。

作为有人性的、不完美的榜样，我们可以帮助来访者（或读者）减少被淹没的感受，让他们对实现个人掌控能力更加乐观。因此，我们既要表现出一定的自信和个人能力，又要平衡好我们的个人问题。我们一天中的大部分时间都像个即兴发挥的大师，我们必须应对这样做带来的结果，然后在其余时间成功过渡到有缺点的常态。否则，朋友和家人会觉得我们非常惹人讨厌。

治疗师的人格力量

我们读过、了解或听说过的大多数伟大教师都是极具魅力的人。柏拉图、孔子、弗洛伊德和甘地都是掌握各自领域知识的天才，但他们真正的才能在于通过自己的人格力量传授智慧并吸纳追随者。（至少从历史上看，激发崇拜往往是男性主导的事业。）当代各个领域的教师都表明，有魅力的人格具有促进学习的力量。吸引追随者的不仅是他们所讲的内容，还有他们的声音、微笑、幽默和个人魅力。

心理咨询和心理治疗领域的领军人物通过他们的研究和思想做出了许多重大贡献。然而，如果他们无法吸引别人，就不会有人听他们说话。他们独特的表达方式，他们的热情和兴奋、活力和精神、投入和信心，赋予他们的思想以生命。他们异乎寻常的怪癖、内心深处的"魔鬼"，以及他们的人性，也很能引起人们的兴趣。他们提出的理论不仅完全符合自己的价值观和人际交往风格，而且在通过自己的人格力量"招揽"他人方面也绝对出色。

在过去的几十年里，我和一位同事对这个领域的许多著名人物进行了百余次访谈，这些人物代表了 20 多种不同的理论取向。我们邀请这些治疗大师讲述了他们最糟糕的治疗过程（Kottler & Blau，1989；Kottler & Carlson，2002）；最不寻常的案例（Kottler & Carlson，2003）；最好的一次治疗（Kottler & Carlson，2008）；精神上的转变（Kottler & Carlson，2007）；最有创造性的突破（Kottler & Carlson，2009）；对他们影响最大的来访者（Kottler & Carlson，2006）；他们倡导的观念，以及为社会正义所做的努力（Kottler et al.，2013）；怎样才是真正的心理治疗大师（Kottler & Carlson，2015），以及成功地随着年龄增长而成熟的大师（Kottler & Carlson，2016）。这些研究的参与者包括能够代表各种流派观点和风格的理论家。我们与这些人一起度过了无数个小时，倾听他们的经历，从他们的故事中找出共同的主题，观察他们的治疗过程，并对结果进行分析。然后，一个令人惊讶甚至震惊的发现是，他们之中的许多人甚至不再使用他们之前认同的模式了！他们已经转向了其他方式。他们在会议的专家小组讨论中受到了同事的影响。最重要的是，他们已经超越了技术的范畴，而更多地强调与来访者互动时的人性和关系特征。换句话说，他们可能不再纯粹地使用他们发展出来的理论，而是比以往任何时候都更多地运用关怀、同情和其他个人特征。

我并不是说治疗师必须古怪或反常，他的工作才能最有效。在我们的工作中，最令人费解（也是最美妙）的一点是，一个治疗师可以采用许多不同的治疗风格，而取得的效果是相同的。有些著名的治疗师很能引人思考、强势推进［比如弗里茨·珀尔斯或卡尔·惠特克（Carl Whitaker）］，有些则比较柔和、真诚（比如弗吉尼亚·萨提亚）。有的治疗师像是会说话的理性计算机［阿尔伯特·埃利斯和阿伦·贝克（Aaron Beck）］，有的是迷人的捣蛋鬼［雅克·拉康（Jacques Lacan）］，有的是慈祥的老爷爷（卡尔·罗杰斯），有的则是奥兹国的魔法师［米尔顿·埃里克森（Milton Erickson）］。专业人士采用哪种途径形成治疗风格并不重要，重要的是这种风格能让他们发挥出最好的一面。

所有优秀的治疗师都很了不起，而他们沟通的方式则各自独具特色。他们已经形成了自己的风格，让人们觉得无论付出多大的努力都要好好听一听他们的话。这一切都是受到他们内在声音的启发。每个富有成效的治疗师都能凭直觉找到利用自己性格优势的方法。弗洛伊德的自我分析技能、罗杰斯的真诚、埃利斯的理性思维能力以及惠特克的游戏性，构成了他们各自理论的核心。同样，所有临床工作者都会将他们的内在自我转化为个人化的助人风格。

理想的治疗师榜样

即使我们在价值观、兴趣、历史、职业归属和培训方面存在诸多差异，但作为有力量的助人榜样，大多数治疗师都具有相似的特质。许多研究者、理论家和实践者都曾尝试描述理想的治疗师人格的各个维度（Bennett-Levy，2020；M. S. Corey & Corey，2020；Heinonen & Nissen-Lie，2020；Kolden et al.，2019；

Kottler，2017；Kottler & Carlson，2015；Orlinsky et al.，2020）。卡尔·罗杰斯提到了真诚、一致、真实、开放和接纳等品质。杰尔姆·弗兰克（Jerome Frank）认为，自信是治疗师的说服力的关键因素。亚伯拉罕·马斯洛（Abraham Maslow）则认为，在更加一般的意义上追求自我实现才是至关重要的特质。

无论我们如何掩饰，来访者都会了解到我们对生活的基本价值观，这可能是有意而系统地灌输某些信念的结果，也可能是亲密人际关系的副产品。有些从业者否认这一点，认为有可能做到绝对中立和完全客观。也许，那些在严格的精神分析框架内工作的治疗师确实能对来访者隐藏自己的大部分价值观。不过，根据多年前我深入参与精神分析治疗的经历，我可以证明，尽管我的治疗师努力想要置身于治疗过程之外，但我清楚地知道她希望我说什么、做什么，也知道她希望我做出什么样的选择。作为一个从那时起就非常擅长寻求他人认可的人，我非常努力地让自己尽可能变得像她一样——包括进入了她的行业，这样我就可以更多地拥有她的价值观。

如果这个假设成立——即来访者是因为参与治疗而（有意或无意地）接受了我们的价值观——那么我们最好确保我们所信奉的价值观有很好的现实基础，并且大体上是健康的。还有一点很有趣，治疗师的理论取向与他们的个人价值观、信仰、品质、早期依恋史和关系风格之间往往存在匹配关系（Heinonen & Orlinsky，2013）。例如，认知行为治疗师认为自己逻辑严密而务实，人本主义治疗师则认为自己温暖而平易近人。

无论采用何种治疗方法，理想的治疗师都能感到很自在，并且表现出宽容、真诚、宁静、安详和自信。与这种平静的自信相平衡的，是他们对生活富有感染力的热情、兴奋、活力和激情。他们从身体到灵魂都散发出能量。

我们得到了来访者的注意，他们被我们的同情心和爱吸引。我们提供的不仅仅是僵化的技巧，也不仅仅是一些老生常谈，比如高超而准确的共情、无条件积极关注，以及其他主要的促进性因素；比这些更重要的是，我们真正关心来访者的福祉。这些感受超越了对来访者有节制的专业性尊重。来访者能感受到我们的关怀，感受到我们奉献自己的强烈愿望。

但只有爱是不够的。如果有爱就够了，那么父母只要有意愿就可以治愈他们的孩子。治疗师是智慧而博学的，他们是了解人性的专家，富有洞察力和敏感性。他们学习科学和艺术，探索抽象和模糊的事物，尤其是研究语言。他们能听见别人听不见的东西，能看见别人看不见的东西，而且非常精准。

治疗师还以稳定和踏实著称，至少他们会给人这种印象。他们有耐心，非常有耐心。他们展现出很强的自律性，同时又出人意料地天真率性、童心未泯。创造力、幽默、灵活、诚实和真诚等品质，也是治疗师努力追求的。这些特质能让治疗师处在一个最佳状态，去使用最有说服力和影响力的技术与行为来促进改变。

我们的主要工作是让自己尽可能具有吸引力和力量，这样才能让我们的干预更具效力。我们与来访者的沟通同时发生在两个层面上。首先是我们所说的内容：我们的解释是否准确、面质是否真实、比喻是否恰当，这些都会对来访者的意识、觉察和行为产生影响。其次，在更微妙的、前意识的层面上，来访者也会关注我们的风格。我们在人际交往中的影响力，以及作为榜样的力量，很大程度上在非言语领域发挥着作用。我们说话的方式和我们所说的话一样，都传递着自信和良好期望。我们的举手投足间都蕴含着真挚和诚意。

我们力图在每次治疗中传授善良、诚实和可信的品质。这些品质不容易伪装出来。这并不是说骗人的治疗师起不到任何作用，因为有些人确实能带来一定影响。但是，如果我们能让自己的精神和能量变得高尚纯净，我们传递出的信息就会更有力量。因此，作为专业助人者，我们的任务之一就是要成为更有影响力、更有爱心的人。我们的同情心不应该只体现在工作中，而是应该体现在日常生活的方方面面。如果我们能做到真诚一致，那么我们的家人、同事、朋友，乃至街上遇到的陌生人，也值得我们用最好的那一面去对待。

我们这个职业的一个反讽之处在于，我们非常善于全神贯注、不受干扰地关注来访者，但对家人和朋友却可能很少这样做。同样，我们可能总是谈到定期的自我照护多么重要，却没能在自己的生活中坚持贯彻这个原则。这既违背了我们自己所声称的价值观，也必然导致我们筋疲力尽、同情疲劳和职业倦怠

（Kottler，2021）。我们最在意的人得到的反而是我们淡漠的、分心的、只顾自己的反应。就当我写下这些的时候，我3岁的孙女发现我躲在书房里，然后问我能不能陪她玩捉迷藏。

"让我把手头上的事做完……"我刚想这么说，却突然意识到自己在那一刻对优先事项的判断多么有问题。我从来不会冷落来访者，但为什么我会认为这个小女孩对我来说就不那么重要呢？而这正是我经常想要让来访者意识到的东西。

榜样示范在治疗中的作用

前文提到过一些研究人员所描述的，在特定的行为限定性情境下榜样的作用。这些社会学习理论家热衷于研究提高学习效果、提升表现，以及促进习得行为的转移和泛化的因素。不过，我们不太关心替代性强化过程的细节，而是更想要理解榜样在心理治疗中的各种运作方式。

例如，治疗师的能量会对来访者的心境和行为产生重大影响，这个作用是非常微妙、难以描述的。当治疗师平静、睿智地坐着，用柔和安详的语气说话，那么即使是最激动的来访者似乎也会安静下来。平和镇定的治疗师很适合紧张焦虑的来访者，比如那些充满恐惧、患有恐惧症或惊恐障碍的人。从我们的互动方式、坐姿和站姿、说话和倾听的节奏中，来访者能了解到一个放松的人是什么样的。与此相反，当一个治疗师能量满满、活力四射、震动了整个房间时，再被动的人也多少会被激活。来访者会对我们散发出的能量做出响应。他们钦佩我们充沛的活力，以及调节活力的自控能力。

来访者会有意无意地模仿治疗师说话的方式、喜欢的措辞，乃至举止和着装习惯。从一群研究生简单的话语中，就能辨认出他们的导师是谁。几十年后，我们仍然可以在自己使用的词汇中找到重要导师影响的痕迹。我偶尔还会发现自己在模仿之前的某位导师或督导师，就好像他们仍然活在我心中（当然也确实如此）。这种模仿学习即便没有刻意鼓励也能发生，那么就可以想象，更有策略的治疗性榜样示范具有巨大的潜在力量。

治疗师自发地表现出期望的行为，就是最简单的一种示范方式。在一次典型的治疗中，不管谈论的内容是什么，来访者都可能从有效的面质、恰当的提问，以及对沉默的自如处理中有所收获。治疗师会巧妙地（或直接地）让来访者注意他们自信的态度、来自内心的声音、简洁的语言或创造性的思维。

在治疗中使用模拟体验可以促成更加具体的模仿学习。心理剧，以及其他排演或角色扮演的结构，通常包含一个由治疗师演示的环节。一个拘谨胆小的来访者在练习与家人对抗时，如果遇到了挫败，就会被邀请观察专家示范的动作。然后，治疗师还会演示各种化解冲突、保持控制的方法。

众所周知，治疗师采用的许多干预措施都是以示范原则为核心的。这些干预措施包括：（1）对重复出现的主题进行角色扮演练习；（2）播放视频或通过模拟演示期望的目标行为；（3）通过观察榜样传授鉴别技巧；（4）回顾来访者采取新行为的记录片段；（5）在游戏治疗中使用木偶或其他表演方式；（6）使用逸事或故事来说明基本原理；（7）在交流中使用比喻的方式替代性地示范有效行为，而不让来访者感到危险；（8）谨慎地用语言表达自我责任；（9）推荐网站、信息平台、应用程序、角色和虚拟现实程序，以展示最佳的表现和应对策略。最后，最基本的是，我们亲身示范着接纳和关怀来访者的态度，希望他们能够将这些品质内化，从而中和他们自我批评的特质。

隐喻故事可以是童话故事，也可以是更为个人化的自我暴露，从而尽可能地拉近治疗师与来访者之间的心理距离。治疗师不仅是一个开放的、有力量的榜样，还会表现出脆弱性、示范如何分享强烈的感受，以此邀请来访者追随她的脚步。治疗师适度的、适时的、恰当的、不带自我陶醉的分享，可以大大提高来访者的信任度、感知到的相似性和共情理解。只要我们避免不恰当地将注意力从来访者身上转移开，我们就可以通过这种有针对性的自我暴露来提高我们的可信度、吸引力和可靠性（Berg et al., 2016；Danzer，2019；Hill et al., 2019）。

有时，我们很难判断是否应该对比较容易受到扰动（脆弱、天真、易感）

的来访者，以及善于操纵人（边缘、自恋）的来访者透露自己的某些方面。一方面，我们常希望自己能在一种"真实"的关系背景中做到坦诚和真实；另一方面，我们的行为有时会被误解。还有一点也非常重要：过于严格限制、什么也不透露，也会对形成稳固的同盟关系造成阻碍。

当然，来访者如何接受和解读治疗师的自我暴露，在很大程度上取决于既有治疗同盟的质量，以及分享信息的时机和相关性。此外，值得再次提及的是，与几乎所有其他策略或干预措施一样，自我暴露的使用必须谨慎地符合来访者的文化背景，否则就会有越界、过度认同或错误解释的风险，让治疗误入歧途（Sunderani，2020）。

权力的使用与滥用

治疗策略和指导示范策略都认为，应该善意、明智地使用权力。临床工作者的权力首先要得到合法机构的认可，如执照管理委员会和专业协会。有时在他人看来，挂在墙上的文凭证书赋予了我们读心术的神秘能力。我们不仅被视为拥有特权的合法专业人士，还会被当作权威。根据来访者既往与其他权威人物（如校长、教师、安全巡查员、教官、老板、父母、医生、执法人员）相处的经历，治疗师的权力也可能会给来访者注入怨恨和反抗情绪。当治疗师和来访者代表着不同的文化、种族、性别或社会经济背景时，这种情况就更有可能发生；而对于遭受过虐待、忽视、剥削或控制的来访者来说，这可能会成为一个重要的影响因素。

由于我们的角色和责任的作用，治疗师被视为"有特权"的"精英"，因为我们掌握着知识、专业技能和影响力。虽然这种权力差异可能影响任何一个来访者，但在那些曾经被边缘化的来访者身上，问题会明显得多。此外，涉及监护权纠纷或法医评估的个案，或是在住院病房或拘留所接待的个案，显然都会涉及不公正或虐待的可能性。

尽管人本主义治疗师或罗杰斯学派的治疗师都极力强调其疗法的"非指

导性"特点，但他们仍然会以更微妙、更隐蔽的方式影响和塑造他们的来访者（Margolin，2020）。不管治疗师的用意如何，如果忽视或否认权力是治疗过程不可分割的一部分，那么治疗师的世界观和偏见仍然可能渗透其中。毕竟，微小的攻击性、内化的种族主义、恐同倾向，以及其他形式的偏见经常是在不知不觉中运作的。

尽管有这些提醒和警告，有些人（Zur，2008，2017）还是认为，治疗关系中的权力维度被夸大了。并非所有来访者都感到脆弱、依赖、顺从、没有权力；有些来访者在每次争论或讨论问题时都能坚持自己的观点（Fors，2018）。例如，儿童、难民、被监禁者、被机构收容的人、新近遭受创伤的人、被污名化或边缘化的人、受压迫者，与那些富裕、成功并且能主导个人生活的人相比，其没有权力的感受不可同日而语。此外，人际关系中权力的数量、强度和类型总在不断地更替变化，尤其是考虑到人际关系中存在着许多不同类型的权力——既有强制性权力，也有奖励性权力，也有基于地位、身份、种族、社会经济地位或职业认同的权力。

在人际影响方面，来访者并非没有获得主导权的手段。他们有时会诉诸更间接的权力形式，以提醒治疗师谁才是最终的掌控者。在过去，来访者可能顶多是在治疗中迟到，以此显示他们说了算；而在如今的远程治疗中，来访者如果感到愤怒、挫败或被冒犯，他们可能直接挂断通话，从而惩罚越界的治疗师。尽管如此，我们不仅要承认每个来访者在其个人控制感方面都是独一无二的，而且必须对权力问题进行持续监控。我们在这个语境下探讨的其实是职业操守问题，因为我们的工作就是使用权力去影响来访者，使他们朝着自我提升和功能完善的方向发展。

权力的局限性

记住这一点很重要：我们有时可能会夸大自认为拥有的权力和控制力，因为据估计，60%~70% 的治疗效果都要归功于来访者的特点和他们做出的贡献。

根据来访者问题的严重程度、既往情况、动机水平、心理弹性、承诺水平、信念、乐观态度、自我效能感、内部控制等方面，来访者在很大程度上决定了自己的预后。当然，他们自己能做的只有这么多，这就是我们的用武之地。

权力赋予了我们说服力和影响力，以促进和鼓舞来访者做出改变。如果我们从精神层面使用权力，而不是用权力操控来访者——也就是说，权力的使用是为了来访者自己明确表达的利益，而不是为了满足我们的需要——那么权力其实会推动我们所做的很多事。它让我们所说的话更有分量并能引起足够的重视，让来访者得以接受我们传达的信息带来的影响，而这种影响在外部世界是很难发生的。最终，权力会逐渐转移，来访者会承担起我们之前所示范的角色和责任。他们已经内化了我们身上最好的部分。

如果我们接受自己作为治疗师的榜样责任，也赞成用自己的影响力帮助来访者，那我们就会致力于提高个人效能和专业效能。我们要不断整合自身的各种角色，尽可能让自己成为有感染力、有影响力的人。

第三章

个人生活和职业生活

在治疗师的人生旅途中，我们会很自然地经历职业发展和个人转变，因为我们所做的工作引人共鸣、妙趣横生、很有代入感。每一天，甚至每个小时，我们都要面对令人震惊的创伤、无比复杂的个人议题、发人深思的存在问题，以及剧烈的情绪体验。毕竟，我们的工作就是和痛苦打交道，而促进改变是我们的专长。

从西格蒙德·弗洛伊德和卡尔·罗杰斯，到汉斯·艾森克（Hans Eysenck）、约瑟夫·沃尔普（Joseph Wolpe）、卡尔·惠特克和杰尔姆·弗兰克，这个领域的许多历史人物都阐述了他们的想法、关注点和兴趣是如何随时间推移而发展的，就像他们的实践风格会根据时代和来访者的需求做出调整（Overholser，2020）。这种演变、学习和变化是我们无法避免的，因为我们毕生投身的这个职业非常强调持续的成长和发展。多年来，这个职业的发展方向也是如此。

回顾过去的半个世纪，我们不难发现正反两个方面的变化。一方面，好消息是科学家 – 实践者模式的出现，以及这个行业越来越被看成基本医疗保健和健康服务的重要组成部分。这让心理治疗师和医务人员之间加强了合作，协同治疗、用药和实施干预。此外，我们还发现临床工作者变得更加整合、务实和灵活，而不仅仅是忠于某一种理论取向。为了遵守《健康保险可移植性与责任法案》（Health Insurance Portability and Accountability Act，简称 HIPAA）在记录保存、风险管理、双重关系问题和边界违反等方面的要求，对来访者隐私、保密性和安全的保护变得更加系统和谨慎。治疗模式也在不断调整，以响应与适应来访者背景和需求的多样性。当然，通过远程医疗实现的替代性服务系统的发展，也为那些以前被排除在系统之外的人带来了心理健康的福音。

另一方面（你知道肯定会有这个方面），一些治疗师仍然固执地抱着过去的观念不放，而这些观念早已变得过时、不适用或落伍。请记住，就在不久之前，放血、催吐催便、精神病院、脑白质切除术、驱魔和胰岛素昏迷疗法还是治疗情绪问题的流行选项。这不禁让人思考，哪些仍然在采用的做法和原则即使并不危险，也可能是无效的。

不同的心理健康专业之间的部落主义和地盘争夺战仍然在持续。它们争夺注意力和资源，几乎让每个想要理清各种选择的人都无所适从。我们仍然在依赖的一些假设和信念，实际上缺乏有效性的实证基础。例如，想想50分钟一个治疗小节这种流行的做法。它如何以及为什么会成为治疗时长的一个不可违背的标准呢？你还能想到其他哪些医疗程序，对每个人都规定完全相同的治疗剂量，而不考虑病人的体重、背景、病情、诊断和主诉如何？我们经常过度依赖甚至盲目相信有实证支持的数据，而有时为了方便，却完全忽视了证据的不足。

角色的互补与混淆

心理治疗让一种独特的生活方式成为可能——在其中，个人角色和职业角色是互补的。很少有其他职业能把工作和娱乐、职业生活和个人生活如此紧密地联系在一起。所有的观察力、感知力和敏感性，对来访者、家人和朋友都同样有用。我们在工作中使用的技能，如共情的倾听和灵活解决问题的能力，在帮助我们所爱之人时简直是无价之宝。同样，我们所有的个人经历、旅行、学习、对话、阅读以及与生活中喜怒哀乐的亲密接触，都为我们在治疗过程中所做的一切奠定了基础。

许多人将从事心理治疗形容为一种"召唤（calling）"，而不是一份工作或职业。我们经常发现，我们不仅要了解我们所帮助之人的状况，也要了解我们自身的状况。我们对人生经历抱有永无止境的好奇心和感悟需求，也希望帮助他人这样做。这个过程也会朝相反的方向发展：在我们帮助他人觉察自己的生活、揭开内心深处隐藏的秘密、更透彻地理解自己的同时，我们也是在帮自己做同样的事。我们常常在寻找人生终极问题的答案，因为我们的工作之一就是找到或创造生活的意义。遇到对这个探索过程有所助益的人，只会让我们的旅途少一些孤独、多一些舒适。在老子、佛陀或孔子留下的传统中探求真理固然令人钦佩，但如果我们不用把探求真理作为业余爱好，那就会有趣得多。

如果治疗师总是处在工作状态，因而没法或不想在工作和助人者角色之外享受生活，那么个人角色和职业角色就会融合在一起。亨利等人（Henry et al.，1973）对从业治疗师的经典研究发现，许多治疗师对所有的人际关系都采用单一的态度，无论是对来访者、朋友还是家人。在这种疏远的氛围中，治疗师不仅远离了治疗的相遇，也从家庭生活中抽离了出来。来访者在治疗过程中发生改变的方式，也非常类似于治疗师决定进入这个领域的方式。大多数从业者更多是出于个人化的考虑而做出选择，比如受到文化传统的影响，或出于对父母价值观的排斥，而不是受到任何专业模式的影响。大多数治疗师似乎都有一种修通个人冲突的强烈愿望，他们坚信帮助他人解决问题也有助于自己解决问题。他们也倾向于将生活的个人维度和职业维度融合为对自我和世界的统一感知。

当陌生人或熟人发现你是一名治疗师（或正在受训成为治疗师）时，这件事即便不会造成问题，也会惹人厌烦。在飞机上，你邻座的乘客不经意地问你是做什么工作的，你就说出了你的职业。"哦，是吗？"他说，眼神中流露出你知道的那种神情。"你知道，我有个十几岁的孩子，他就是不听我的话。我想你一定总能见到这种情况。我想知道……"

你试着把脸埋在书本或屏幕里，但不知不觉中，你的新朋友已经在请你帮忙，甚至要你给出智者的建议。在我们职业生涯的早期，这种经历简直让人受宠若惊，但最终我们会意识到，如果我们想要在这个职业中长久生存下去，就必须学会保持清晰的边界。

我们早年的生活经历和事件不仅塑造了我们成为什么样的人，也塑造了我们独特的助人方式。同样，我们当前生活中的各种经历和体验——无论是为人父母、经历丧失或离婚、经历人生阶段的转变、应对疾病和衰老等问题，还是其他任何挑战——也会继续影响我们的工作。同样有趣的是，看似无关紧要、偶然发生的事件也会给我们带来巨大的冲击，并改变我们对自己和工作的看法。

在治疗过程中，治疗室里发生的情况会让我们体验到各种强烈的情绪反应，既有喜悦、自豪、满足和兴奋，也有失望、焦虑和气馁。治疗师最有可能产生强烈的积极情绪反应的各种时刻已经得到了区分和归类，这些反应发生的情况既可以预测，有时又令人惊讶（Vandenberghe & Silvestre，2013）。最明显的例子是，当来访者发生了显著改善，尤其是当这种改善可以直接关联到我们说过的某些话或做过的某些用心良苦的事情时，我们会萌生一种专业自豪感。其他时刻还包括，我们：

- 体验到与来访者之间深刻、有共鸣的亲密关系和紧密联系；
- 真心享受与来访者在一起，钦佩他的坚忍、勇气和坦诚；
- 认同来访者的问题，感受到共享的联结；
- 由于某些情况的发生，推进了我们对治疗过程的概念化理解；
- 以坚持不懈的毅力，解决了持续的冲突；
- 听到来访者承认自己取得了进步，并因此对我们深表感谢；
- 游戏、幽默、取笑或开玩笑等方式取得了良好的效果，促进了创造性的突破；
- 体验到一种意识改变或超然的状态，并完全沉浸在这个过程中。

在治疗过程中，治疗室里强大的情绪能量有时会让我们掉下泪来。事实上，有四分之三的治疗师都表示，他们在某些时刻确实和来访者一起哭过；由于有些人可能不愿暴露这种失控感，所以实际的比例可能更高（Blume-Marcovici et al.，2013；Fraga，2018）。一项研究调查了治疗师在什么情况下会被治疗过程深深触动而哭出来，结果发现，绝大多数情况下都是来访者的故事或来访者表达的强烈情绪引发了治疗师的反应。在受访的心理学工作者中，有80%对自己落泪的举动并不后悔，他们认为这个事件触发了来访者相当好的反应（Blume-

Marcovici et al., 2015)。

我们大都记得某些时候，我们被治疗过程中发生的事情强烈震撼，以至于情不自禁地哽咽起来。这有时是因为我们自己的生活中正在发生的某些事与治疗谈话发生了共振，但更常见的是，我们强大的情感同调能力让我们感受到了来访者所经历的一切。当然，这些感受既是一个礼物，也是一种负担，关键在于我们如何处理这些感受，以及在治疗中如何使用它们——如果自我暴露显得不合适或者会分散注意力，那就需要保持克制。

一些相当有说服力的证据表明，当治疗师在个人生活中遭遇问题时，他们在治疗过程中发挥最佳作用、保持理智和清醒的能力会降低。我们的关系同调能力会受到影响，保持在场和专注也会变得更加困难。同样，与我们处在丰富而有意义的关系中的状态相比，当我们在个人生活中感到孤立和抽离时，来访者更有可能报告较弱的治疗同盟（Nissen-Lie & colleagues，2013）。这一点或许不足为奇：我们在现实世界中的生活质量确实会极大地影响我们的情绪储备和专业效力。还有一点也很有趣。我们自身的心理创伤，甚至可以提升我们的能力，从而增进治疗工作的有效性——超过 90% 的从业治疗师都相信这一点（McBeath，2019）。

治疗师生活中个人维度与职业维度的融合，不仅会影响其本人的生活方式、情绪稳定性和价值观，还会影响治疗过程。假装治疗的内容和方向完全是由来访者决定的，这是个幼稚的想法。我们可能会从来访者认为的主要问题开始，但很快我们就会接手，将讨论引向我们认为最重要的主题——可能是来访者对父母的感受、潜在的思维模式，或是工作中的特定行为。此外，除了最保守的治疗师会毫无偏差地遵循他们的理论信条以外，我们的助人工作总会存在一定程度的不一致性和不可靠性，这取决于我们当时的心境、我们生活中正在发生的事、我们最近完成或正在考虑的事，以及我们下一步打算做的事。

承认我们生活中发生的事件会影响我们的工作效果，并非什么了不起的洞见。那么，我们为什么要假装认为，治疗仅仅是把经过科学检验的原则和可靠的干预措施应用于来访者的具体生活环境中呢？我们表现得好像治疗过程是一成不变的；好像治疗的发展总是会经历相同的阶段、同样的冲突解决过程，挑战相同的功能失调信念；好像治疗师总是一个恒定不变的常数。许多一流治疗师都认为，助人方法论的可靠性是这个领域最重要的问题。

无论我们愿意相信什么，治疗实践都很显然是一个与人打交道的职业，会受到无数随机和个人变量的显著影响。在治疗来访者的过程中努力提高一致性确实值得赞赏，但治疗师也是一个容易犯错误的凡人，可能受到怪癖、偏见、差错、误判和现实扭曲的影响。即便接受了最好的教育、训练、督导、学习和自我分析，治疗师也很难成为来访者希望看到的，那个没有个人特点、完全稳定、中立、无所不知、接受一切的造物主。

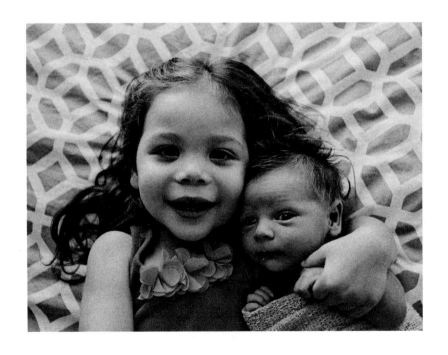

例如，让我们来想想各种个人事件对职业行为的潜在影响。一系列生活事件，如结婚、离婚、生子、生病、家人去世等，都会对治疗师的生活产生深远影响，进而影响来访者的行为。任何身体上的变化，比如腿上打了石膏、结婚戒指不见了、体重减轻，甚至剪了头发或穿了新衣服，都很难被来访者忽略。

当然，正在经历这些生活转变和危机的治疗师不可能完全把它们搁置起来，哪怕是在治疗中倾听来访者谈话的 50 分钟里。

治疗师脆弱性的增加可能会改变治疗的性质，最能证明这一点的现象或许就是：大多数治疗师与来访者之间的不恰当性行为，都发生在刚刚离婚的治疗师身上。而如果治疗师怀着孕、经受着脊柱放射状疼痛、有严重的经济困难或者经历了家人的离世，那么很难想象他仍然能和无事发生时一样进行治疗。

我们如何知道，个人和职业角色出现了混淆，并且可能干扰我们的工作呢？我们如何认识到自己未解决的问题正在显现，并且歪曲了我们的判断呢？以下是一些值得思考的问题。

- 你是否期待着来访者做一些他们做不到或不愿意做的事，而你却把他们的行为解释为阻抗、挑衅、不情愿或阻挠？
- 在治疗过程中，你在哪些方面产生了强烈的个人反应，与来访者表达的东西相平行？
- 面对哪些来访者，你的共情打了折扣，甚至严重受损了，导致你很难尊重和关心他们？
- 在哪些情况下，你做出的不准确的解释或反思是你自己的投射或过度认同的结果？
- 面对哪些来访者，你会感觉受阻、受困、无助和挫败？对你来说这说明什么？
- 什么时候你会感到无聊、不耐烦，无法对某些来访者或在某些特定时期保持在场？对你来说这说明什么？
- 当你记不起某个个案的细节，却能很轻易地回忆起其他个案时，这意味着什么？
- 你经常用贬损的语气谈起某个来访者吗？
- 你在什么时候丧失了同情心（或者把它用错了地方）？

所有这些问题都涉及一个主题，也是本章的关注点，即我们的个人生活和职业生活交织在一起，既带来了巨大的资源，也带来了极具挑战性的困难。

哦，你是一名治疗师？

我们中的大部分人都在进行两种助人工作：一种是在我们的专业领域内进行的正式治疗，包括所有的治疗手段；另一种则是"似是而非"的治疗，即朋友、亲戚、熟人，甚至完全陌生的人向我们寻求建议。当然，我们会用微弱的抗议来尝试避免这种尴尬处境："现在不是我的工作时间""我想最好还是推荐你找我的同事吧"，或者"我的工作不是提建议"。但现实是，我们从来没有真正下班。我们无法不去使用我们的知识和能力。我们会发现，自己总是几乎不由自主地在处理争论或倾听人们的抱怨。

例如，一位新手治疗师就受到了个人角色和职业角色混淆的困扰。她自愿花时间为临终病人服务。当人们了解到她的职业之后，她就被分配到一个家庭中，帮助这家人处理与死亡和临终有关的问题。她在这种帮助过程中扮演了什么角色呢？她其实并不是这家人的治疗师，而更像是他们的朋友。她可以问他们一些私人问题吗？还是说这么做显得在窥探他人隐私？也许她应该彻底摆脱这种状况，因为她的角色太模糊了。

个人角色与职业角色的融合，给咨询师与来访者的亲密关系带来了固有的风险。双重关系的处理已经成为我们这个时代最普遍的伦理问题之一（Reamer，2020；Zur，2020a）。我们的家人和朋友不断向我们寻求建议。虽然我们可能会竭力推辞，但事实上，我们可能很享受被需要的感觉。我自己就得承认，我很喜欢别人问我该怎么做。我几乎不会给来访者提建议，因为我知道这种直接的指导很少管用。在我的个人生活中，因为反正也没什么人听我的话，因此当别人觉得我知道一些他们不知道的事情时，我会很高兴地觉得自己很重要。对那些问我如何管孩子、如何面对老板、如何理顺生活的人，我会假装有些不耐烦，但我其实很感激他们能想到问我这些问题。

我知道自己不是唯一一个因为曾经感到无力和迷茫而成为治疗师的人。我的学业成绩很差，标准测验分数平平，还经常被拒之门外，这让我庆幸自己或许还拥有或知道一些别人钦佩的东西。在我生命的大部分时间里，我的自尊与被需要感是紧密相连的。

冒险与亲密关系

我们与来访者之间，不仅有工作上的专业合作关系，也有人与人之间真实的相遇，双方都在不遗余力地想要与对方建立联结。卡尔·罗杰斯、弗吉尼亚·萨提亚、欧文·亚隆（Irvin Yalom）和弗里茨·珀尔斯等理论家曾委婉地谈论过这一点，但最近，治疗中的"真实关系"被看作参与者真实地体验彼此的方式（Gelso，2011；Gelso et al.，2018；Gelso & Kline，2019）。如果你怀疑这一点，那么请想想我们和来访者的对话，在多大程度上是我们一生中最亲密、最有意义、最有力量且最值得珍惜的。

亲密意味着对另一个人的开放、不防备和亲近。为了促进信任，治疗师面对这种亲密关系时需要做到舒适自在、没有恐惧。这种亲密能让来访者感到被理解和欣赏，并且让他们了解到真正的亲密关系是可能的，建立在关心和尊重基础上的关系是值得拥有的。通过这种关系中双方的共同冒险，彼此都更能理解亲密关系所能带来的一切。但是，这一切都是基于对治疗关系的一些基本假设。治疗关系既是一种治疗性工作同盟，也是一种真实的关系。以下总结了我们所了解的一些情况。

- 在心理咨询中，关系是治愈、成长和改变的主要途径，无论理论取向和首选策略是什么。
- 共情、依恋和希望，是众多治疗模式中的普遍因素，它们都能加强关系。
- 令人满意且富有成效的咨询关系最有力的一个预测因素，就是各方都对要达成的目标有明确共识，并投入地将计划贯彻到底。

- 来访者很少能被简化成明确的、有简单解决办法的单一问题。

- 故事往往是维持关系的黏合剂。故事代表了人们生活中最痛苦、最勇敢、最悲惨、最幽默和最有创造性的经历。

- 强有力的证据表明，不要单纯关注最好的干预、最有效的技术和程序——它们对积极的治疗结果只起一小部分作用——而关系的质量决定了一半以上的治疗结果。

- 治疗关系必须量身定制，不仅要基于来访者的背景、问题和需求，也要根据治疗过程随时间的演变而调整。治疗开始时表现出的类型或结构，通常会随着治疗的进展发生改变。

- 我们的工作就是在与来访者的关系中协商和管理某种程度的结构，以最大限度地获得进展，并保护和保障来访者的利益。所有的关系都必须根据每个来访者独特的文化和个人背景进行定制和调整。

- 治疗师如果能意识到工作同盟中出现的断裂，就可以采取措施来改善关系，或至少从中吸取经验教训。

- 尽管我们可能希望将自己的职业生活与个人领域区分开，但两者往往会以多种方式关联在一起，既可能相互干扰，也可能相互促进。

由于治疗关系是非常个人化的，而且往往是相当亲密的相遇，参与其中的双方会感受到一种彼此之间的依恋，因此，我们已经讨论过治疗关系的结构方式是如何造成内在的紧张和混乱的。我们对来访者的了解比我们对许多朋友的了解还要多。我们每周都要与某个来访者进行有意义的交谈，时间多过与生活中大部分其他人（包括家人和珍视的朋友）进行深入交谈的时间。在你否认这个观点之前，请想想你安排了多少时间定期与人做这样的交流：（1）只谈意义重大的个人事务；（2）不允许自己被任何东西打扰，包括电话和其他移动设备；（3）每当感觉到对方在回避或不太坦诚的时候，就会与其面质。我们可能会在来访者做出荒谬可笑、站不住脚的表达时予以这样的引导："再说一遍。"同样，来访者也可能对我们的某些并不完全真诚的言行提出质疑。在我们提供了虚假的安慰之后，他们可能会说"我很难相信你"。

即便我们与来访者的关系是不对称、不公平、单方面的专业关系，但其中仍然有令人感动的个人化交流。无论我们怎样设置防护和边界，这种关系中都蕴含着任何亲密接触中都存在的风险。尽管我们尽最大努力保持冷静和中立，但有时仍然会感到受伤、被拒绝，甚至感觉受到威胁。

在某些情况下，治疗师在个人生活和职业生活中的亲密程度可能并不一致。我们大多愿意让自己与来访者接近，但我们可能没法很好地投入亲密的社会和家庭关系中。不过，如果我们在这个领域工作的时间足够长，那么最终还是会面对自己的阻抗和防御。一位治疗师坦率地承认："做治疗师拯救了我的生活。我本打算进入演艺界，那里的环境很不健康，会强化我身上所有虚假、操纵和自恋的部分。当我选择了心理治疗时，它要求我处理在其他环境中我永远不会着手改变的问题。我为自己的健康做出了选择。"

在这个特别的领域，面对自己的虚伪会让你感到不适。你的个人生活肯定会有不尽如人意的地方——朋友不够多，没有全心全意地投入一段恋爱关系中，与朋友或同事之间存在冲突，或者人际关系不够深入或亲密。这些正是来访者每天都会带入治疗中的问题。当他们谈起这些的时候，你很可能会告诉他们，为了体验更深刻、更令人满意的亲密关系，他们必须冒险以更坦率、更真实的方式展现自己。那么，你呢？

个人领域与职业领域之间的边界

我们界定和贯彻边界，既是为了来访者，也是为了保护自己。有趣的是，导致治疗师的压力和倦怠增加的因素并不仅仅是来访者的数量，还包括工作和个人生活之间缺乏合理的界限（Norcross & VandenBos，2018）。

每位从业者通常都会形成一些习惯、策略和工作方式，以尽可能减少个人受到的干扰，比如在一天当中某个时间之后拒绝回消息、专攻某个类型的案例，或以某种方式协调自己的日程安排。弗洛伊德喜欢让来访者躺在沙发上，在视线范围以外，这不仅是为了促进自由联想，也是因为他厌倦了来访者整天盯着他看。我们还会采取其他一些类似的保护措施，以抵挡失控的恐惧，避免一时冲动带来负面影响（尽管我们的意图是好的）。一个来访者拥抱了你——而且这感觉真好。你不想停下来。你的头脑告诉你："危险！危险！停止拥抱！"但你的身体未经你的同意就做出了反应。

我们有时会将边界与壁垒相混淆，前者是为了安全和效率而设置的关系规则，后者是盔甲一样的人为（或许并不是必要的）限制。在女性主义或关系－文化理论等非传统范式中，实践者常常主张增强关系的相互性。

在心理治疗行业中，有一种成见，甚至是一种规定，那就是双重（更不用说多重）关系是一件糟糕的事。它会损害治疗、让来访者感到混乱，还会导致虐待。然而，治疗过程中出现的很多突破，都是因为治疗的背景、设置或结构发生了改变。在一系列案例中，那些最具创新精神的从业者所采取的最有创造性的干预表明，许多突破都发生在传统心理治疗的常规边界之外（Kottler & Carlson，2009）。比尔·奥汉隆（Bill O'Hanlon）描述道，米尔顿·埃里克森为了教授一门晦涩难懂的隐喻课程，把他当作私人园丁用了一年。布拉德福德·基尼（Bradford Keeney）对一个阻抗的家庭进行家访，让他们积极投入治疗工作。萨姆·格拉丁（Sam Gladding）与一名阻抗的青少年一起到户外拍照，以便之后用作讨论。史蒂夫·马迪根（Steve Madigan）召集了整个社区，为一名抑郁症病人提供所需的支持。所有这些方法，都与世界上大多数文化中的治疗实践相一致。在这些文化中，治疗师（也被称为萨满）的所有工作都是在自然情景中进行的，而不是在我们通常做治疗的这个人为的、人造的舞台上。只有在全球公共卫生危机发生之后，当传统设置发生崩溃且无法维持时，从业者和监管机构才产生了强烈的动力，去创造其他的环境和结构来开展治疗工作。

记住这一点很重要：伦理委员会最常收到的投诉，就是在治疗关系中违反边界。大家应该都清楚，永远不要与来访者发生性关系或恋爱关系，也永远不要模糊个人领域和职业领域的边界。不过，治疗师每周都一定会遇到各种棘手的问题。例如，大多数临床工作者都会同意，不应该和来访者出去用餐——

除非当事人正在和进食障碍做斗争，需要现场辅导。你不会接受来访者的礼物——除非礼物的价格"微不足道"，并且拒绝礼物在文化上会被视为不恰当或不利于治疗的。你不会在治疗结束后开车送来访者回家——除非你看到他在暴风雪中站在公交车站旁。正是这些例外情况把事情变得复杂。很明显，个人领域和职业领域之间的边界并不像看起来那么分明，也不像我们在受训期间被告知的那么容易维持。

学会隐藏

我们每天都必须面对自己，这是我们得到的最大的礼物，也是我们最沉重的负担。每个来访者的故事都包含着我们自己的一部分，几乎在每次治疗中，我们都会不断认识到我们自己尚未解决的问题。理想情况下，这种觉知会引导我们在督导或个人体验中修通自己的问题。我们至少也要每天花一部分时间处理来访者带给我们的体验，而构建意义不仅是为了来访者的利益，也是为了我们自己的成长。

然而，没有人比我们更能把自己埋在别人的问题里，借此逃避自己的问题。同样，我们也有一整套工具，可以用来与人保持距离、转移注意力、否认责任，或者避免被看透。

我的一位音乐家朋友经常发现他身边有很多治疗师在谈他们的工作。有一次我问他，听我们谈自己的工作是什么感受。他开始笑着摇头："与演奏拉赫玛尼诺夫（Rachmaninoff）的《第三钢琴协奏曲》（Third Piano Concerto）相比，你们这些家伙做的事情真是容易啊。"

"容易？"我说，"你在开玩笑吗？"

"是啊，就是容易。当别人把你逼到墙角，你只需要说：'这与我无关，这其实是你的东西。'"

　　我无言以对，然后我笑起来。他说我们特别擅长把关注点放回别人身上，这有一定道理。我在想，我曾许多次用这种解释避免回答问题，或避免透露我不愿意透露的信息。解释的效果之好总让我感到惊讶。

　　我的朋友继续说："你们这些家伙还会做些完全相反的事。你们让一切都好像和你们有关，好像你们特别重要，每个人都关心你们的感受或想法。"

　　"你感觉愤恨，对吗？"我自动化地回应道。

　　"看到了吧，你刚刚这句就用了第一招：把问题推回给我。"

　　"抱歉。"我回答道，但其实并不怎么感到抱歉。

　　"没关系。你也控制不了。"

　　"所以，"我提醒他，有点不确定我是否想继续谈这个问题，"你刚才说到治疗师会做的另一件事。"

　　"对。你们会说：'嘿，这与你无关，这其实是关于我的。'"

　　我必须承认，他简明扼要地总结了两种基本策略，而这两种策略正是治疗师内化了的自动化反应方式。这让我想到，我们实际上在用很多方式避免更深层次的亲密关系，并与他人保持距离。

　　一位名叫迈伦的治疗师描述了他多年来经历的平行过程，他试图调和自己10年婚姻的失败与他作为伴侣治疗专家的实践。"我们极其不幸福，"他承认道，"而且我们都坚信这是对方的错，所以我们别无选择，只能寻求帮助。不幸的是，治疗师的技巧太熟练了。有一次她问了一个简单的问题，却揭开了我内心黑暗的阴影，那阴影好像要扼杀我的生命。"

　　这次面质最终变成了一条不归路。"它把我推进了自我探索的黑暗地带。我了解了关于那个阴影的一切，但再也没有接近过它。"

　　然而，迈伦越是深入探索自己的问题和破裂的婚姻，他就越是感到挫败和不满足。他意识到了自己生活中反复出现的破坏性循环，就和他在来访者身上见到的模式一样，但他感到无力做出任何改变。"我几乎每天都会貌似智慧地坐在一对伴侣面前，支持他们穿越关系中的痛苦，然后又回到自己的婚姻里尚未解决又不断加深的痛苦中。"

迈伦觉得自己是个骗子和伪君子，他无法将每天教给来访者的东西应用到自己的生活中。他觉得自己不仅是个失败的治疗师，也是个失败的来访者、失败的人。尽管他针对功能失调的关系进行了很多阅读和研究，尽管他经常帮助其他伴侣渡过难关，但他无法找到解决自身问题的办法。直到他发现妻子有了外遇，他才在震惊之余勇敢地采取了必要措施，而这是他之前一直在回避的。"我们过去的婚姻就在那一刻死去了。在接下来的一年里，我们从头开始重建了我们想要的婚姻。"

迈伦分享了他作为治疗师所学到的一切如何帮助他保护自己，让他避免遭受窒息的恐惧。这种恐惧自他几年前开始接受个人治疗以来就不断加剧。"我意识到，我作为一名治疗师试图要做的，就是通过来访者的痛苦来替代性地处理自己的问题。我试图在不体验直面问题所带来的恐惧和无力感的情况下解决问题。这并不是说我学到了什么新东西，而是我有了更加深入的理解。"

迈伦现在明白并承认，他作为一名治疗师所接受的训练和积累的经验，让他躲开了自己尚未解决的问题。他知晓所有逃避的伎俩。他清楚地知道如何引开指责，如何绕过核心问题，如何避免面对自己以及自己在维系平庸的婚姻中所扮演的角色。

做好事

治疗师这个职业所面临的风险，主要源自我们过于接近每个来访者内心深处的喜怒哀乐。不过，尽管我们的工作充满艰辛和职业风险，我们仍体验到了巨大的满足感。其中很重要的一点是，我们强烈地想要获得更大程度的自我实现。看着别人日益成长，我们自己不可能不想获得成长。为他人谋福祉同样是令人满足的美好体验。

利他主义无疑驱动了我们作为助人者的动机和行为。当我们毫无疑问地知道，我们的努力挽救了一个人的生活时，那种欣喜的感觉是无与伦比的。不管是投入一段持续几年的关系，还是一个简单举动带来了立竿见影的效果，当我们知道自己带来了改变时，我们所感受到的喜悦会远远超越单纯的职业自豪感。有时，这种"助人者的快感"会让人体验到极大的平静、内在的安宁和幸福。这种"亲社会行为"可以给我们带来各种好处，包括更长寿、增强免疫系统、提高幸福感和生活满意度（Dossey，2018；Hui et al.，2020；Schroeder & Graziano，2015）。当我们在没有任何经济报酬或外部奖赏的情况下向需要的人伸出援手时，尤其如此。

一天，我走在街上，正在幻想自己要吃什么口味的冰激凌，忽然看见前方有道色彩一闪而过，伴随着愤怒的尖叫声。我急忙跑过去，发现两个孩子——一个 7 岁左右的女孩和一个 6 岁左右的男孩——正在人行道上打架。又高又壮的女孩很快就打败了男孩，然后得意扬扬地把男孩书包里的东西撒得满街都是。纸片像变形的雪花一样四处纷飞，落在小男孩的身上和四周。他沮丧无助地抽泣着。

我尽可能把他的东西捡起来，俯身跪在地上，把书包重新装好递给他。他看着我，起初对我闯入他的痛苦感到非常惊讶。然后，他突然绽放出我所见过的（或许也是我未来所能见到的）最灿烂的笑容。我感受到他扑面而来的感激之情。我继续往前走，泪水流到了脸上。我非常感激自己在那个时刻恰好在场，能够帮助他。我有能力做些好事。在那不到 2 分钟的简单互动中，我与另一个人产生了有帮助的关系。这种行善的努力以一种有影响力的方式，让世界变得好了一些。在后来经历挫败的时候，我常常想起那个小男孩的笑容，然后不知道为什么，我必须承受的风险和烦恼好像都值得了。

说实话，我已经对这种做好事的感觉上瘾了，这种"助人者的快感"让我不断寻找可以带来改变的其他方法。这也是为什么我一直花大量时间在偏远地区工作，为有风险的儿童提供支持，带领创伤团队，以及带着学生帮助有困难的家庭。我们的工作没有报酬，而且费用自理，这似乎让我们更加难以忍受考验和磨难。我们要忍受罢工、内战、政治动荡、食物和物资短缺，要在严寒中睡在帐篷或茶馆里，要每天花几小时在陡峭的山路上来回穿行，还要面对难以想象的悲惨故事。然而，正是因为这份工作是心甘情愿的，我才会感到前所未有的满足。

即便我们的工作得到了报酬（通常是不够的），我们仍然会觉得自豪和有成就感，因为我们用自己微薄的力量帮人们减轻了痛苦，让一些人的生活变得更可接受，甚至更有意义。虽然我们会面临官僚主义、文书工作、派别斗争、财务状况、来访者的阻抗，以及这项工作带来的所有个人层面的副作用，但我们最大的乐趣就在于意识到我们所说或所做的事给别人带来了改变——无论是单一效应还是积累效应。事实上，这种渴望自己有用的想法是我们大多数人当初进入这个行业的主要原因。

这就是为什么我之前喜欢给迷路的人指路（那时候还没有导航），为什么我如此努力地掌握这项技能。当有人在街上拦住我问路，或者探头到我的办公室询问某个房间在哪时，我不会感到恼火，而是会高兴地搓搓手（这不仅是个比喻）。由于治疗本身的性质，有时我没法判断自己是否真正帮助了别人（来访者会说谎，或者他们不知道，或者有时需要一段时间才能了解效果），因此我非常享受给别人提供帮助的机会，并很高兴能在有限的时间内带来明显的改变。

我花了超过 5 分钟的时间，明确而详细地告诉一个人怎样找到会议室，包括沿路会看到什么。而接受帮助的人看着我，就好像我是个无所事事的疯子。其实根本不是这样，而是我真的很喜欢准确地告诉别人怎样到达他想去的地方，并且确定他最终会到达那里。

治疗师的自我治疗

在大多数情况下，治疗师的生活相对灵活。除了就职于企业、政府或其他大型机构的治疗师之外，大多数在大学、中小学、社区机构，尤其是私人诊所工作的治疗师，都可以在很大程度上控制自己的日程安排和工作重点。随着远程医疗和跨距离治疗的普及，选择范围也大大增加了。督导和结构通常只是最基本的。像艺术家和音乐家一样，治疗师也需要发展和创造的自由。

治疗师个人生活与职业生活之间的紧密结合，最为明显地体现在这份事业给从业者带来的好处中。除了满足金钱、声望和自由方面的需求之外，治疗师还能获得持续成长的机会。谢尔登·科普（Sheldon Kopp）曾说："我从事心理治疗并不是要把别人从疯狂中拯救出来，而是为了维护我自己仅存的理智：我不是为了治愈别人，而是为了治愈自己（1985，p. 12）。"如果科普说的是真的，即心理治疗能帮助治疗师变得更加健康，那么这个过程是怎样发生的呢？

有令人信服的证据表明，治疗师在其个人生活中越是感到满意和充实，他们就越能成功地建立起有效的治疗关系（Heinonen & Nissen-Lie，2020；Nissen-Lie et al.，2017）。这一点当然非常有道理！有趣的是，即使临床工作者未必能意识到自己面临的挑战和问题会影响治疗谈话，来访者也能注意到这种影响，有时这会分散他们的注意力，但常常也会带来明显的益处。一个明显的结果是，当治疗师在个人生活中感受到并表达出快乐、满足、亲密和支持时，来访者会对治疗过程报告更高的满意度（Yoviene，2018）。当专业人士对生活充满热情、活力和兴奋时，这种情绪也会传染给周围的人。

我们再来看看治疗师在一天中实际遇到的平凡细节，其中不仅有来访者终于理解并感激我们的戏剧性顿悟时刻，也有挫败、重复和僵局。首先，治疗师必须长时间坐着不动，从中我们学会了耐心和身体上的自律。治疗师练就了惊人的专注力，可以与最有成就的高僧媲美。我们能抵挡外界干扰的侵袭——汽车喇叭声、关门声、钟表滴答声、电话铃声、电子邮件或短信提示音、未回复信息的信号——就像在冥想状态中一样，我们温和地将思绪带回当下。我们以坚忍的自制力，忽略内心的杂念——咕咕叫的肚子、胀痛的膀胱、未完成的谈话、紧迫的差事和杂务、过去、未来——再次回到手头的工作上。通过专注力的刻意培养和不断练习，我们发展出了敏锐的智力，而这种智力只有在我们必须学习才能保持富有成效的过程中才能得到提高。

治疗师要处理的问题就像练棒球时遇到的平直球。我们跳跃闪避，接住一些球，而避开另外一些。"我什么时候才能好起来？""我为什么感到受伤？""你对我感觉如何？""我来这里是要干什么？""你觉得这是什么意思？""我如何面对衰老？""你觉得我们死后会怎样？""我该怎么处理这种情况？""如果是你，你会怎么做？"无论我们是否明确回应这些问题，我们都必须回答它们——无论是当时还是以后。我们可以逃避，但无处可躲。每个工作日，我们都要面对这些我们最害怕的问题。

每当我们与来访者交谈时，我们也是在疗愈自己，因为两个人都是听众。我们会聊我们知道的东西，或者我们自认为知道的东西，但我们只传授我们真正理解的东西。我们有巨大的动力去回答生活中最困难的问题，去理解人和事。如果我们对治疗会谈的内容进行分析，那么无论来访者呈现出什么样的症状，我们都会发现最让我们不安的主题和我们最了解的东西。

以我的几个个案为例。

蒂娜正在学习停止强迫思维，或者至少不再痴迷于她的强迫思维。她已经取得了进步，现在她只有在治疗过程中才会谈她重复出现的想法。每当我想让她谈谈其他事情时，她的症状就会蔓延到她的工作和婚姻中。虽然反复听这些话有时真的很无聊，但我们已经学会了不去破坏已经起作用的方式。蒂娜学会了接受她身上令人恼火的症状，并与之共处。从她身上，我也学会了接受我的一些令人恼火的症状。

米歇尔教会我要更有耐心。我们工作一年后，我最终不再试图控制或组织我们的谈话。每周她都会告诉我她有一些烦恼，但她不会说究竟是什么事，因为她说她不信任我。我抱怨说，如果她不进一步敞开心扉，我就帮不了她。她说："好吧，那我就去找一个不要求我信任他的治疗师。"她的情绪一直在好转，但我不知道为什么。

蕾切尔曾经感觉自己为婚姻所困，因此整节治疗都在哭。但现在，我们一起玩了一个奇妙的游戏。每周，她来的时候已经打定主意，要扮演两个角色中的一个。如果她决定做一个尽职但被误解的妻子，那么我就会试图帮助她满足于现状。然后，她会离开我的办公室，决心与丈夫进行更加开放的沟通。但她越努力，就会越受挫。（丈夫感兴趣的只有自己的工作、他那辆 68 年的福特野马，以及每周三次传教士体位的性生活。）不可避免地，她下一周回来时已经做好了离婚的准备。然后我们会讨论她为什么要走这一步，但我们都知道，她会在那一周结束之前改变主意。我曾两次试图面质她这种循环出现的模式，但她都用取消下一次治疗来惩罚我的不耐心。

埃琳娜正在考虑退学，因为她没有钱了。她经过很多年的准备和计划，才在家庭内部协调好时间和空间，这样她才能抽出一些时间留给自己，而不是一直照顾兄弟姐妹、承担家庭责任。现在，她正在认真考虑放弃当初为了读书而付出的所有努力和协商。当我面质她时，她看着我摇了摇头。我很清楚她在想什么："这个外国佬，这个只知道读书、过着舒适生活的白人老头，怎么可能理解我在经历些什么呢？"当然，她想得没错：无论我怎样努力，都不可能理解她的世界。我怎么可能想象这是什么感觉：回到家和两个兄弟姐妹同住一个房间；如果运气好，父亲不会把她打得太惨，或者在酩酊大醉时拿她的一个姐妹取乐。面对一个每天的生存都是巨大挑战的人，我怎么能理解上学对她而言的意义呢？

我告诉埃琳娜我明白了，但我只是开始理解她的困境。我不知道我能为她做些什么。给她带来虚假的希望吗？鼓励她走上一条远超出她的合理预期的道路吗？我意识到，她已经屈从于她必须要做的事，是我不愿意接受她的选择。我想知道，这到底是谁的问题呢？

这几个案例反映了大多数治疗师所熟悉的多样性轮廓。不过，来访者所面临的问题也有相似之处，而我们也会一遍遍重复说同样的话。如果我们能采纳自己的建议就好了。

采纳我们自己的建议

即便是最有创造力和自发性的临床工作者，面对大部分来访者也会传授同样的东西。我们的道德箴言、最喜欢的陈词滥调和老生常谈的名言警句会出现在许多讲座中。不管面对什么样的来访者，不管他们的主诉是什么，我们的慷慨陈词中都有很多重复的话，其中大部分都可以应用在我们自己的生活中。

- 如果你不照顾好自己，就没有人会照顾你。
- 你活着的时间很短，但死后的时间很长。
- 症状的作用是引起你的注意——除非不再需要它们，否则它们不会消失。
- 无力感是一种心理状态。
- 无论你做什么或说什么，都会有一半人喜欢，一半人不喜欢。
- 改变总是伴随着风险。
- 失败或错误是对下一次尝试的有益反馈。
- 所有值得做的事情通常都很难。

我们对自己的建议置若罔闻，不仅是因为我们忽视了自己重复的信息，还因为我们没有在生活中遵循这些建议。做一个伪君子是很痛苦的。我们日复一日地告诫来访者他们有能力做得更好，但同时，一个声音却在我们的良心上回荡："你最近又做了什么呢？"我们帮助来访者弄清楚他们最想改变的行为，结果我们自己也在做同样的事情。我们怎么能指望来访者理解我们自己尚未完全领会的道理呢？

除了听取自己的建议，并把我们教给来访者的东西应用到自己的生活中，我们还会自然而然地做很多事情来进行自我疗愈。出于必要性考虑，我们善于珍惜和安排时间。我们对自身承受的压力有比较高的感知能力，这既和我们所受的训练有关，也因为自我忽视会带来相应的后果。因此，我们会对某些警示信号保持敏感，比如睡眠紊乱、找借口、焦躁不安或身心感觉失衡等。一旦发现这些潜在的问题，我们就可以立即采取措施加以纠正。与治疗师一起工作的同事恰好是提供支持和帮助的专家。从人际联结的角度来看，我们的工作环境是非常充盈丰富的。至少从理论上，我们的职业关系应该提供个人实现的潜在可能。我们应该有机会获得建设性的反馈、善意的指导和大量的拥抱。

不幸的是，应该如何与实际如何之间往往存在差异。治疗师和其他人一样，也可能残忍、爱操纵人、只考虑自己、争权夺利。你所认识的有些最好的人就是治疗师，而有些最坏的人也是治疗师，后者会想要利用自己的技术与权力来剥削和伤害他人。幸运的是，我们学过如何应对欺骗、阴谋诡计和权力斗争，把自己受到的威胁降到最低。当我们发现自己受到他人的侵害时，没有人比我们更能反击这种行为，并将其破坏性化解到最低限度。

在很多方面，我们自身的社交技能和情绪响应性都会影响我们管理治疗过程的能力，而治疗过程往往充满了激烈、多变的情绪。这些特殊能力不仅在很大程度上决定了治疗的结果，也决定了我们自己对工作和日常生活的满意度（Harvey et al.，2019）。这一点在以下几个人际领域尤为明显：（1）散发温暖和同理心；（2）重视个人成长；（3）善于自我反思；（4）提供言语支持和安慰；以及（5）展现合作风格。这些特征行为体现在我们工作的方方面面，尤其是当我们与多名参与者进行团体或家庭治疗时。

对家庭的影响

我们对来访者的行为和问题通常会产生反移情反应。除此以外，当工作对象是家庭或团体时，我们还必须面对一个相互缠绕的多人系统，这个系统具有潜在的不可预测性，有可能一触即发。团体或家庭治疗师因其权威角色而必须应对更多的行动化，同时必须处理团体中的每个成员以及成员间的互动模式给自己带来的无数感受和反应。此外，治疗师自身的原生家庭问题以及当前的家庭经历也会对治疗工作产生影响。

在我带领的治疗团体中，菲奥娜盯住我的眼睛，露出了轻佻的微笑。我觉得受宠若惊，随即又感到不自在和警惕。我注意到弗雷德看到了我们之间的小动作，他幸灾乐祸地笑了笑。菲奥娜也对他笑了笑。我为此感到有点嫉妒，然后又因为自己生弗雷德的气而感到懊恼。这时，凯茜又提出了一个打岔的问题。我厌倦了她的不敏感，于是指出她打断的时机不对。菲奥娜急忙为她辩解，于是我又转向菲奥娜。就在我即将面质她的防御性反应时，我意识到她之前轻佻的举动仍然让我耿耿于怀。

现在，我已经迷失了方向。我感到不知所措，因为有太多的事情要处理。我必须对团体中每个人复杂而多样的反应做出回应，包括他们彼此之间的关系，以及与我的关系。在团体治疗结束后，这些影响并不会随之结束，而是会继续纠缠我一个星期。

我们会努力对个人影响保持警惕，从而保护家人和朋友远离我们的职业生活带来的影响。但是为了遵守工作时的行为规范，我们必须保持克制，因此我们很容易对所爱的人反应迟钝、态度粗鲁或自我放纵。整整一天，我们都在压抑自己，审查自己的思想和言论，并强迫自己保持冷静和智慧。然后，我们突然回到了家里。在我们走进家门的那一刻，听来访者倾诉烦恼时积聚了一整天的压力终于得到了释放。一不小心，我们就会让家人受到我们情绪的影响。

在治疗师用来处理自身压力和工作困难的所有策略中，迄今为止最常见的一种应对方法就是依靠朋友和家人的支持。了解了这一点，我们就更有必要投入时间和精力，以确保我们对亲人也能关怀备至、敏感体贴、尊重有加，就像我们对待来访者那样。

个人隐喻与专业工作

在接受了诊断、识别防御机制、认清事物本质以及化解争斗的所有训练之后，我们变得特别能精准地嗅出自我欺骗的味道并回到正确位置——不仅在治疗过程中，在我们面对自己时也是如此。即使我们不刻意留心工作对自己情绪健康的影响，或者个人生活对治疗的影响，我们还是会进行这样的评估。我们发现自己在社交场合感到不自在、心跳加速时，会立刻开始用对来访者的方式对自己说话。或者，当我们在某次治疗中做了一个明显不准确的解释，我们就会开始问自己，内在发生了什么导致我们的临床判断误入歧途。

治疗隐喻的内容来自我们的个人经验。我们对来访者说什么，会受到我们所读、所见、所遇到的人以及我们在那一周所做事情的强烈影响。一位来访者苦恼地抱怨自己陷入了困境，而我发现自己讲的内容来自一首流行歌曲的歌词或一部正在上映的电影的场景。周末，我去植树，然后我就给一个迷茫的年轻人举例说每种生物都需要营养，在移植过程中要尽量减少对系统的冲击，并给予个别关注。我花了一上午的时间冲浪，周围是在海浪中嬉戏的海豚，然后我在一个治疗团体中说，去掉评判会如何提升高峰表现；我想得越少，冲浪冲得越好。我从国外工作归来，那里的人们一无所有，可看起来却比我在国内认识的人要满足得多；在我为那些被剥夺了权利、灰心丧气的人进行治疗时，这是一个很有力的例子。我到过的地方、天气、梦、记忆——所有经过我的感官过滤的东西都会影响我在治疗中的行为。在任何一个时刻，我所做的都是到那个时刻为止的我所产生的东西。随着我的改变，我的治疗风格也在发生改变。

我们和来访者一样，只能以让我们感到舒服的节奏进行改变。如果我们走得太快，对个人的影响就可能达到危险的程度。然而，要想不迷失方向，就已经需要惊人的精力和决心，更不用说想要改变自己的状态了。我们都在尽可能快地前进，尽管我们有时似乎会停留在原地，一遍又一遍地重复同样的问题。

在一家心理健康诊所里，有十几位同事被问及他们的个人价值观、原有信念和新的梦想对他们助人风格的影响。这个问题是基于这样一个现实：一个人对治疗方法的选择，往往不仅是基于智力上的相容性，而且深受其人格、信仰、看重的东西、认知风格和偏好的表达方式等的影响。例如，人本主义治疗师往往认为自己在所有的人际关系中都是"亲切友好"的，而认知行为治疗师认为自己是"务实的"，以解决问题为焦点的从业者则认为自己是"强有力的"（Heinonen & Orlinsky，2013）。

鉴于个人历史对我们职业行为的影响，这件事就不让人惊讶了：诊所里有一位心理学家，还在儿时母亲就因癌症去世了，而她总能以某种方式将大部分心理病理现象诊断为母子关系的缺失。她认为自己的主要作用就是提供母性养育，而这正是她自己所渴望的。

一位社会工作者在处理与权威和愤怒相关的问题方面有很大困难，而他却擅长与不恰当地表达敌意的青少年工作，这一点并非偶然。还有一位心理学工作者从小就与强迫思维和对发疯的恐惧做斗争。在她的实践中，她可以接受最严重的病人，而且更愿意与精神病人工作。一位家庭咨询师把幽默和自发性看得无比重要，因此他总是扮演逗人发笑的小丑角色。我们中的大多数人都能体会到个人生活的关键主题与我们的专业实践风格之间的关联。尽管我们尽量将这两种角色分开，但两者之间的屏障仍然是流动的、灵活的，甚至是可渗透的。

治疗师的人性化方面

我之所以强调我的个人生活与职业生活之间的兼容性，原因有很多。首先，也是最重要的是，这让我的工作更加有趣。当我能把自己所做的工作与我生活的其他部分联系起来时，工作就会变得更有意义。无论我是在读小说、看电影或演出，还是在商场或公园看到人们的互动，或是与朋友交谈，我都会情不自禁地运用多年来学到的有关人类行为的知识。同样，我也从这些经历中学到了很多东西，而它们往往会催生新的研究计划或写书的想法。我喜欢这种感觉，即我一直在工作，一直在思考，一直在努力弄清发生了什么。但从另一种意义上说，我从来都不仅仅是在工作，因为即使是与来访者在一起的时间，也有助于我更多地了解自己和世界。

其次，我会留意个人生活与职业生活之间的互动，以保护我的来访者和家人。我知道我有一些尚未解决的个人议题，它们妨碍了我更有效地为来访者服务。我必须时刻警惕自我放纵、自我中心和自恋。有时，我发现自己在治疗中所说、所做的一些事情是为了让自己高兴，我提的问题是为了满足自己的好奇心。我允许来访者陷入自己挖的坑里，只是为了看看他们会如何设法逃脱。我夸大自己的重要性，好让来访者更加钦佩我。有时，我见来访者的时间会超过必要的时间，因为我想要这份收入，或者我不愿意让他们离开。哦，我会为所有这些行为辩解，让自己相信这些都是为了来访者好。我不太担心这种个人影响，因为我对这些很了解。我真正担心的是我没有意识到的、满足了自己需求的情况。

在所有这些关联个人和职业生活的因素的作用下，治疗师要在相互冲突的欲望和各种各样的冲动中来回游走，既受到利他主义的激励，也受到自我中心和自身利益的驱动。要想在治疗师的专业工作中过滤掉个人因素，或者将临床认知和技能限制在办公室里，几乎是不可能的。说实话，我们对生活的治疗性视角是我们最大的财富，也是我们最大的负担。作为一名治疗师，我们有机会在精神、智力和情绪方面不断成长。我们变得更加直觉敏锐，更善于冒险和沟通。我们体验到兴奋、人的强烈情感、自信和自我实现，而这一切都需要付出巨大代价。治疗工作的消耗性让我们想起了一个普遍真理，我们可能会一遍遍地对来访者重复它：每一种快乐都是有代价的，无论是现在支付，还是分期付款。

·第四章·

讲述和倾听治疗故事

卡罗琳看起来人很好，虽然她异常安静内敛。我甚至不记得她和我们团队中的任何人有过互动。她几乎是独来独往，当有人主动和她说话时，她会羞涩地笑笑。她的一位朋友在最后一刻邀请她参加我们的任务。这位朋友是我们志愿者团队的一员，这个团队正在为尼泊尔那些有可能被迫早婚（12岁之前），甚至被卖为性奴隶的女孩们工作。

我当时带领着一些高管，他们都在积极地为300多名低种姓儿童筹集奖学金。对于这些努力提高人们对女童困境的认识的企业领导来说，他们能得到的回报就是与这些孩子和他们的家人见面，看看捐款和支持对他们的生活产生了什么影响。

通常情况下，卡罗琳不会获准加入我们的团队，因为她实际上没有募集任何捐款，但在听说了她的故事后，我就很难拒绝她的请求了。她与丈夫以及年仅2岁和4岁的两个儿子驾车旅行时出现了意外，她醒来时发现自己躺在医院的病床上。有人告诉她，她遭遇了车祸，而且是唯一的幸存者：她的丈夫和两个小儿子都死了。

也许不难意料，卡罗琳变得非常孤僻。她与所有人、所有事都断了联系，独自在空荡荡的房子里哀悼。她拒绝了所有帮助，也拒绝了所有朋友和家人向她伸出的援手。因此，她同意来尼泊尔的决定格外让人惊讶，尤其考虑到这项工作会花时间与孩子们亲密接触。当我得知这是她6个多月以来第一次离开家，以及她受过多大的创伤之后，我就不可能拒绝她了。

前面一周，卡罗琳确实花了不少时间和孩子们在一起，给他们讲故事，和他们讨论功课，进行家访，有时甚至还把小孩子抱在腿上。我一直关注着她，尽管她很少接触团体里的其他成员，但她看起来状况还不错。有几次我想和她搭话，但似乎没法顺利进行，于是我就退回来，留给她需要的空间。

在村子里走了将近一周后，我们在一座山顶安营扎寨。隔着天际线，喜马拉雅山的壮观景色尽收眼底。在接下来的几天里，我们将以这里为基地，拜访当地的学校和家庭。我以前来过这里很多次，这里是世界上我最喜欢的地方之一——云雾笼罩着山谷，白雪皑皑的冰川高耸在四面八方。

我在清晨醒来时，天还很黑，地上还覆盖着一层薄薄的雪。我有一个最喜欢的仪式，就是爬到附近一座山的山顶，那里有一座舍利塔（佛祠），坐落在悬崖边上，可以360°俯瞰喜马拉雅山脉。那是观看日出的绝佳位置。

系鞋带的时候，我看到卡罗琳站在帐篷外看着我。我在黑暗中试探性地走近她，不想吓到她，也不想吵醒其他还在睡觉的人。"你穿上靴子和外套，"我低声对她说，"我想给你看点东西。"

我们在黑暗中沿着陡峭的山坡爬了将近1小时，喘着粗气，但彼此没说一句话。我偶尔会回头看一眼，确认她还和我在一起。除此之外，我们只是专注于下一步踏在哪里。当我们终于到达山顶时，地平线上刚刚露出紫色的曙光，下面是粉红色的微光。我们都弯着腰气喘吁吁。

我示意卡罗琳跟我来到悬崖边，那里有一座小庙。那是一座小小的佛祠，里面供奉着佛像，建筑边上挂着一面大铜锣。我告诉她："据说，如果你敲响铜锣，就能唤醒佛祖，聆听你的祈祷。"卡罗琳歪着头看我是不是在开玩笑，但我只是耸耸肩，指了指用绳子系在铜锣上的木槌。

为了给她一些私人空间，我走到悬崖边坐下，双脚悬在空中。我向下望去，可以看到闪着粉色光芒的云层上有一些缝隙，透过其中可以看到山谷。然后，我听到了锣声的低沉回响；我几乎能感觉到那声音在我的脊背上回荡。我回头望去，勉强能看到卡罗琳站在佛塔旁，手里拿着木槌，若有所思的样子。她又敲了一下锣，然后小心翼翼地把木槌放进支架，走过来坐在我旁边，双脚也悬在半空中。我们就这样坐了几分钟，看着太阳升起，天色渐亮。然后我听到她开始哭泣。我看着她，不知道该说什么，也不知道该做什么，只好搂着她，抱着她，而她的哭声越来越大，哭得全身颤抖。对我来说，这种感觉就像锣声在我脊柱上产生的震动一样。

我一句话也没说，也没有问任何问题。事实上，我意识到，在那个清晨，除了邀请她和我一起爬山，然后跟着我一起去佛塔之外，我们没有说过一句话。我只是抱着她，任由她哭泣。我看到山川、云彩和阳光。我努力记住响起的锣声。我专注于自己的呼吸。然后我也开始抽泣。

在前面几天里，我看到了太多让我心碎的事情，看到了太多生活在可怕的贫困中的孩子。当我从事这类工作时，我常常感到非常无助和无力。我的界限崩塌了，我感到前所未有的痛苦。有时我会突然失控。当卡罗琳开始哭泣时，我内心的某些东西被触动了。我能感觉到她的痛苦正从她的身体里渗出。我无法想象她经历了什么，她是如此孤独。

我开始感到局促不安，甚至觉得自己的姿势很不舒服。我的手臂开始麻木。我想以某种方式帮帮她，但我不知道自己能说什么，能改变什么，或者什么话语听起来不那么软弱无力。就在这时，我听到卡罗琳清了清嗓子。我屏住呼吸，静静地等待着。

"他们在这儿，"她说，"我感觉到了。我感觉他们现在就在我身边。"然后她转过身来看着我，补充道："我的小儿子们，我的丈夫，他们现在和我在一起。"我只能点点头。

我们沿着蜿蜒曲折的小路走回营地。到达营地时，正好是其他人早餐前洗漱的时间。卡罗琳回到了她的帐篷，我则去和向导商量今天的行程。卡罗琳和我再也没有谈起在佛塔里发生的事，也没有谈起她说过的话。但那天早上之后，她发生了一些显著的变化。她开始与大家互动，而且变得更有活力了。我听到她有时真的在笑。在接下来的访问中，她总是第一个扎进孩子们中间，抱着他们，抱着自己。

这是我有幸参与过的最了不起的"疗愈"。我确信这是关系带来的疗愈，不过我并不完全确定是她与我、与孩子的关系，还是她过世家人的灵魂治愈了她。

但她的故事让我难以忘怀，一直萦绕在我心头。

我们每个人都了解过许多来访者分享的悲惨而有感染力的故事。我们"保留"着这些故事，敞开心扉和思想去接受它们，同时尽最大努力保护自己免受附带影响和副作用的伤害，这些影响和副作用有时会穿透我们自己的防御。但我们做的远不止此，我们还要帮助来访者对这些故事进行重组、重构，并与来访者共同把故事创作为更具建设性的、英雄式的形式，从而突出其中吸取的经验教训。这是叙事疗法和建构主义疗法的精髓所在，但也是任何治疗方法的一部分，无论这一过程被冠以何种名称。从某种意义上说，我们的主要工作就是倾听来访者讲述的故事，并提供我们自己的版本，以最大限度地影响和改变来访者对其经历的看法。

我们把世界当作一系列故事来体验

有一天，我在海边跑步时，萌生了重新思考自己的工作内容和工作方式的想法。我所有写作的主题几乎都是这样：我重新思考的种子，是在尝试理清自己对一个混乱现象的个人反应和好奇心时种下的。当时，我刚刚读完一部关于僵尸末日的三部曲小说。在小说中，一种病毒把世界上大部分人都变成了行尸走肉。我那几个星期都沉浸在这个另类的世界里，乃至我完全陷入了"遇到这种灾难如何存活下来"的想法中。尽管我后来了解到，这类文学作品，以及几乎所有形式的替代性娱乐，包括电子游戏、电视节目、电影和小说，实际上都有一些具有高度适应性和功能性的方面，但当时我仍然感到了一种毛骨悚然的持续张力。我提到这一点，是为了解释我让人尴尬的行为，并为之道歉。

当我沿着海滩跑步时，另一位跑步者从另一个方向跑过来。他微笑着越跑越近，当我们擦肩而过时，他伸出手来和我击掌，好像在说："别人还坐在家里，我们俩就出来跑步了，我们是不是很棒？"

我心想，这还挺酷的，因为这种情况几乎从没发生过。跑步者以表情严峻而痛苦著称，除了脚步的移动和费力的呼吸外，他们很少有其他引人关注的表现。突然，一个念头不受控制地冒了出来："如果他把僵尸病毒传染给了我怎么办？"

我知道这么想非常荒谬，甚至有点疯狂！但这个念头一旦在我脑中扎根，就再也挥之不去了。我注意到自己的手在上衣前面蹭来蹭去，好像要把想象中的病毒擦掉。我只能纳闷地摇摇头，心想："科特勒，你疯了！在这样风和日丽的日子里愉快地跑步，遇到一位友好的同伴，而你想到的却是他碰你手的那一下把病毒传染给了你？"（顺便说一句，这是新型冠状病毒感染发生的几年以前，当时谁也不会觉得与人接触有危险。）

虽然这个想法听起来很疯狂，但我随后想到，如果这真的是某种致命的病毒，那么只是在上衣上蹭一蹭也很难保证我的安全。于是，我停下脚步，用手在沙子上搓了搓，然后立刻转身回家，一路上还小声对自己说："别碰自己的脸，别碰自己的脸。"

好吧，我承认：我好像确实失去了理智。你可能在想，这与心理治疗和讲故事到底有什么关系呢？我想说的是，故事有时听起来那么生动，那么让人身临其境，那么有力量，那么令人信服，那么能唤起情绪，那么有冲击力，以至于它们仿佛是真实的。重点是：在随后的研究中，我发现不止我一个人会完全沉浸在这种虚构的故事中无法自拔。就大脑而言，有大量令人印象深刻的证据说明了它是如何随着时间的推移进化成一个充满故事的器官的。人类已经发展出积累替代性体验的方法，无论是攀登高山、游览遥远的异国他乡，还是追捕连环杀手（或者被连环杀手追捕），甚至是在僵尸末日中幸存。对所有这些的体验都可以坐在安全的椅子上完成。据推测，大脑中的镜像神经元发挥着"仿佛"感受器的作用，它模拟的体验可以让我们更好地面对危险或逆境（Bahinga，2019；Hess，2012；Heyes & Catmur，2021；Nigam，2012；Yano & Lima，2020）。尽管对这一现象的研究仍是试探性的，也存在批评者（Hickok，2014；Turvey，2020），但它仍然是一个令人信服的解释，说明了为什么我们会受到替代性经历的深刻影响，感觉它们好像就是我们自己的经历一样。我们也许永远不必面对狂暴的僵尸、吸血鬼、狼人或连环杀手（这些都是捕食者的表现形式），也不必面对洪水、龙卷风、暴乱、战争或其他灾难，但考虑一下可能的应对方式有助于减轻我们的恐惧。

只要回想一下那些不可逆地改变了你的生活的故事，你就知道自己也是受其影响的一分子。有些电影、节目和小说让我们从此变得不同了，开辟了思想和情感的新路径。我们观看的节目、戏剧、电影或阅读的小说会让我们惊恐万分或热泪盈眶。银幕上或书本中的虚构人物真的就像我们最亲密的朋友一样。真人秀节目或名人崇拜的吸引力同样说明，人们与素未谋面的人之间有可能产生强烈的情感联系。我们的大脑再一次把这些关系当作（几乎是？）真实的。有证据表明，小说实际上比非虚构类书籍或自助类书籍更有说服力，正是因为小说能激发人的情绪，让人完全沉浸在体验中（Appel，2008；Jarvis，2019；Mar et al.，2011；Paul，2012；Shackleford & Vinney，2020；Vanderbes，2013）。

可以说，这只是故事的一部分。故事是我们日常生活如此重要的一部分，我们甚至不会停下来思考我们是如何被各种叙事影响、说服、感染，甚至操纵的。八卦消息占据了人类谈话的半壁江山，人们分享着关于离群索居者、不正当性行为和陌生人的故事，更不用说充满诱惑的秘密了。八卦消息或许名声不好，但它实际上十分有助于分享智慧、保持人们的一致，以及探讨群体中的亲社会行为和不恰当行为（Beersma & Van Kleef，2012；Giardini & Wittek，2019；Hartung et al.，2019）。我偶然了解到一个有趣的理论，说女性发明语言的主要目的可能就是交流八卦——关于哪些男人有可能不可靠。因为如果选择了很糟糕的交配对象，如果这个男人没有留在身边提供保护并采集食物，其后果会是灾难性的，会威胁母亲和婴儿的生命。

把普通人每天花在看电视（3小时）、听歌（1小时）、看电影和使用其他媒体上的时间加起来，我们就能体会到，我们的生活基本上就是通过这些叙事形成的。目前，即使是短信也是（非常）短的故事，它们无所不在，甚至被看成一种标准的交流方式。表情符号则是用单一符号表示的更短的"故事"！即使在我们熟睡的时候，大脑也会毫不费力地自动将记忆和想法的随机片段转换成故事的结构。因此，我们往往能更好地记住和提取以叙事形式编码的信息。上述内容可以让我们认识到，如果我们真的想具有说服力和影响力，最好的途径不是提供建议、说教、责骂、威胁、解释或说明，而是通过分享一个专门设计的故事来产生最大的影响。

心理治疗中的故事

"叙事"一词和"故事"的提法有各种不同的含义，并出现在不同的语境中。你可能会想到"叙事疗法"——这种方法将来访者的主要故事作为有用的材料，对其进行重塑和再创作。不过，无论我们如何理解和描述叙事的过程，"讲故事"在我们的专业工作中都有着无比重要的历史。有些故事中可能包含可靠的治疗性内容，它们完全可以以自传、回忆录、日记、传记和各种小说的形式被替代性地吸收。我们感兴趣的是心理叙事，而不是文学叙事。沃德（Ward，2019）指出："文学叙事在最后一页就结束了，但它有能力保留故事和文化细节，而心理叙事则是循环的故事，在记忆中世代相传、经久不衰，支配着文化和社会。"

用于娱乐的文学故事与治疗中讲述的故事之间的主要区别之一在于，后者的准确性和真实性非常重要。来访者有时会隐瞒真相，遗漏某些关键细节，夸大某些事情，甚至有时会直接撒谎，这可比小说中的"不可靠叙述者"为了制造紧张气氛而撒谎要重要得多。从某种意义上说，如果来访者相信所讲的故事，那它就是"真实的"，但这种捏造会让我们的工作困难得多。毕竟，信任是维系治疗关系的黏合剂；如果我们不能相信来访者在与我们分享故事时是坦诚直率的，那么我们的工作多半会在黑暗中进行。

有时，当前的政治局面会让我想起我们行业内发生过的战争，围绕谁掌握了"真理"进行争论和战斗，诋毁一切世界观和信念不同的异己。很多人会说，我们工作的重点应该是面对过去，重温早年的故事。还有些人则坚持认为，更有用的方式是邀请来访者谈论当下的故事，也就是他们现在生活中发生的事。还有一些人则敦促来访者创造关于未来的故事，以及未来可能发生的事。同样，关于谈话是要以感受、思想、行为还是身体感觉为中心展开，也曾有过激烈的争论。时至今日，仍有一些人热衷于体验式疗法，也有些人专注于有实证支持的治疗（这两者并不互斥）。当下业界流行的疗法有几十种，它们都有自己的拥趸和支持者。可喜的是，在当今强调整合与务实的氛围下，辩论变得更加文明和相互尊重。然而，对于哪些方法最好、适合哪些来访者、在什么情况下使用，以及每种方法是否都有令人信服的"证据"支持，仍然存在许多分歧。

或许我们都会同意，所有治疗形式都有一个共同的特点，那就是治疗本质上是一种故事性体验。在这种体验中，我们的大部分时间都花在倾听来访者的叙述上，促使他们考虑以其他方式构建这些体验，然后以各种不同的形式提出其他故事（Kottler，2015a）。鉴于不同的理论偏好使用不同的概念和语言系统，对这一过程有不同的描述也就不足为奇了。最明显的是，叙事治疗师和建构主义治疗师会采取引领者的位置，因为他们的大部分工作都围绕着故事构思、解释和内化的方式展开。倡导女性主义和社会正义的治疗师，也会关注故事是如何被我们所在的文化"殖民化"的。其他治疗体系几乎也都把讲故事作为其本质；无论是探索自我对话、使用重构、挑战根本信念、反思被否认和忽视的感受、想象其他结果、做出不同选择，还是提供不同的解释，干预的核心都是故事。

因此，有相当多的资料探讨了"讲故事"推动改变的力量（Bucay，2013；Renken，2020）。这对于原住民和类似背景的来访者而言尤为重要和适用，因为故事在很大程度上是个体身份和文化身份的一部分（Friskie，2020）。还有大量文献涉及怎样将故事纳入治疗过程中（Adler，2013；Burns，2007；Courtney，2020；Forrest，2012；Hammel，2018；Kottler，2015a；Yano & Lima，2020），以及故事怎样在更广阔的世界中影响着政治和社会运动（Gottschall，2012；Hagstrom & Gustaffson，2019；Krause & Rucker，2020；McAdams，2006）。例如，蕾切尔·卡森（Rachel Carson）的《寂静的春天》（*Silent Spring*）引发了环保运动。厄普顿·辛克莱（Upton Sinclair）的《屠场》（*The Jungle*）对工人权利和工会运动的形成起到了重要作用。哈里雅特·比彻·斯托（Harriet Beecher

Stowe）的《汤姆叔叔的小屋》（*Uncle Tom's Cabin*）甚至可能是引发美国南北战争的导火线之一，正如托马斯·潘恩（Thomas Paine）的《常识》（*Common Sense*）引发了美国独立战争一样。圣奥古斯丁（St. Augustine）的《忏悔录》（*Confessions*）、马基雅维利（Machiavelli）的《君主论》（*The Prince*）和亨利·大卫·梭罗（Henry David Thoreau）的《论公民的不服从义务》（*On Civil Disobedience*），都强有力地推动了时代变革。此外，还有那些深具影响力的神圣故事，它们构成了世界宗教的基础。很显然，特定的故事既能引发战争、政治灾难和社会动荡，也能在治疗和日常生活中带来突破。

为什么无论采用哪种疗法，讲故事都是我们的工作中如此重要的一部分？讲故事在治疗过程中能发挥哪些作用？以下是一些值得考虑的特点。

1. 故事能很快俘获人的注意力。只要听到"很久很久以前"这句话，我们就会开始出神。故事的娱乐性和启发性是单纯的谈话所无法比拟的。

2. 故事天然符合记忆的结构特性。我们往往更容易记住蕴含在故事中的想法或体验，也更尊重故事中的"事实"。

3. 隐喻等治疗型故事，提供了高效打包之后的编码信息。正如一幅画胜过千言万语，隐喻可以捕捉和承载那些无法简单描述或解释的复杂想法。图像还能进入无意识过程，从而增强其促进改变的潜力。

4. 生动的故事通过替代式想象提供了一种"直接体验"，这样我们就可以带领来访者到达他们自己永远无法到达的地方。

5. 引人入胜的故事能激活强烈的情绪反应。这些反应能鼓舞人心、催人奋进或点燃激情。回想那些历史上的伟大演讲或最受欢迎的 TED[①] 演讲，你会发现几乎所有演讲都以一个引人入胜的故事开头，以唤起听众的兴趣。有趣的是，几乎所有的自我披露都是自嘲式的，而不是英雄式的。

---

① 是英文 Technology、Entertainment、Design 的缩写，中文即技术、娱乐、设计。这里指美国的一家非营利机构，以其组织的 TED 大会著称，这个会议的宗旨是"传播一切值得传播的创意"。——译者注

6. 故事可以起到"催眠"的作用，因为沉浸在叙事中可以诱发意识状态的改变。当你阅读一本伟大的小说或观看一部激动人心的电影时，时间会飞逝而过，你仿佛真的进入了故事情节之中。

7. 故事几乎总是发生在特定的文化和历史背景下，无论是有关某个人还是更大的社会。叙事代表了特定的社会或环境价值观，这些价值观对于意义的形成至关重要。

8. 由于讲故事所具有的微妙性和视觉形象，它往往能绕过阻抗和防御。你可以解释一些具有威胁性的事情，或者告诉来访者他们需要做一些他们不愿意做的事情——你也可以讲一个故事，来访者可以把自己带入故事的情节或人物中，也可以认同与他们自身的困境相似的行动。

9. 由于故事具有多方面的复杂性和认知加工过程，因此我们并不能完全理解故事在哪些层面上运作，但它们仍然具有强大的效果。

10. 故事提供了总体性的、组织性的框架，有助于加深对事件和经历的理解。

11. 通过幻想故事或童话故事，我们可以看到另一种可能的现实。这些故事常常包含着看待问题与解决问题的创造性途径和选择。

12. 治疗师（适时适当地）披露个人故事能减轻治疗关系中的权力不平衡，并为来访者示范如何深入地分享。

13. 治疗师构建的其他版本的故事，有助于重构创伤幸存者的"受害者故事"，把它们改造为强调勇气和心理韧性的版本。

这份相当全面详尽的清单足以说明，我们所做的很多工作都涉及与他人交流故事。鉴于这是我们工作的重要组成部分，这一点就颇为有趣：尽管我们接受了大量关于各种人际交往和治疗技巧的培训，但有一个领域却被严重地忽视了，那就是如何更好、更有效地讲故事。

驾驭讲故事的力量

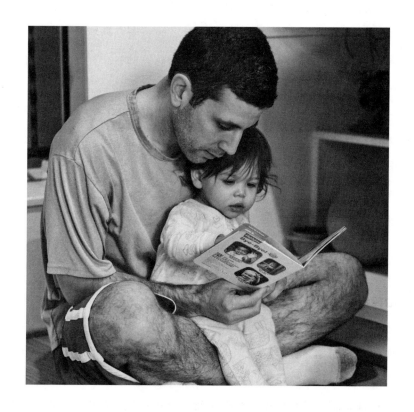

　　古往今来，讲故事一直是长辈们传承部落或民族传统、价值观和仪式的主要方式。无论是以神话、传说、传奇、童话，还是洞穴壁画的形式，有关狩猎、敌人、胜利与失败以及历史人物的重要信息都被保存在集体记忆中。价值观、法律和违反道德的行为是常见的主题，其目的是传授重要的经验教训，并警告部落成员违反既定规范的严重后果。如前所述，讲故事的另一种形式——八卦，也被广泛使用，以确保人们遵守既定规范，并让离群者也能保持一致。这就是为什么人们对性方面的不当行为如此好奇，因为这些行为代表着未经许可的交配；还有那些看起来奇怪或神秘的人也会让人好奇，这是因为他们的不可预测性和潜在的力量可能会带来危险。

除了提供娱乐价值之外，故事的一个目的一直在于传递智慧和宽容，以及对自己、他人和大千世界中各种现象的灵活思考。这不仅涉及故事本身，还涉及故事如何成为讲述者与听众（读者）之间关系的一部分。对于原住民中的故事讲述者和心理治疗师来说，情况也是如此，因为听众所感受到的不仅是与故事中的人物的联结，还有与讲述者的联结。当非洲的一个村庄第一次有了电视机时，村民们被这个盒子迷住了：它能讲述世界各地的故事，还配有会动的画面。但过了一段时间，村民们渐渐远离了电视，又回到了讲故事的老人身边。当他们被问及为什么会做出这样的选择时，他们都说，虽然这个盒子知道很多故事，但讲故事的老人了解他们。

在我们工作的这个领域中一直有这样一个传统，就是以阅读疗法的形式给人推荐故事，也就是要求来访者阅读与他们所面临的问题直接相关的某些文章或书籍。治疗师往往会推荐最受喜爱的自助书籍，用来补充治疗中的讨论并巩固已经完成的工作。当然也有很多其他选择，比如富有启发性的回忆录、传记、电影和电视节目等，尤其是那些强调从情绪障碍和生活困难中恢复的书籍。

虽然这样做肯定是有意义的、恰当的，有时甚至可能是有用的，但这种学习和转变的模式却相当有局限性。小说往往比自助材料更能影响人，因为小说具有情绪效价，能让人完全沉浸在故事体验中，对那些在类似问题中挣扎的角色产生替代性认同，并且抑制批判性思维，这些可能让我们跟自己的想法保持一定的距离。例如，在这本并非小说的书里，你可能会不断质疑我所说的一些东西，根据自己的经验怀疑它们的合理性。你会不赞同我的一些观点，甚至在脑海中与我争论。你会跳过那些看上去无聊的章节。最重要的是，虽然你可能会思考我呈现的观点，但你并不一定感觉它们对你产生了特别的影响，从而让你能记住这些观点，并以一种有意义的方式使用它们。正因如此，一些治疗师可能会向来访者推荐他们最为认同的那类故事。我们推荐的也不局限于书籍，也可能会向来访者推荐电影、视频或电视节目，因为它们能与来访者的困境产生共鸣，也能揭示出之前未曾考虑过的行动和解决办法。

大多数治疗师也会与来访者分享自己的故事、信念和重点关注的事，这些东西在某些情况下可能具有指导意义。治疗师可能会分享一些很基本、很简单的事，以进一步与来访者建立联结，比如说："是啊，我也有两个孩子，都在上大学。"治疗师也可能根据先前的经验针对某一点进行教育："是的，当我遇到类似的情况时，我记得我也有过同样的感受，但有一次……"我们也会分享自己多年来收集和归档的故事，每个故事都有特定的目的（见专栏 4.1）。

专栏 4.1

治疗师对自我披露和故事的使用

- **个人信息**："是的，我也遇到过影响健康的难题。"

- **示范行为**："我曾经也有过类似的问题，但我选择了直接面对。"

- **人性化处理**："我一生中的大部分时间都挣扎于自我接纳的问题。你觉得我当初为什么会做治疗师？"

- **无心之举**："嗯，我不是有意让你产生这种印象的。"

- **教学重点**："其实你所说的并不罕见。我在你这个年纪的时候……"

- **潜在选择**："我常常发现这样做很有用：思考几种可能性，然后向我信任的人征求意见。"

- **坦白**："我现在也不知道这是怎么回事。"

- **即时性**："我此刻感觉到我们之间有些距离。"

- **真实性**："有时我真为自己还活着而感到兴奋，兴奋到难以忍受！"

- **推动结束**："我会怀念我们的对话。"

让治疗师们纠结的一个问题，尤其是在极端化的特朗普（Trump）时代之后，就是治疗师自己的政治信仰和价值观应该在治疗过程中透露到什么程度。绝大多数从业者（87%）承认，在治疗谈话中确实会出现此类话题，其结果有好有坏，取决于他们的信仰与来访者的一致程度（Solomonov & Barber，2019）。

在一章的篇幅内，我们无法把提高讲故事的能力以增进治疗有效性的所有方法都囊括进来，但有许多可用的资源介绍了最关键的技能（Aguilera et al., 2020；Courtney, 2020；Hammel, 2018；Henyon, 2021；Ingemark, 2013；Kottler, 2015a；S. Murphy, 2012；Pomerantz, 2007；Reynolds, 2012；Spaulding, 2011；White, 2007；Zipes, 2006）。这些资源涵盖了一些基本理念，例如用"钩子"立即抓住来访者注意力的重要性；尽可能地戏剧化和富有表现力；同时使用对话和生动的描述性细节，使叙述生动有趣；而最重要的是，根据来访者的具体需求定制故事，使故事变得个性化和切中主题。我们不希望来访者自问："治疗师为什么要给我讲这些呢？"此外，提出来访者能够产生共鸣的冲突或问题，并加入一些出乎来访者意料的新特征，也有助于激发来访者的好奇心。最后，根据我们专业工作中的优良传统，我们通常建议治疗师不要解释故事，而是让来访者自己发现（或创造）故事的意义，以及故事与他们的生活和当前问题的相关性。

尽管我们在培训期间学习了各个标准专业的课程，并投入了大量的时间和精力来提高我们在很多领域的能力，但课程体系中并不包括学习如何更好地讲故事，尽管这可能是最基本的技能（见专栏 4.2）。

专栏 4.2

有说服力或影响力的故事有何特点

....

- 抓住来访者（或听众）的注意力。快速抓住！

- 富有戏剧性和激情，引人注目，有表现力。

- 运用对话和生动的细节，让行动栩栩如生。

- 利用听觉、嗅觉、视觉和触觉等所有感官，使听众置身于故事之中。

- 从情感上打动来访者，激发强烈的代入感。

- 根据具体情况定制和调整故事，使其变得个性化和切中主题。

- 加入一些出乎来访者意料的新奇内容。

- 呈现听众能够认同的冲突或问题。

- 激发听众的好奇心，确保他们非常关心接下来会发生什么。
- 引入意料之外的惊喜。
- 不要做很多解释，这样听众就可以作为讲故事的一个伙伴，把空白填充上。
- 邀请来访者把故事主题与个人生活相结合，并将其推广至生活的其他方面。

如果与我们工作的来访者正在从创伤中恢复，尤其是难民和经历过虐待的人，有意地、策略性地关注他们生活故事中有力量的部分是至关重要的（De Haene et al.，2018）。我们必须为他们提供一个安全的、支持性的关系空间，让他们分享自己的困境，并尊重他们所承受的痛苦。因此，在这种情况下，我们的角色往往不仅是简单地记住故事，还要成为故事的共同创作者，将来访者的角色从无助的受害者重新塑造为幸存者，并最终塑造为一个英雄形象，因为他们在如此困难的情况下仍然能做这么多事。

在一本这样的故事集（Kottler，Banu & Jani，2019）中，来自阿富汗、尼泊尔、不丹、越南、伊朗、叙利亚、塞拉利昂、斯里兰卡和利比里亚等地的十几名难民讲述了他们流离失所、逃避暴力和虐待、遭受酷刑和性侵、在暴力和战争中失去亲人的故事。然而，一旦要求他们把注意力集中在磨难给他们带来的成长、益处和收获上，他们的故事就会传递出希望和坚韧的信息。帮助人们用更有力量的方式重塑他们的故事，正是我们在人们生活中最重要、最有用的角色之一。

艾莎年仅 9 岁时，由于塞拉利昂内战期间发生了针对她所在种族的暴行，她被迫逃离了家乡。她童年的大部分时间都在逃亡中度过，躲避一心要进行种族灭绝的士兵，被困在难民营，与家人和父母分离，直到终于有捐助人愿意为她的学业提供资金支持。在等待政治避难十多年后，她最终获准在美国定居，并在那里完成了学业，成了一名专门从事难民安置工作的社会工作者。她在讲述自己的经历时最后说，"我认为记住这一点很重要：我们经历的所有磨难都会给我们带来很多经验教训和益处。我很高兴地说，从我的历程中，我找到了力量，发现了自己的目标"（Koroma，2020，p. 115）。艾莎的"目标"，与她从苦难中创造的意义直接相关，这种意义使她能够帮助处于类似境况的其他人。但是，直到她获得机会、支持和鼓励，与人分享她的人生故事之前，她一直对自己的故事守口如瓶，从未完全接受自己克服重重逆境的骄傲和勇气。

将自己视为专业的故事讲述者和倾听者

在下一章中，我们将更深入地探讨治疗师如何受到工作的影响和冲击，尤其是受到我们在治疗过程中听到的故事的影响。这些生动的、让人难以忘怀的叙事，充满了强烈的情绪和痛苦，有时与我们自身的经历产生共鸣，往往会引发反移情反应，或至少引发强烈的回忆。有时，我们可能会无意间沉浸在故事里，乃至在这个过程中失去了自我意识。

我听过一些来访者的故事，他们在面对苦难时表现出了极大的勇气和韧性，让我不禁深受感染。我们知道，无论是虐待、忽视还是灾难所造成的创伤，主要都是关于一个人作为受害者或幸存者所经历的故事（Botwin，2020；Cummings，2011；T. Hoyt & Yeater，2011；Tedeschi & Moore，2020；Wehr，2020）。从这个意义上说，创伤通常被认为是一个"紊乱的故事"，它停留在主动记忆中，伴随着对事件的侵入性的再体验，这些体验必须在安全可靠的依恋背景中进行处理（Armstrong，2019；van der Kolk，2020）。幸存者（感觉自己是无助的受害者）无法对所发生之事形成连贯的叙事。在治疗过程中，他们的陈述时断时续、支离破碎、缺乏连贯性，需要我们帮助他们将内心的混乱转化为力量感（Harrington & Neimeyer，2021；A. E. Stewart & Neimeyer，2007）。在这种情况下，我们的工作就是帮助他们将记忆中发生的事重构成一个组织得更好的故事，同时大大降低情绪化的程度。这就好像我们是编辑（即便不是撰稿人），在对事件的现有版本进行重构、重组或再创作，而这个过程始终发生在一种关系背景中，从而确保过程得以安全进行，而不会重新触发症状。

治疗师投入大量时间和精力增长知识、提高技能、参加工作坊、提供督导、积累继续教育学分，其中大部分都集中在与正念、技术、虚拟服务、依恋问题和神经生物学等相关的热门主题上。当然，这些都是有用的、重要的领域，但我们也可以投入更多精力，让自己成为更有效的故事讲述者，以建设性的、持久的方式影响我们的来访者。毕竟，我们每天都会接触成百上千个故事，但真正能记住的又有多少呢？

如果我们想要让自己讲的故事具有影响力，那我们既要能够收集有教育意义的故事，又要提高与来访者合作创造故事的能力。我们的工作中最有趣的部分之一，就是思考我们自己的生活中呈现出的一系列故事。与这一主题相关的几个问题值得我们反思。

1. 哪个故事对你的人生产生了强烈的影响或冲击？它可能是你小时候听到的童话、神话或传说，也可能是由漫画书、木偶剧、歌词、戏剧、歌剧、纪录片、电影、电视节目、短篇故事、小说或别人告诉你的故事所激发的。无论其来源如何，这个故事至今仍然萦绕在你心头，或许在某种程度上让你成了现在的你。

2. 对于新认识的、你希望能深入了解你的人，你经常会讲哪个故事？

3. 所有治疗师都有自己的教学故事集，其作用是展现重要的主题或启发来访者，那么你最喜欢的、长期以来一直最有效的故事有哪些？你要如何进一步打磨这些故事，从而增强它们的力量和持久影响？

4. 在你的人生中，有哪些有意义的重要经历还没有形成一个连贯的故事——你还无法清楚地把握它，更不用说以整合的、有意义的方式与他人分享？

5. 是什么妨碍了你成为一个更有创造力、更灵活、更有表现力、更有戏剧性且更娴熟的故事讲述者？

做一名治疗师意味着，我们要投入毕生的精力去收集和打磨那些最有可能与我们希望帮助和启发的人产生共鸣的故事。我们自己的灵感女神和导师之所以声名显赫，很大程度上就是因为他们擅长讲故事，就像这个领域中最著名、最有意思的著作中就有我们称之为"个案史"的故事集。当初学者让人推荐最受欢迎的、能揭示心理治疗中一些重要主题的书籍时，资深从业者常常会推荐罗伯特·林德纳（Robert Lindner，1960）、欧文·亚隆（1989，2000，2015）、玛丽·皮弗（Mary Pipher，2019）、杰伊·黑利（Jay Haley，1973）、詹姆斯·布根特尔（James Bugental，1990）和雷蒙德·科尔西尼（Raymond Corsini；Wedding & Corsini，2014）这些人的经典著作。此外，如前所述，我和一位同事花了20多年的时间，从世界上最著名的一些从业者那里收集了他们最有趣、最具启发性、最有指导意义的案例故事，包括他们最成功的案例（Kottler & Carlson，2008）、最失败的案例（Kottler & Carlson，2002）、最难忘的来访者（Kottler & Carlson，2008）、最不寻常的案例（Kottler & Carlson，2003）、最具创造性的突破（Kottler & Carlson，2009）、最具欺骗性的来访者（Kottler & Carlson，2011），以及倡导角色和为社会正义所做的努力（Kottler et al.，2013）。随着时间的推移，我们中的许多人都认识到，介绍复杂观点的最佳方式就是讲一个生动的故事。我们每个人本质上都是故事的讲述者，无论我们的角色是治疗师、教师、家长还是普通人。

最后一个故事，需要你自己找到其中的重点

1969年，宇航员巴兹·奥尔德林（Buzz Aldrin）和尼尔·阿姆斯特朗（Neil Armstrong）在美国亚利桑那州沙漠的一个印第安人保留地附近的荒凉地带进行登月训练。一位部落首领不解地看着他们的训练，只见这些穿着太空服、戴着头盔的奇怪生物正试图举起沉重的装备。"你们这是干什么呢？"他问道。

"我们在为人类首次登陆月球的任务做准备。"其中一名宇航员礼貌地解释道，然后继续他的工作。

老人点了点头，停顿了一会儿，然后问道："嘿，不知道你们登上月球后，能不能帮我一个忙？"

"那要看是什么忙了。"宇航员回答。

"哦，你看，我的族人相信月球上居住着神灵。我能否请你背下一段消息，把它传递给神灵？"

"当然可以！我们可以做到。是什么消息？"

"神灵只会说我们的语言，所以你们必须把这段消息背下来，可以吗？"

"我们可以这么做，但你得帮我们练习，这样我们才能把用词和发音掌握好。"

"好的，"印第安长老同意了，"仔细听好：Ah mahna yah hah masha ko。"

两位宇航员慢慢地、有条不紊地重复着这些发音，直到把它们记下来，然后他们问老人，这段消息是什么意思。

老人摇了摇头："我不能告诉你们，因为这段消息是我族人的秘密。"

在两位宇航员返回基地后，他们四处寻找属于这个部落的工作人员，这样他们就可以问她这段消息的含义了。他们各自都慢慢地努力发音，互相纠正，直到被印第安女人的笑声打断。

"有什么好笑的？"他们完全糊涂了。

"这段消息是说：'不要相信这些人说的任何话。他们来是要偷走你们的土地。'"

· 第五章 ·

来访者如何改变治疗师

在我办公室的显眼位置放着一个小瓶子，里面装着黑漆漆的泥土材料的混合物。这是一位秘鲁巫医送给我的，他相信来访者会以神秘的方式影响治疗师，就像治疗师影响来访者一样。他认为，无论是在丛林、郊外还是城市工作的治疗师都需要得到保护，以抵御受苦者散发出的恶灵。

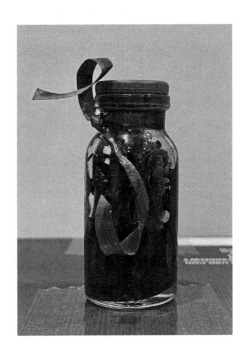

根据印加人世代相传的一个古老传说，所有的精神和身体疾病都是由于灵魂不纯净，或者是由受到冤屈的人体内的有毒能量造成的。治疗师的精神力量、

暗示的力量和魔法的力量，可以净化患病的灵魂，恢复内心的控制力。这种净化总是冒着极大的风险，因为病人身上散发出的破坏性能量也会感染治疗师的精神。

前一天傍晚，我们是在一个山顶上度过的。一群朝圣者来到亚马孙的这个偏远村庄，希望一位民间医生（治疗师或萨满）能减轻他们情绪或精神上的痛苦。在好几个小时里，我们一起喝死藤水（从仙人掌中提取的致幻物质）、诵经、吟唱、分享挣扎和绝望的故事，然后我和巫医一起回到他的家中，听他讲述治疗仪式。由于我是作为自己民族中的萨满巫师被介绍给他的，因此当我向他透露我也是一个保有人们秘密的人时，他很关心我的安危。虽然我没有充分的证据证明，他给我的这种黑漆漆的药剂真的能保护我免受来访者有毒能量的侵害，但它在我的书桌上一放就是 40 年；从某种程度上说，他的这种姿态正是我最初写这本书的动力。

神圣而危险的相遇

大多数治疗师都知道，在与他人的痛苦亲密接触时，自己的情绪健康也会受到损害。即使我们接受过培训、拥有丰富的经验并做好了充分准备，但我们仍然很容易遭受悲伤和痛苦的明枪暗箭。无论我们多么小心谨慎，多么坚定地遵守界限，多么频繁地寻求督导或个人治疗，我们仍然会被那些深入我们内心的行为、举止和故事深深地影响，无论这种影响是好是坏。

卡尔·罗杰斯讲述了他与一位深陷痛苦的女士的纠缠关系。他对这个案例的矛盾心理，以及对这位女士的混乱感受，致使在这段关系中，他始终在专业要求的冷静和发自内心的温暖（这种温暖正是他的标志）之间摇摆不定。他的来访者变得越来越反复无常、失去理智、无法预测，而且充满敌意。她开始跟踪他，甚至跟着他从美国俄亥俄州立大学搬到了芝加哥。随着来访者对治疗的不满与日俱增，她对罗杰斯变得越发挑剔和苛刻，这刺穿了他的防御，引发了他的无能感。"我发现她的许多洞察比我的更加透彻，这摧毁了我对自己的信心；在这段关系中，我不知不觉地放弃了自我"（Rogers，1972，p. 57）。这种破坏性关系的继续最终导致来访者出现了精神病性崩溃，而治疗师也神经崩溃了。罗杰斯认为，由于与这位来访者之间的界限崩塌，他快要疯了。他感到自己陷入困境，束手无策，无法靠自己的力量解决问题。最终他来到了亚特兰大，因为他认为卡尔·惠特克是世界上唯一可能帮助他的治疗师。在长途跋涉、迂回南下的途中，他与惠特克进行了多次电话咨询。最终，他回到了家乡，开始接受当地一位治疗师（他的一位博士生）的治疗，这位治疗师最终帮助他直面了来自这位来访者的负面影响（Kirschenbaum，2009）。就像许多这样的故事一样，这次危机成为罗杰斯的一个重大转折点，不仅影响了他的个人福祉，也改变了他未来的职业轨迹，使他放弃了学术和临床工作，转而致力于促进社会正义和世界和平，并最终获得诺贝尔和平奖提名（更不用说奥斯卡最佳纪录片奖了）。

任何一个从业者的经历都会证明，总是与来访者的危机、混乱和剧烈痛苦打交道，治疗师在情绪和智力上都会承受巨大的压力。我们坐在神圣的密室里，完全与世隔绝，不受其他一切干扰，陪伴我们的只有那些失去希望、生活在极度痛苦中的人，他们有时会想让别人的生活和他们的一样悲惨。即使我们有最好的防御和专业上的超然，但有时还是会被这种痛苦沾染。

亲密关系已经成了我们工作的一个特征，影响着我们专业上的有效性，更不用说影响我们个人的幸福了。我们生活在努力满足自己和他人期望的压力之下。尽管我们竭力说服自己接受自身的局限性，但我们还是觉得对来访者的生活负有责任。在办公室里（或通过屏幕）与流水线一样的来访者进行工作让我们感到重复和无聊，更不用说督导师和质量审查委员会监督我们工作进度所带来的额外压力了。我们会觉得自己不够好，因为自己了解得还不够多、无法帮助更多的人、无法为他们做得更多。当我们成功地让一个人的生活发生了重大改变时，我们又会为如何维持这些改变而烦恼。在我们密切接触他人痛苦的过程中，我们自身的问题也不断地被触及，旧的伤口被重新撕开。

让我们考虑一下参与治疗的双方在治疗中的体验。保密性和由此带来的隐私性，是治疗固有的成分。有时，治疗关系所达到的亲密程度会超过我们最亲密的友谊。来访者会跟我们分享他们自己也不愿承认的秘密。我们了解来访者最好的一面和最坏的一面。由于我们在一起度过了这么多充满张力的时间，来访者也逐渐了解了我们。我们并不像自己想象得那样高深莫测。来访者可以读懂我们行为的细微差别，研究我们不经意的微妙动作或微表情，尤其是那些可能透露出不满迹象的表情。他们能识别出我们恼人的习惯、我们如何重复自己的行为，以及当我们感到无聊或烦躁时是如何表现的。我们的确是旅程中的伙伴。

继续教育的局限性

有一种荒诞的想法认为治疗师的技能是在研究生院学到的。大部分从业者却并不这么认为，因为他们发现他们学到的大部分东西都发生在毕业之后。还有一种错误的想法，认为不管我们的培训中存在怎样的不足，都可以通过继续教育工作坊来弥补。现在，美国每个州、省和司法管辖区都要求治疗师积累数十小时的进修培训，才能保住他们的执照。这项政策的初衷当然是好的，但它造就了一个既希望提供优质教育，也以盈利为目的的继续教育行业。老实说，我们大多数人都在玩这个游戏。

我们被迫参加的许多工作坊都是枯燥乏味、毫无意义的，除了履行我们的义务之外几乎没有其他作用。开诚布公地说，我也是问题的一部分，因为我经常被要求为州立或国立组织做这样的培训（尽管我愿意相信有些人确实从培训中获得了一些切实有用的东西）。我最近问听众，如果不是被要求参加工作坊，有多少人会主动选择参加——超过半数的听众举起了手。因此，我们被强制要求参加我们原本不会考虑的继续培训，也许是件好事。

赖特（Wright，2005）对继续教育体系进行了严厉的批评。他指出，没有充分的实证证据表明继续教育工作坊真的提升了专业实践质量，不过很明显，它们给提供服务的机构带来了更多利润。治疗师只需支付一定的费用，就可以注册在线课程，下载测试题，然后浏览文章，在其中寻找答案来通过测试。如果临床工作者带着这样的目标，那么 6 小时的继续教育工作坊不到 1 小时就可以完成。

你们有多少人曾在工作坊结束前离开，却仍然获得了证书，证明你参加了全程？有多少人一直坐在教室里，但几乎没有专心听讲，而是忙着完成其他任务？你上一次参加工作坊，并且在离开时得到了一些重要而有用的东西或让你终生难忘的东西是什么时候？

当然，同样的话对这类书籍也适用。在你的一生中，你读过几本真正对你有帮助的、关于心理治疗的书呢？在这样一个可变间隔的强化计划中，似乎不到百分之一的奖励就足以让我们继续寻找下一个目标了。

"心理治疗的书吗？"一位经验丰富的治疗师冷笑着说，"我几年前就不看这些破玩意了。他们好像都在反复发明同样的东西，或者鼓吹自己的观点，为了卖出更多的书。"

"你不再读这个领域的书了？"我用中立的声音重复道。虽然很好奇，但我还是对这个人所说的话感到震惊。

"你最近读过这些书吗？"然后他大笑起来，"哦，对了，你是写书的，对吧？"

我礼貌地笑了笑，没在这个话题上深入。"那学术期刊呢？"

"你在开玩笑吧？"

我等待着他的回答（必须承认这有些难熬）。

"你上次在期刊上发现有用的东西是什么时候？那些文章都是学者为了获得终身教职写的，里面包含的统计分析表越多越是这样。"

"好吧，就是说你不看期刊，也不看书……"

"我没说我不看书，只是不看心理治疗类的书。对于那类书，我看的够我用一辈子了。"

原来，这位治疗师其实涉猎很广——哲学、人类学、历史、文学、当代小说、诗歌、几十种杂志，还有社交媒体。他似乎强烈地想要成为一名更好的临床工作者，只是他坚定地认为，阅读被认可的专业文献无法实现这个目标，只会让他感到厌倦。

他反叛的方式可能相当极端，因为他拒绝接受这个领域的所有研究、文献和书籍，认为它们没有价值。但这个例子还是说明了我们很少谈论的一点：来访者是我们最好的老师。

那么，如果我们不通过正规教育和继续教育学习如何成为治疗师，我们怎样才能变得优秀呢？当然，接受更有经验的老师的督导，有他们在专业道路上为我们指点迷津，能让我们更加优秀。但还有很重要的一点是，我们的来访者教会了我们如何做得更好。

与来访者关系的持久影响

有关来访者对治疗师的影响，几乎所有讨论都是以负面影响为背景进行的。只要搜索一下相关文献，就会发现诸如界限模糊、反移情、相互依赖、投射、过度认同、同情疲劳、替代性创伤、继发性创伤和失控等术语。所有这些都意味着治疗师必须对来访者给自己带来的影响保持高度警觉。从我们职业生涯的最初开始，以及在大部分的督导过程中，我们学会了非常小心谨慎地对待来访者与我们的肢体接触，以及避免突破专业界限。这些原则据称是为了保护来访者而设立的，但实际上同样是为了保护我们自己。

与来访者的关系以及从他们那里学到的东西，让我感到非常荣幸，因此我一直很好奇来访者对我们的积极影响。几乎每次治疗结束后，我都会反思自己在这一个小时里学到了什么——关于我正在治疗的这个人，关于治疗过程，也常常关于我自己。

我曾与一位年轻女性一起工作，她第一次出现时剃着光头，穿着棕色袍子。我起初以为她是某个特殊组织的成员，直到她澄清说她是一名佛教尼姑，在亚洲的一个寺院里生活了很多年，直到因为食物过敏而被迫离开。回到美国后，她完全不知道如何适应这种新的文化和环境。当我问到我怎样才能帮到她时，她说她想让我教她，如何在这个对她来说如此陌生的世界里生活。

在我们交谈的过程中，她对南加州生活的看法让我着迷——我们当时就住在南加州。她从来没有拥有过电视、手表或手机，所以她不知道这些东西怎么用，也不知道为什么需要它们。她一直对人们所做的选择以及对优先事项的考虑感到困惑（以一种不带评判的、佛教徒的方式）。我永远不会忘记在某次谈话中，她谈到，她受雇到当地一家医院帮助晚期病人，而在上班路上要搞清楚公交系统是多么令人迷惑。她感到非常有趣的是，乘客们似乎总是急匆匆地穿过马路，从一辆公交车换乘到下一辆公交车。

我一脸困惑不解，因为这在我看来是很平常的行为。

她笑着说："佛教徒不会奔跑，因为我们所在的地方和我们可能去到的其他地方一样好。"然后她告诉我，她做了个实验，试着和其他人一起跑去赶公交车，但她开始咯咯地笑起来，因为这个举动让她觉得很可笑。

这个故事让我久久不能忘怀。几天后，当我发现自己在沮丧和不耐烦中等着去一个地方时，我感受到了一道灵感的闪电。我假装自己是那位佛教徒来访者，想象着她会怎么做。我能感觉到所有的紧张都消失了，我发现自己很放松，甚至非常平静。

这个故事并不是独一无二的，我之所以提到它，是因为它太常见了，至少在我的经验里是这样。这促使我和一位同事（Kottler & Carlson, 2006）对我们领域中一些声名显赫的临床工作者进行了访谈，请他们聊一聊来访者在个人和职业方面给他们带来了怎样的改变。我发现这种相互影响非常令人着迷，但常常被误读甚至忽视。然而，在与治疗大师的访谈中，我们听到了很多这种现象的例子。

1. 一次会谈过程中或与某个来访者工作时共情参与的程度和强度，对一些治疗师产生了影响。

2. 他们谈到了成为某人生命中重大转变的见证者（和促进者）所产生的深远影响。

3. 一些人被高度的情绪唤起影响，无论这种情绪是喜悦、沮丧、恐惧，还是愤怒。

4. 一些理论家心怀感激，因为他们最重视的观点在与某些来访者的工作中得到了验证，这从根本上支撑了他们自己的治疗框架和治疗程序。

5. 当以某种方式跨越界限时，比如与来访者在办公室外会面、散步、尝试一些创造性的突破，他们都觉得这些经历令人难忘。

6. 被挑战或感觉被挑战可能并不那么令人愉快，但它确实会给人留下深刻印象，并且常常能引发对某些行为或信念的反思。

有趣的是，治疗师们对"哪个来访者给他们带来了重大改变"这一问题有不同的解释。一些治疗师选择谈论的是帮助他们发展出理论，或验证了他们的宝贵思想的开创性案例；还有一些治疗师则更愿意谈他们与某位来访者的关系如何改变了他们的生活——这段关系或是特别有意义，或是引人深思，或是令人沮丧。选择理论和现实疗法的创始人威廉·格拉瑟（William Glasser）提到，为了帮助某位来访者，他不得不来到办公室之外，这让他摆脱了一些非常僵化的传统观念。同样，阿诺德·拉扎勒斯（Arnold Lazarus；多模式疗法）也提到过一位来访者，他的主诉是无法接近有吸引力的人。这让治疗师提出了一个处理问题的新方法：他们不仅可以讨论这个问题，还可以到外面的世界去实践，练习被拒绝时如何恢复。这彻底改变了拉扎勒斯的工作方式，正如我们采访过的其他人一样，比如精神分析师戴维·沙夫（David Scharff）、儿童治疗师维奥莉特·奥克兰德（Violet Oaklander）或建构主义者唐纳德·梅肯鲍姆（Donald Meichenbaum）。他们都描述过让他们记忆犹新的来访者，因为正是这些来访者迫使他们走出了自己的舒适区。20年间，我们对这些著名的治疗师进行访谈，了解他们最难忘的个案，并得出了这样的结论："我们记得最清楚、对我们影响最大的来访者，通常都是那些考验我们的极限、带领我们进入新领域、提出新问题、引入我们之前未曾考虑过的想法，并且触动我们的心灵和灵魂的人"
（Kottler，2018a，p. 137）。

个人生活与职业生活的交汇、治疗关系对我们的影响，以及来访者对我们的思维和行为的影响，这些既可能是巨大的负担，也可能带来宝贵的益处和馈赠（见表 5.1）。

表 5.1　来访者如何影响治疗师

负担和挑战	益处和馈赠
传染性的绝望	新的觉察和发现
困惑和不确定	喜爱的感受，深切的关怀
枯竭和消耗	文化知识
存在主义危机和意义的丧失	更加谦逊
情绪麻木	惊叹的感觉
感觉自己像个殉道者	"助人者的快感"
对行为的过度批评和病态化理解	创造性的表达
忽视自己和自身需求	重新点燃的信心
身体不适	精神性的超越

想想你在自己的生活中尝试帮助过的人，无论你的身份是治疗师还是其他角色。谁是在个人方面或者职业方面（或者两个方面兼有）对你影响最大的来访者呢？你所经历的变化可能是积极的，也可能是消极的，但它们都是你与这个人之间的关系的结果。而且，这些变化一直持续到了现在。

想想这段助人关系的主要方面：是什么让它如此难忘、如此大地影响了你的生活和工作？你很容易找出自己的一些案例，你参与其中的程度和强度让自己感到脚软和后怕。甚至也许，有一位来访者深深触动了你，让你终生难忘。

还有一些理论家谈到了他们是如何被来访者挑战的，这样的来访者迫使他们远远超越了他们自以为理解的东西。耐人寻味的是，我们领域中的一些开创性的思想家真的能指出，他们的创造性观点要部分归功于某位来访者，甚至某次会谈。在他们此前的职业生涯中，他们一直满意地遵循着一个稳固又精练的模板，直到他们遇到了某个来访者——对他们最钟爱的工作方式没有反应，对他们已知的任何办法也都没有积极的反应。鉴于屡次的挫折和失败，这些治疗师不得不发明一些新方法，一些他们以前从未尝试过，甚至从未听说过的方法。

　　还有一些治疗师以更具个人色彩的方式谈到，某位来访者如何给他们上了宝贵的人生一课，从而让他们留下了深刻印象。就我而言，与来访者的接触直接导致我做出了许多影响深远、改变人生的决定。这些并不都是英雄式的或期望发生的改变，但我想这就是允许来访者进入我们内心要付出的代价之一。

被故事纠缠

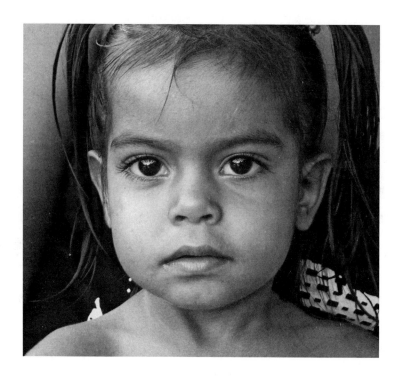

　　上一章提到，我们以讲故事为生，而且我们希望这些故事能起到指导和启发的作用。我们还有一项同样重要的工作，就是倾听和尊重来访者的故事。这些故事让人如此沉痛和揪心，有时甚至超出了我们所能承受的范围。在许多情况下，我们是这个星球上唯一有特权（或身负重任）去聆听这些故事的人。它们充满了秘密和禁忌，因此从来没被讲述过。在每一次治疗中，我们都会听到来访者生命历程中的另一段故事，它有时会像电视或通俗小说中的情节一样曲折离奇。

每一位治疗师都曾接触过这样的故事（没错，就像"接触"病毒一样）。这些故事即使没有让我们的精神受到震撼，也会让我们摇头叹息。有些是充满悲剧、虐待、暴力和绝望的生活叙事；有些类似于情景喜剧或真人秀，比得上我们在媒体上看到或听到的任何东西；还有一些戏剧性的故事非同寻常，如果把它们拍成电影，观众只会觉得是某个疯狂的作家编造出来的。然而它们是真实的，或者说大部分是真实的。

一位治疗师不带歉意或羞愧地提到，他觉得了解其他人的秘密和变态心理绝对是件令人着迷的事。"我知道每个人都有一些不为人知的秘密，他们甚至从来没和配偶或伴侣分享过，但他们可能会与我分享——而我喜欢这样！我喜欢听别人说'不可告人的秘密'，主要是因为我爱管闲事。这并不是说我整天坐在那里收集这些秘密，而是我恰好觉得这些禁忌的事很有趣——人们不谈论的事，人们一个人独处时做的事。"

和这位治疗师一样，我也会被人们最私密的时刻和隐藏的一面吸引，也就是在无人观看时我们都会关起门来做的一些事。在一个项目（Kottler，1990）中，我花了 10 年时间访谈了 1000 多人，让他们聊聊自己独处时都会做什么。在没人注意的时候，我总是容易做出一些无拘无束的行为。我会用奇怪的声音自言自语。有时我会假装我的房子被外星人袭击了，然后用水枪抵挡入侵者。你知道，这都没什么稀奇的。

我们的来访者每天都生活在一个秘密的世界、一个别样的宇宙里。他们的故事把我们带到了一些我们无法想象的地方，带到有人在做坏事的黑暗之处，带到运行着不同规则的奇怪现实之中。我们听到的故事是这样的混乱、离奇、令人震惊，乃至我们很难相信它们真的可能发生。虽然我们倾听时看似平静，但我们的内心却在呐喊："天哪，你一定是在开玩笑！这是我听过的最奇怪的事情！"

你也有自己的故事，有些故事在督导中被揭示出来，有些会与同事和朋友分享（当然，来访者的身份信息是经过处理的），还有一些非常温情、令人困惑或不安的故事，我们永远不会告诉别人。这些故事并不仅仅是有趣的，而且代表了我们从受苦或生活不寻常的人那里听到的故事。它们之所以困扰着我们，正是因为它们十分新奇，因为它们与我们以前听过的任何故事都不一样。

我们学到的东西

从事心理治疗工作的最大益处或许就是每天都能学到东西。每个来访者都会带来他积累起来的所有知识，他的主要工作就是分享他的生活，包括所有相关的背景信息。借此，我们得以窥见人类最私密的世界。我们了解到不同民族的习俗、语言和文化。我们接触并了解到不同族群和文化背景下的家庭结构差异，包括意大利人、波斯人、中国人、墨西哥人、越南人、犹太人、非裔美国人、波多黎各人、美洲原住民、双种族、双文化、混合、单亲或多代家庭结构之间的差异。我们了解了不同宗教、独特的食物，甚至性行为和社会行为中最隐秘的细节。

以下是治疗师从来访者那里学到的一些最重要的、能够运用到自己生活中的经验。

- 人们有非凡的心理弹性和毅力，能够忍受剧烈的疼痛，却仍然不断奋力挣扎着要重新获得某种平衡和适当的功能。
- 一个人经历的痛苦和创伤所带来的影响有好有坏，取决于这些体验是如何被处理的。
- 当人们对改变表现出阻抗时，往往是因为他们通过待在困顿和无助中而"享受"了一些隐藏和变相的好处。

- 耐心就是尊重他人按照自己的时间线做出改变的意愿、速度和能力。
- 我们需要接受自身能力和人性的局限，学会原谅自己的不足。
- 当目前的工作不奏效时，放弃治疗计划并且尽可能保持灵活性，这一点是一切工作的重要经验。
- 永远不要比我们所帮助的人更努力地工作，尽管我们对他们的福祉有着深深的关切。
- 重复性模式不仅存在于来访者功能失调的行为中，也存在于我们自己徒劳无益的帮助中。
- 重要的是去来访者所在的地方，而不仅仅是我们希望他们到达的地方。
- 人们浪费了大量的时间和精力关注那些他们其实无能为力的事，而不是做出真正在他们控制能力范围内的建设性努力。
- 如果我们希望成长，就必须承担结果不确定的风险。

当我们沉浸在来访者的生活中时，我们也会花很多时间了解他们的工作。我们不仅要了解常规职业，还要了解一些处于社会边缘的职业，了解领取救济金、在寄养家庭以及青少年或刑事司法系统中的情况。在任何一周，我们都有可能了解到职业运动员、政治家、工程师、性工作者或工厂工人的生活。作为治疗中挖掘到的副产品，我们会发现一些非常有趣的细节：公司如何决策，诗歌如何创作，如何最容易偷到衣服，服务员如何暗中对待他们不喜欢的顾客，股票市场如何运作，网球运动员如何训练，一个人如何真正当选重要官职，装配工人如何应对生产线上的无聊，七年级学生如何赢得朋友和影响他人，广告作家如何构思创意，警察如何控制自己的攻击性冲动，以及另一位治疗师如何应对职业倦怠。

我们有幸了解人们放下戒备之后真正的想法、感受和行为。而且我们还能因此获得报酬。我们从来访者那里获得的信息不仅能让我们更好地了解他们，还能让我们更好地了解自己。事实上，作为一名治疗师，我们可以体验几百种甚至更多的生活，并且不是被动地作为戏剧或电影的观众，而是积极地参与帮助他人重新创造自己的世界的过程。

我们不仅能从来访者身上学到东西，我们个人的好奇心往往也是专业基础的一个重要补充。治疗师的培训课程——无论是医学、教育学、心理学、护理学、心理咨询、家庭治疗、牧师辅导还是社会工作——都强调从跨学科的角度整合对心理和身体的研究。生物化学是了解许多情绪障碍的有机基础以及精神药物作用的先决条件。神经生理学是对心身疾病进行鉴别诊断的必要条件。社会学、社会心理学、社会生物学和社会人类学有助于解释症状和经历的社会背景。教育心理学为我们提供了学习和发展理论，用于促进健康成长。哲学和一般系统理论帮助我们进行逻辑推理、组织知识，并对身体和精神现象做出连贯的解释。

弗洛伊德发现，陀思妥耶夫斯基（Dostoyevsky）、索福克勒斯（Sophocles）和莎士比亚（Shakespeare）的著作，米开朗琪罗（Michelangelo）和莱昂纳多（Leonardo）的雕塑，密尔（Mill）和尼采（Nietzsche）的哲学，都是他的理论的灵感来源。构成他的理论基石的并不是他所接受的正规医学训练，而是他阅读的《李尔王》（*King Lear*）、《哈姆雷特》（*Hamlet*）、《俄狄浦斯王》（*Oedipus Rex*）和《卡拉马佐夫兄弟》（*The Brothers Karamazov*）等作品。弗洛伊德首先是一个整合主义者，他能够汲取诗人、雕塑家、神经学家、哲学家、剧作家和他的病人的智慧，创造出对人类世界的一种综合观点。

秉承弗洛伊德的传统，他的许多追随者都是作为通才接受教育的，他们受到了不同学科的影响。例如，卡尔·荣格（Carl Jung）深受拉丁语和神学研究的影响，以及歌德（Goethe）、叔本华（Schopenhauer）和康德（Kant）的哲学和精神病学这门新科学的影响。阿尔弗雷德·阿德勒不仅受到陀思妥耶夫斯基小说的影响，还受到康德和尼采等哲学家的影响。同样，北美存在主义的代表人物罗洛·梅描述了一种可能最实用的方案，用于从不同领域中汲取成分的治疗方法，这些领域包括哲学［克尔凯郭尔（Kierkegaard）、尼采、海德格尔（Heidegger）］、精神分析（弗洛伊德）、现象学［梅洛-庞蒂（Merleau-Ponty）、胡塞尔（Husserl）］、艺术［塞尚（Cézanne）、凡·高（van Gogh）］、神学［马塞尔（Marcel）、雅斯贝尔斯（Jaspers）］、文学［萨特（Sartre）、加缪（Camus）、卡夫卡（Kafka）］和集中营［弗兰克尔（Frankl）］。因此，在我们的领域，尽可能多地学习各种知识是有历史先例的。我们的科学是一门经验科学，其中的经验不仅来自正式研究和案例研讨，也来自文学作品，后者有助于我们理解情绪和行为的复杂性。如果没有莎士比亚的戏剧、陀思妥耶夫斯基的小说或亨利·詹姆斯（Henry James）的短篇小说，我们对痛苦和冲突的认识将是空洞的，我们对自己的披露也会是肤浅的。

在心理治疗，尤其是家庭治疗中的体验，可以比作不断地照镜子，根据我们在成长过程中或在当前的生活环境中可能遇到的情况，审视发生了或没有发生的一切。来访者在不断地行动、反应，用他们的输入和反馈告诉我们，他们对我们的行为做何反应。他们也迫使我们更仔细地审视自己的原生家庭，以及原生家庭对我们的影响，并让我们更好地了解在危机或冲突期间，亲人是如何走到一起（或分道扬镳）的。

当治疗师被问及工作中发生的特殊或难忘事件时，他们常常谈到产生新的觉察，还有"充满意义的时刻"——这样的时刻可能是安静的、微妙的，或者几乎无法察觉，除非你非常密切地关注。这些都是我们在工作中享受到的一些益处，因为我们在与来访者讨论问题的同时，也在与自己对话。

总的来说，我们是一个相当乐观的群体，因为我们更愿意看到人的优点，并在可能的情况下强调他们的长处和资源，而不是只想着那些令人不快的体验。我们用仁慈、充满希望的眼光看待世界。然而，我们在与创伤工作时所面临的考验，可能是我们还没有做好充分准备去面对的。这就是为什么文献中对同情疲劳、继发性创伤和替代性创伤有如此多的讨论。人们认为，看到这类案例必然会对治疗师的情绪健康造成不良影响。

然而，就像来访者经常会经历所谓的创伤后成长一样，治疗师有时也会因为深入了解来访者的痛苦，而直接或间接地经历戏剧性的转变。我曾在地震灾区工作过几个月，在那里，我不仅要面对和治疗数以百计的溃烂的伤口、骨折、感染和急性创伤，还要每天面对可怕的地震。我现在仍然会有闪回，对运动或巨大声响会产生惊吓反射，还有那时留下的挥之不去的记忆。大多数时候，我都淹没在情绪里，害怕自己会被霍乱、脑炎或其他传染病感染。这些疾病当时正随着被埋在废墟下的尸体而肆虐。

尽管遇到了这些困难，我还是在这次任务中获得了许多不可思议的学习和成长，培养了新的技能和信心，与创伤工作小组的成员建立了感情，并且能更加珍惜我生命中的特殊时刻。实际上，这种情况在我们这个行业中并不少见，因为我们有很多机会从来访者的生活和故事中学习，尤其是那些展现出了不起的韧性和生存能力的故事。这些故事让我们也变得更加勇敢。

在那些与创伤幸存者工作的治疗师中，有四分之三的人始终如一地报告称，由于这项工作，他们的生活变得更加充实，对待他人更加善良和尊重，与所爱的人相处时情感表达更加丰富，并感到更加坚强了（Linley & Joseph，2007；Tedeschi & Moore，2020）。我们越是深入来访者的世界，让自己与他们的经历充分共鸣，我们就越有可能被这种关系改变；而改变的方向是好是坏，取决于我们如何加工处理这种关系。因此，这是一个独特而美妙的现象：通过与来访者自身康复过程的替代性接触，我们也能享受到创伤后成长带来的益处（Kang & Yang，2019）。

深化人际关系

"如果说治疗教会了我什么，"一位治疗师解释道，"那就是如何与他人建立联结。我指的是真正的联结。在我的原生家庭中，我被灌输了一种非常受限、受抑制的与人相处的方式。我总是小心翼翼，不信任他人。但治疗工作提高了我的敏感性和直觉，我对评判的恐惧也变得迟钝了。"

这位治疗师把她的进步很大程度上归功于她所做的工作。"我的很多来访者都被贴上了精神疾病或功能失调的标签，但正是他们教会了我如何成为更有同理心的父母、更好的伴侣、更善良的女儿和心态更开放的朋友。他们邀请我参与进来的关系的深度，是我之前从未想象过的。"

治疗师是人际关系的专家，擅长处理最棘手的冲突和最混乱的互动。人们每天都把他们最难办的问题、最糟糕的噩梦带给我们。我们与他们一起解决问题，并且帮助他们设想还有哪些解决问题的方式。我们终生都在学习如何变得更加富有同情心、同理心和爱心。为了更有效地进行沟通，我们不断完善着自己的人际交往技巧。所有这些不仅能让我们成为更好的治疗师，也让我们在所有其他关系中有更敏锐的反应。

一位治疗师最近参加了一个 60 岁生日宴会，遇到了一位 30 多年未见的朋友。"没过多久，我们就聊到了生命中真正重要的东西。说到某个地方，他停顿了一下，说他很惊讶我们竟然会在公开聚会上谈论如此私人的事情。然后，他吐露了他一直以来的内心斗争，以及最近让他倍感骄傲的一次成功经历。"这位治疗师对他们之间密切的关系和深入的交流感到惊讶，但其实也并没有那么惊讶，因为我们的工作，就是让对话更加深入。

从某种意义上，我们已经习惯甚至沉迷于深入的亲密关系，因为在与来访者相处的时间里，我们就"生活"在这种关系中。无论来访者的年龄、背景、文化和个性如何，我们都要学会如何与他们建立最密切的关系。我们很少与来访者闲谈。在我们相处的短暂时间里，时间在流逝，因此我们要把时间花在最有意义、最重要的话题上。每当谈话流于世俗或肤浅的方向时，我们都会温和地将其引回（或引向）更加个人化的方面。我们尽可能鼓励来访者谈论禁忌和被禁止的话题，分享他们的秘密和幻想。在合适的、有益的时候，我们会利用我们的技能来探究和激发强烈的情绪反应，并帮助来访者更充分地表达情绪。我们帮助人们以象征和隐喻的方式思考他们的行为，帮助他们寻找更深层次的意义。我们会谈到自己与来访者的关系，以及如何进一步加深这种关系。换句话说，我们工作的大部分时间，都在与他人进行能想象到的最亲密的接触。

然后，我们回家。

做治疗师是一种特权和馈赠，是我们不断学习和成长的机会，但我们的来访者有时也会以一些不愉快或不理想的方式触动我们。工作中会遇到困难，有时也会有挥之不去的影响。

·第六章·

心理治疗工作的艰辛

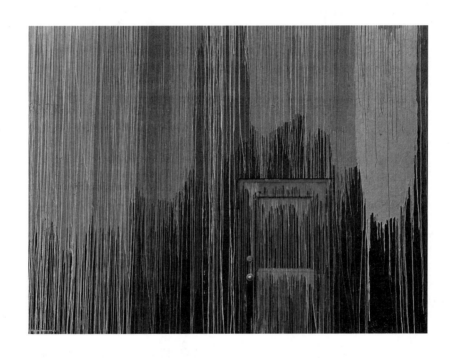

　　从事任何职业都有一定的好处，同时也有一定的责任和义务。概括地说，整天与数字打交道的会计师可能非常善于管理自己的财务，但在处理人际关系方面多少有些缺乏技巧。急诊室的护士在自身遇到危机状况时也许能镇定自若地处理，但在无须行动时却难以放松。护林员在户外工作或游戏时可能会感到非常自在，但被迫长时间待在家里或办公室时就会感到很难受。登山者享受山顶壮观的景色，但同时要忍受耐力的极限，以及天气、雪崩、裂缝和受伤带来的持续危险。还有治疗师——这些专业人员在人类行为的细微差别方面受过专业训练，也是人际冲突的谈判专家，他们也需要承受选择这个职业带来的后果。

毫无疑问，选择这个职业让我们享受到了某些优势。我们已经探讨过，作为研究人类行为奥秘的专家，我们在自己的文化中享有一个有特权的位置。我们中的大多数人在工作方式上都有很大的自由度；我们能够根据自己的喜好和个性，定制工作的环境、风格和结构。我们有机会，甚至有义务不断学习、成长、发展、改变和进化。不过，在享受这些益处的同时，我们所选择的职业也带来了其他一些较为消极的后果。其中一些代价已经有了充分的记录，如应对失败、处理困难的来访者、承受压力等，但还有一些代价没有得到承认和深入探讨。尤其是世界范围的传染病大流行带来的颠覆性改变，给更多人的生活带来了灾难和艰辛，增加了焦虑、恐惧、抑郁、暴力犯罪、家庭虐待和忽视，造成了更大的经济差距，也影响了心理健康专业工作者的生活——我们也不得不面对一个变化巨大的世界。一位心理治疗师承认：“我无法在忧心忡忡的同时做个好治疗师，我必须有所取舍（Madani，2020）。”

不同专业领域的艰辛

心理治疗中的各个专业领域都面临着独特的挑战和问题。每个从业者不仅要应对接待来访者、在组织机构中任职所带来的风险，还要面对自己所受的训练带来的身份问题。众所周知，地位、权力、能力和专业知识，在不同专业领域的心理治疗从业者之间分配并不均衡。例如，精神科医生面临的问题是早期缺乏心理治疗方面的训练，以及他们医学模式的定位。这种模式让其他医生把他们看成什么都不做的江湖郎中，而非医学领域的同行则认为他们只会开药、想做的太多。

许多社会工作者都试图改变公众对他们的过时印象，他们被视为就是去别人家里陪人聊天的“做好事”的人。他们想要争取在心理健康服务体系中与心理学家获得平等地位，而心理学家也面临着自己的问题：他们要证明自己在哪些方面能做得最好。精神科护士、家庭治疗师和心理健康咨询师，都在默默地从事着他们的治疗工作，但他们可能会因为缺少认可而感到沮丧。所有的临床工作者，无论他们选择什么样的专业领域和工作情境，在进入治疗时，即便来访者还没有开口，他们也已经承载着巨大的负担了。

还有一些特殊的难题与治疗开展的场所有关。一位在儿童保护部门工作的心理咨询师和另一位在缓刑部门工作的心理咨询师，由于不断听到充斥着暴力、绝望、虐待和痛苦的故事而感到难以承受。另一位咨询师在社会服务部门工作，负责评估无家可归的人（或声称自己无家可归的人）申请经济援助的资格；她遇到的不仅有悲惨的贫穷和绝望，还有欺诈和欺骗。一位小学咨询师负责该地区三所不同的学校，即便对于最紧迫的个案，也很少有足够的时间做最简单的处理。还有一位治疗师带领了一个家暴施暴者团体，其中的成员都被法院强制要求参加为期一年的治疗，而且大部分人对自己的行为毫无悔意或内疚。县社会服务部门的一名社会工作者能说一口流利的西班牙语，但他目前工作的地区中主要是讲越南语的来访者，其中许多人几乎不会说英语（也完全不会西班牙语！）。还有一些从业人员在重返社会训练所、难民营、危机干预诊所、州立精神健康系统、退伍军人医院、监狱、牢房、青少年拘留中心或受虐待妇女庇护所工作——所有这些地方的预算都在缩减，工作量在增加，来访者的问题也越来越严重。我们几乎所有人接受的训练都是如何在咨询室里与来访者工作，也积累了这方面的经验，但几乎在一夜之间，我们就被迫适应在线或电话咨询，而且这种巨大的转变事先没有太多的预兆或准备余地。

即便是私人执业也已今非昔比。社区竞争非常激烈。管理式医疗限制了收费标准和治疗持续时间。质量监督委员会（名字倒是好听！）对治疗计划的管理细致入微，并要求提供越来越多的服务记录。我们的职业生活曾经被认为是相对舒适的，我们服务的对象是那些忧心忡忡的神经质的特权阶层；而现在，来访者群体变得更加多样化，也更加有趣。我们需要更多准备好在少数群体和边缘化社区工作、准备好迎接更大的挑战和困难的私人从业者。

初学者的问题

　　细数治疗实践的艰辛是有危险的，因为这可能打击学生、实习生和刚刚开始职业生涯的人的积极性。毕竟，初学者往往对自己的新职业充满乐观、热情和兴奋，为什么要把他们吓跑呢？不过，正是因为对自己即将面临的挑战一无所知，人们才会在这些挑战不可避免地出现时感觉措手不及。在你兴高采烈地选择加入我们这个受人尊敬的行业时，我们无意泼冷水；但如果我们不向你介绍入行的"知情同意"，那会是一种失职，就像你也要为来访者提供知情同意才符合伦理一样。

　　事实上，成为一名治疗师会改变你所有的人际关系，许多朋友和家人都会被你丢下不管。你每周都要面对自己最可怕的心魔，这会让你付出代价。你的收入抵不过你的付出，而且不受重视。大多数时候，无论你如何小心翼翼地向他人展示自信的形象，你都会感到困惑。你会看到别人最糟糕的样子，但你却要每次都展现出最好的自己。

　　接受培训的治疗师肩负着额外的负担，他们担心自己能力不足，害怕失败。他们承受着竞争激烈的学业压力，与此同时，他们还要努力发展自己的专业身份，并调和自己职业中的一些悖论——比如，要贴近来访者，但又不能太近；既要关怀又要抽离，提供支持但不助长依赖性，等等。而且，他们还要解开一个终极谜团：为什么他们的教授和督导师看似做着如此不同的事情，却都能在工作中取得成效？我记得自己最开始听的几堂课。当时我坐在那里环顾四周，心想我不属于这里。我不明白心理治疗这东西到底是怎么运作的，尽管其他人都在假装这一切很有道理。

　　也许对新手来说，最大的压力是如何调和他们收到的不同反馈。把任何一个案例展示给一群同行，他们就会开始激烈地争论。有一次，我完全被一位年轻女性的情况困住了，她的状态在起初有了迅猛进展后又开始恶化。我们工作的一个关键点在于她对男性的矛盾感受。也许是由于阴道痉挛，也许是由于焦虑导致的阴道肌肉紧缩，她一直无法完成性交，因为无法充分润滑。她在一个关键节点上问我："如果我这么害怕被插入，那为什么我经常幻想自己被强奸呢？"

这个问题很好，甚至可以说很妙。遗憾的是，我对答案毫无头绪。因为我想不出还能做什么，所以我做了任何一个有自尊心的治疗师此时都会做的事情：我搁置了这个问题，把焦点重新放在她身上，直到我能够得到一些启发。"这是个好问题。"我停顿了很久后回答道。"你觉得这意味着什么呢？"

我们哼哼哈哈地聊了一会儿。最后，我们决定下次再深入探讨这个问题。她刚走出门，我就拉来几个同行做裁判："好吧，各位，情况就是这样。这到底是怎么回事？"

这里涉及的另一个问题是我感到自己能力不足：如果我真的是一名优秀的治疗师，我肯定会知道这是怎么回事。我的同事们十分确信他们能理解这种现象，这更加剧了我的不安。让我至今感到困惑的是，他们每个人的解释都不一样！

"她明显受到过性虐待。你应该了解这方面的情况吧？"

我还没来得及回答，另一个人就插话说："我认为她对亲密关系感到恐惧。我会把这看作人际关系问题，而不是性方面的问题。"

我飞快地做着笔记。上一个建议听起来不错，然后又有下一个建议，一个接着一个。对于同一个案例，我听到了五种不同的解释，在我看来都是合理的。我在想，如果一位医生因为一个胃痛的病人而去咨询同事，而同事在检查了病人的情况后，提出了四种截然不同的诊断和治疗方案，那么这位医生会怎么做呢？试想一下：一位医生的诊断是急性阑尾炎，而另一位医生说不对，这只是简单的肌肉拉伤；还有一位权威的医生断定这只是消化不良，而第四位医生说这是延缓性疼痛，真正的问题根本不在胃部。我们从上级、同事和书籍中得到的这些不一致的反馈，只会增加我们的困惑、不确定感和压力。我们每天面对着一些想要寻求答案的人，而我们要尽量安抚他们对确定性的需求。但与此同时，我们也有自己的疑虑：在我们的领域中，各种观点层出不穷，而且都有忠实的追随者——这往往让我们感到更加不安。

职业风险

西格蒙德·弗洛伊德第一个建议治疗师每 5 年接受一次进一步的治疗，因为持续暴露在来访者带有强烈情绪的问题中，会带来退行性影响。弗洛伊德建议治疗师接受持续治疗是可以理解的，考虑到他自己在生活中也面临种种痛苦挣扎（其中最臭名昭著的是他对可卡因成瘾）。更糟糕的是他抽雪茄的习惯，这最终成了一种自我毁灭，因为他在患上口腔癌之后的很长时间里，仍然保持着这个习惯。此外，他还有些其他方面的情绪问题，比如与数字有关的迷信习惯、坚持认为自己会在 62 岁时去世、暂时失去意识、场所恐惧症，当然还包括他对本能驱力的痴迷。

实际上，我们的领域中有许多杰出人士都曾有过类似的心理障碍，更不用说这类工作带来的职业风险了。历史上的第一位心理学家，威廉·詹姆斯（William James），终其一生都在与抑郁症做斗争。有时，他深入的研究兴趣和调查会加重他的抑郁。我们也会看到一个有趣的现象：有影响力的心理学家选择研究的课题，可能与他们尚未解决的问题直接相关。

例如，埃里克·埃里克森（Erik Erikson）描述了人的一生中身份认同发展的各个阶段。他从来不知道自己的父亲是谁，并且沉迷于研究个人身份的意义，甚至连他的姓氏也是自己选的（埃里克森，意指"他自己的儿子"），以此宣告他独一无二的身份。维克多·弗兰克尔（Victor Frankl）致力于在苦难中寻找意义；考虑到他从纳粹集中营中幸存的经历，这一点不难理解。亚伯拉罕·马斯洛完全被父母控制——他们告诉他可以做什么、应该学什么、可以和谁结婚——但他最终选择了反抗父母，追求自我实现，而且认为这是个人功能的最高境界。阿尔弗雷德·阿德勒在孩提时代差点死于肺炎，并且因此变得虚弱、缺乏安全感，还落下了残疾；他提出了通过超出预期的成就以补偿残疾的理论（这一理论也适用于我）。

认知疗法的创始人阿伦·贝克和阿尔伯特·埃利斯早年都曾受困于情绪上的不安全感，既脆弱又自卑，因此他们提出了用逻辑克服非理性恐惧的理论。肯尼思·克拉克（Kenneth Clark）作为来自巴拿马的非裔移民，不断遭受种族主义和压迫，因此提出了种族偏见理论。劳伦斯·科尔伯格（Lawrence Kohlberg）提出了道德发展理论，对指导行为的高阶个人选择着迷。在患上不治之症后，他选择按照自己的意愿结束自己的生命。玛莎·莱恩汉（Marsha Linehan）在披露自己也患有边缘型人格障碍之后，把职业生涯用于边缘型人格障碍的研究和治疗。我们的领域中充满了受伤的疗愈者，他们选择了一个能帮助他人更好地理解类似问题的职业，通过这种方式学会了面对自己的问题。

本书第一章中提到，卡尔·罗杰斯基于被理解的重要性发展出了一套理论，而据他所说，他在自己的生活中从来没有感觉真正被理解。我一直把这些不完美、挣扎和内心冲突视为勇气的标志。在我看来，这些东西其实增强了当事人的自尊。当然，作为治疗师，我们每天面对的艰辛可能会让这些潜在负担变得更加沉重，但这也为我们的成长提供了很多机会。

面对巨大的情绪唤起，如愤怒、悲伤、恐慌、消沉、冲突时，治疗师需要保持中立、超脱、对挫折的耐受性、同理心、警觉、兴趣以及对冲动的控制，而所有这些都不会让治疗师感到枯竭、匮乏和孤立。此外，作为治疗师，我们需要沉思、自我分析和自我反思，不断监控自己的内心状态、动机和欲望，以及行为和人际交往模式。虽然持续关注自己内心状态的做法非常有助于提高自我觉知，但也会导致我们在一定程度上过度专注于自身，而这正是抑郁的主要症状之一。事实上，我们经常从我们备受尊敬的行业协会之外的朋友和家人那里听到的一句话就是，我们想得太多了。

似乎这些要求还不够，人们还期待着我们在回到家里时仍然富有魅力、精神焕发。因为朋友和家人都知道我们靠什么谋生，所以他们对我们有着更高的期望。在与我们陷入争吵时，他们希望我们能表现出超出常人的耐心、宽容和让步。如果我们在某些方面出了差错或不够冷静，有些人就会扔给我们一句话："你还说自己是心理治疗师？"

一位社工已经在县社会服务部工作了 12 年。她在政治、情感和经济上完全融入了这个系统。她愤世嫉俗、冷漠又尖酸刻薄。她作为高级临床工作者的工作描述，听起来就像出自一个天真的利他主义学者之手。她很少花时间在来访者身上，因为她把大部分精力都用于在不断变化的权力体系中保住自己的地位。她害怕接待那些受虐待的女性——她们看起来太可怜了，让她想起了自己某些时候的感受。她每天要花一小时通勤时间到市里，耐心地等着再过 18 年就退休。她觉得自己 34 岁就老了。她见过太多的人间疾苦。她经常做噩梦，梦见那些残缺不全、没有希望的人们；她看到孩子们被烟头烫伤的脸。她不能离开这个系统，因为她是退休计划的受益者。而且，她又能去哪里呢？

私人执业的心理学家似乎拥有所有最好的条件——饱满的工作量、自由、自主经营、自我导向、地位和相对的经济保障。怎么能让人不羡慕呢？但是他也被自己的成功困住了。他每周做 45 节治疗，为了维持开支和生活方式，他忽视了自己的健康、家庭和业余爱好。他几乎没有可以自由支配的时间。他已经好几年没有度假了，因为他无法接受除了旅行费用之外还要损失两周收入的代价。他甚至连与朋友共进午餐都觉得困难，因为他要计算在自己付出的时间里本可以获得的收入。

一位婚姻家庭治疗师既要为社区机构提供合同工作，又在私人机构兼职，她觉得自己似乎总是在找更多的活干。她是一位单亲妈妈，孩子们在经济上完全指望她，但她总是无法站稳脚跟。与她工作的大多数家庭和伴侣都负担不起全额咨询费，因此她的收费调整已经低于她的生活所需。她曾经喜欢做家庭治疗，但现在她觉得无论就自己工作的质量还是数量而言，自己的报酬都严重偏低。当一对伴侣取消治疗时，她会感到很纠结：一方面，她终于有了一小时的时间，让自己从之前的工作中喘口气，但另一方面，她不工作的时间就得不到报酬。为了维持收支平衡，她在认真考虑再做第三份兼职工作。

前面列举的一些专业工作者在治疗中经历的艰辛，只反映了少数治疗师的情况。当然没有几个读者会买那样一本书来看——讲的都是治疗工作会给治疗师个人带来怎样的影响。不过，我们都知道有一些从业者在治疗工作中确实受到了副作用的困扰。一想到这可能发生在我们身上，我们就不禁打个寒战。到底是什么东西感染了助人者的神经系统？来访者是如何触碰我们的内心、瓦解我们宝贵的控制力，并让他们的恐惧缠上我们的呢？

不眠之夜

来访者把他们的噩梦带到我们这里来，把责任交给我们，然后让我们自己去处理。他们多年来忍受着不眠之夜的煎熬，而我们要做的就是帮他们驱逐心魔。尤其是在晚上，当我们放松下来、防御降低的时候，一些画面就会悄悄潜入我们的梦境；如果我们醒着，它们就会侵入我们平静的感觉。受到特定来访者的感染，我们可能会变得和他一样辗转反侧。

任何一个来访者的故事都可能触发我们的反应，但通常都有一个特别悲伤或恐怖的故事——当我们独自身处黑暗之中，这个故事就会回来纠缠我们。我们告诉自己，那是别人的悲惨遭遇，但为时已晚：连锁反应一旦开始，我们就会不断深入探究自己的失败。

一位来访者带给我的一个画面将会持续纠缠我一生。尽管我读过关于这类事情的故事，也看过关于这类事情的电影，但我从来无法想象，当我如此近距离地接触一个真正遭受过恐怖惊吓的人时，会有多么强烈的感受。更让我难忘的是，很多人在经历创伤后都会把发生的事情说得支离破碎、杂乱无章，而这位女士却不一样，她是一位作家，她能把自己的故事讲得充满戏剧性、张力和情感，让我感觉自己就在房间里看着一切发生。

当这位来访者住在一个遥远的城市时，有一天，她偶遇了一个正在度假的高中老同学。他们只是泛泛之交，并不算好朋友，但因为他曾经是她的高三班长，所以她对他还是很了解的。他们很高兴多年后能在这么大的城市里偶遇。他们停下来喝咖啡，闲谈，聊各自的生活，然后就分开了。她回到自己的公寓，像往常一样给小女儿讲故事，直到孩子睡着。然后，她开始在书桌前学习。

几个小时后，有人敲门。她问是谁，然后听到她的高中熟人说他带来了她落下的东西。当她的手停留在门把手上时，她看到女儿站在卧室门口。在她打开门、看到她朋友的瞬间，她一下子呆住了：他脸上挂着狰狞扭曲的笑容，双手各举着一把屠刀。她记得的最后一件事就是钢刀反复刺入她身体时的灼热感，以及她昏过去之前女儿的尖叫声。

尽管最后，这位女士身上的伤口愈合了，但她再也不会在没有防护措施的情况下给人开门。并且，从那以后，她再也没有度过一个安宁的夜晚。

我听到这个故事已经几十年了，但直到今天，在给陌生人开门之前，我仍然会有所迟疑。每当夜深人静时，我就会看到面目狰狞的人拿着大刀向我走来。

每个治疗师都从来访者那里听到过类似的故事——有人遭到恐怖的威胁和可怕的虐待，有人遭受骇人听闻的不公正和苦难，有人遭遇强奸、伤残、谋杀未遂、邪教、种族灭绝或天灾人祸。治疗师可能会遇到对自己的孩子实施性侵或身体伤害的来访者，也会遇到遭受过此类行为的来访者。我们甚至会遇到意外或故意杀害自己孩子的父母。每一个带着痛苦泪水讲出来的故事，都会深入我们的内心。我们并没有亲身经历这些反人类的罪行，但有时却仿佛身临其境。我们不是只需要接受一次这样的暴行，而是必须不断消化几十次，甚至上百次。而且这只是治疗师的职业生涯中持续压力的一个来源。

压力来源

许多治疗师都说，如果他们能不受打扰地做点真正的工作——给来访者做治疗——远离组织机构中的钩心斗角，那么他们的生活将会变得更加充实。不幸的是，很多工作团队就像功能极度失调的家庭一样。权力斗争和资源竞争总是暗中进行。你可能会不断被卷入与同事和上司的三角冲突中，耗尽精力，垂头丧气。对来访者最有利的做法，往往要向最没有安全感的同事让步。此外，有限的预算、财政削减的威胁以及保险公司和管理式医疗政策的要求，都在迫使你为了经济现实而牺牲治疗计划。

我们的工作环境本应能给我们带来支持、滋养和成长，但我们却常常遭受挫败，同时还要努力有效地工作。在一家私人执业机构里，治疗师们花了很多时间讨论如何钻制度的空子、如何保证自己的收入，而不是讨论如何帮助来访者。在一家社区心理健康中心，工作人员把空闲时间都花在抱怨主管的无能和荒谬的规定上。一家物质滥用治疗中心失去了一笔作为资金来源的巨额拨款，引发了员工之间争夺微薄资源的内战。一个难民安置机构因为州领导的种族主义和排外政策而失去了资金支持。一群学校咨询师和社会工作者感叹，他们疲于应付日常工作和行政事务，而没有时间帮助孩子们。一个大学咨询中心的工作人员抱怨他们无法正常开展工作，因为行政人员不支持他们，觉得他们的服务"没有必要"。

在上述各种情况下，专业工作者处理官僚主义琐事的时间，几乎和从事临床工作的时间一样多。这些额外的困难，会加剧他们在临床工作中惯常感受到的压力。这导致我们行业的职业倦怠比例和痛苦程度令人担忧。时间压力往往被认为是最常见的压力诱因，但组织内的权力斗争、过重的工作负荷以及与同事间的冲突也经常被提及（Grover，2018；M. K. Lee et al.，2020）。

与工作相关的负担、困难和压力大多可以归入几个类别（Farber，2016；Kottler，2021；Moore et al.，2020；Norcross & VandenBos，2018）。首先，我们谈论最多的是来访者引发的压力，例如来访者表现出愤怒爆发、强烈焦虑、抑郁恶化、自杀威胁，或试图把我们卷入失调的家庭功能中的时候。让我们感到非常不安的情况还包括，有人提出道德申诉（可能是报复性的）、起诉治疗不当或真的做出自毁行为。此外，治疗师被来访者跟踪并受到暴力威胁的情况也时有发生。

其次，还有一些经常被提及的工作环境压力来源，它们常常与劳累过度、报酬过低、被淹没感和不受重视有关。如果组织或机构存在内部冲突、钩心斗角、不公正、不公平的做法，甚至骚扰，那么所有这些感觉都会大大加剧。此外，由于督导工作和行政管理不到位，甚至不称职，再加上不帮忙的同事、专横的督导师、过多的文书工作、时间压力或对自由的限制，种种困难就会变得难以忍受。

再次，压力的第三个来源是我们自己生活中发生的不可预见的事情，即与事件相关的压力源。这可能包括健康危机、金钱问题、重大的生活转变、工作或职责的改变、法律诉讼或家庭困难。过去未解决的问题、人际关系困难、离婚或分居、个人的孤独或孤立感、怀孕、子女问题、亲人离世，或者生活和事业上的困顿感，也是带来压力的主要方面。对于来自少数群体的从业人员来说，普遍存在的根深蒂固的种族主义、微攻击和歧视也带来了额外的压力。

最后一种压力是自我引发的压力，它代表我们无法照顾好自己。这类压力的典型表现是过度的反刍和担忧、自我怀疑、需要认可、完美主义情绪以及不良的生活方式。此外，治疗师的生活和职业发展中也不可避免地会遇到危机，如失去理想的机会、获取执照或临近退休。当然，最后这个方面会影响其他所有的困境，因为它决定了我们应对挑战的方式。

每一种压力来源都可能催生一种痛苦的模式，其中包括心理症状（无聊、孤独、受挫、易怒、抑郁）、行为症状（拖延、物质滥用、工作效率下降、粗心大意）以及躯体症状（睡眠紊乱、食欲增加或减少、头痛、呼吸系统问题、肌肉紧张）。就好像是，我们必须始终保持的克制和专注对我们的身心健康造成了损害。我们出现了许多与来访者相同的症状，只是我们比他们更善于拒不承认罢了。遭受折磨的不仅是我们的身心，还有我们的人际关系。

单向的亲密

某些治疗师可悲的缺点之一，不一定是贪图亲密关系，而是对亲密关系的回避（Kovacs，1976）。只有在无菌的、仪式化的治疗时间里，治疗师既是老板又是观察者时，他们才能感到安全。在这种可控的情境中，治疗师可以体验到充满爱的关系，但也避免了真实家庭冲突带来的风险。无论我们开始从事助人职业是为了拯救世界、拯救家庭还是拯救自己，我们都乐于亲近他人，帮助他人解决问题。然而，治疗师与来访者之间的亲密关系在很多方面都是非常特殊和人为的——我们给予来访者的关注是有规则、有结构，甚至有报酬的。

职业伦理委员会和州执照委员会接到的一类主要投诉，涉及来访者与治疗师之间的性亲密关系指控（Norcross & VandenBos，2018）。一种常见的模式被称为"斯文加利"情景（Pope & Bouhoutsos，1986），即缺乏安全感的治疗师制造并利用来访者的依赖性。其他情况包括："好像"——治疗师混淆了移情和迷恋；"一发不可收拾"——情感上的亲近超出了可控范围；"真爱"，或将其合理化，以此为借口放弃了职业边界；"治疗时间之外"——治疗师武断地认为治疗以外发生的事情不算数；以及"抱抱我"——从安慰的姿态升级为情欲的接触。在所有这些情况下，都有高度亲密导致的性卷入，这使得治疗双方都更容易陷入适得其反的纠缠之中。

对来访者来说，我们不仅是移情对象，也是活生生的、会呼吸的、有爱的、有魅力的人。与我们无条件的接纳、温柔的支持和高超的关系技巧为来访者带来的体验相比，他们的朋友、伴侣和配偶都显得黯然失色。我们很少生气、暴躁、发脾气或者提要求（至少在工作时是这样）。相反，我们表现出无限的同情心、耐心、智慧和控制力。我们的来访者对此感激不尽。其中一些来访者，尤其是那些比较脆弱或善于操纵的人，可能希望用性的方式表达他们的感情。

这样我们就能理解，为什么来访者会想要诱惑一个强大的、有魅力的榜样（这个榜样也可能会让来访者想起之前未解决的关系）。那么治疗师感受到的诱惑又是怎样的呢？我们也有未满足的需求。我们的性激素不会区分哪些人不能碰。我们的许多来访者不仅外表赏心悦目，给我们的感觉也很好。他们与我们很相似，都有成长的动力，也一直在潜心学习。有些人通过努力，已经把自己变成了我们的加勒提亚（就像我们是他们的皮格马利翁一样）。他们能流畅地表达感受，使用我们喜欢的语言和术语，对我们完全开放、坦诚、乐于分享。他们披露了自己的历史、幻想、梦和愿望。由于他们做出的努力，我们对很多来访者都是很喜欢的。

冲动行事的后果显而易见。我们会失去客观性，并且这会危及已经建立起的信任和已经达成的治疗工作。与当前或过去的来访者有性的接触是滥用权力和自我放纵的表现，并且总会带来反治疗性的影响。许多"治疗性乱伦"的受害者都经历了自尊下降、性功能障碍、被剥削感、愤怒和被背叛感；他们还会对其他专业人员产生不信任，这会让他们不愿意寻求治疗以解决他们当下面对的更加复杂的问题。了解了这些，我们就能明白为什么要努力克制自己的自然（和非自然）欲望。

尤其重要的是，风险最大的治疗师——那些正在离婚或处于分居状态的治疗师——要认识到他们更容易经不住诱惑而做出不恰当的行为。当治疗师遭受过性虐待、经常对来访者产生性幻想、处于个人危机之中、在与来访者的关系中没有保持清晰界限，以及在职业上处于孤立状态时，尤其容易做出不当行为。

在限制亲密关系方面也存在灰色地带。有些从业者将他们的治疗活动限制在办公室内，而另一些从业者则在外面的世界发挥作用。他们提供上门服务、进行社区干预，也陪同来访者实地练习新技能。对于在实地考察期间，以及在餐厅、野餐或散步时开展的治疗，在亲密关系中维持界限的难度会增加，与来访者发生超出适度关系的诱惑会更加强烈。治疗师需要练就惊人的自我监督、自我控制和自我剥夺。因此，治疗师面临的压力就更大了。

克制和自我剥夺

对于一个需要大量认可和肯定的专业人员来说，长期保持单向亲密关系所积累起来的压力已经足够难以应付了。治疗师克制自己的其他方式又加剧了这种压力。从受训期间开始，我们就经常被叮嘱，在与来访者的治疗过程中不能做哪些事情。最重要的是，我们被告诫不要做得太多（即使是在实践行动导向的指导性方法中）；完成工作、选择内容、把握进度、发展洞察力和改变行为，都是来访者的责任。在"避免为拯救来访者而做得过多"的告诫中，还包含了一系列更具体的否定式要求：不要发表个人观点；不要站队；不要过于被动，也不要发号施令和施加控制；不要进行道德说教，不要把自己的价值观强加于人；不要让自己的注意力分散；不要在治疗小节内满足自己的需求；不要过多地分享自己，但也不要过于克制；要真诚，但不要太透明；要诚实，但不要把所有想法都说出来；还有，找到自己的道路和临床风格，不要太在意这些要求。

根据你的受训背景、理论取向和督导师的不同，这份个人化的注意事项清单也会有所不同。无论在什么情况下，这些清单往往都要求我们既要"抑制自己"，又要努力做到真实。我们知道，如果儿童刻意压制自己的真实感受、压抑自己无法满足的需求，他们会长成神经质的、节制的成年人。我们知道，在一个双重束缚（double-bind）的家庭中，孩子收到的信息是混杂的：他们会变得困惑甚至疯狂。那么治疗师是否也会体验到不同信息的矛盾和悖论之处呢？

我们这个领域的工作常常伴随着自我剥夺。我们接受培训并获得报酬，都是为了将他人的福祉置于自己的福祉之前。我们在训练中学会了如何压抑自己的欲望。我们冷静地承认自己的需求，但尽量不让它们控制我们的行动。我们越来越多地只是观察，而不去认同自己的动机。这并不是说我们要拒绝自己的动机，否认并不能给我们带来平静。相反，我们是通过让动机沉睡来降低对它们的执着。

在追求治疗效果的过程中，我们抑制了自我中心的冲动。然而，背着别人踩水而不溺水是很困难的。在不需要获得支持作为回报的情况下，我们就只能付出这么多。当我们用疗愈性的爱创造了奇迹，当我们感到舒适和安全，当我们甚至期待着与我们已经产生感情的来访者会面时，就到了说再见的时候了。

在每段治疗结束时，我们也必须克制关系终结带来的丧失和哀悼之情。当然，我们会为来访者的进步感到自豪，但当来访者离开时，我们往往还是会有一种失落感。在这个过程中，我们可能会有挥之不去的不安和怀疑，可能会意识到我们本可以或者本应该做得不同或更好。此外，我们可能因为自己小心翼翼控制的形象稍有松动，或者陷入某些无法辩解的自我放纵的行为而感到后悔。

治疗师的自恋，而非来访者的自恋

很多年前，手机还没有普及的时候，我站在一家电影院的大厅里。人们排着长队等着用那部目视所及唯一的公用电话。我认出了一位知名的精神科医生，他穿过屋子大步流星地走向电话。他没有理会那些耐心等待的人，而是径直走向了正在打电话的女士。她立刻转过身去，背对着他继续通话。

"呃嘤，请原谅。"精神科医生大声清了清嗓子说道。他洪亮的声音立刻引起了周围所有人的注意，但那位女士却不理他，继续说话。

精神科医生不耐烦地拍了拍女士的后背。"打扰一下。"他再次说道。

那位女士用手捂住电话。"什么事？"她侧过头说，对电话被打断相当恼火。

"打扰了，"精神科医生重复道，"但我是一名医生。"说这话时，他指了指她手中的电话。

"那你妈妈肯定很自豪。"她回答道，然后转过身去继续讲电话。

大厅里的每个人都开始热烈鼓掌。这位好医生哼了一声，转身溜走了。

不幸的是，这位精神科医生的傲慢在治疗师（和医生）群体中并不罕见。有时候，我们太把自己当回事了，以至于我们真的认为自己很特别，有权享受特殊待遇。我们习惯了人们的敬重和崇拜。毕竟，听我们说话和传播智慧，都是要收费的。我们的来访者把我们看成圣人。陌生人也对我们予以尊重，因为他们担心我们会看穿他们的内心。然而，最能助长我们的自恋的，是我们对于自己能够完美地共情、永远不会犯错的幻想。

在治疗师身上，一种特殊的自恋式渴望会以几种不同的形式表现出来。人际关系的敏感性使我们非常适合这个职业，但同样会给我们带来问题。这种人际关系的敏感性可以通过专业培训来培养，但在很多情况下，它的根源在于我们的原生家庭——我们在家庭中培养了一种"观众的敏感性"，以赢得认可和肯定。许多治疗师都表示，他们在孩提时代就扮演了照顾者的角色，用服务别人来获得爱的回报。

我12岁那年，父亲从家里搬了出去，我不得不照顾两个弟弟，以及抑郁、酗酒、想自杀的母亲。我记得我不止一次给母亲的心理治疗师打电话，当时她把自己锁在房间里，酗酒、陷入绝望，威胁要自杀。当我在为青春期的不安全感而挣扎时，我被迫充当了一个像父母一样的照顾者角色——我从来没有觉得自己能胜任这个角色，或者为此做好了准备，我总是更加努力地去做得更好。从那时起，我就一直在努力追求完美。

我不能说现在我自己的秘密曝光了，因为几十年来我一直在写关于自身困境的文章。只是发现这一点很有趣：我和许多人一样，最初被这个职业吸引，是因为它是我童年训练的一部分。时至今日，晚上睡觉前，我还会问自己做了什么好事，帮助了多少人。我会用这些"好事"的质量和数量来衡量我的成功。伴随着这种或许值得称赞但神经质的渴望的，还有追求完美的动力，以及对自己其实是个骗子的感觉的回避。如果不是为了证明自己的价值，谁需要每年写三四本书？如果不是要探究自己的困境，谁会选择研究这个职业中的失败和不完美？如果不是为了最终接受自己隐藏的失败，谁会把这本书一写再写？

克制自我，是我们中许多人永远无法应对的挑战。我们拥有文凭、头衔和精心设计的工作室，我们很难不把自己当回事。如此以自我为中心地专注于我们投射给世界的形象，对我们的心理健康是有害的。我们变成了一个个空洞的人，脱离了我们自身的感受，也远离了我们想要帮助的人。

老实说，除了你享受到的那些好处之外，你从治疗师的工作中得到的真正的满足感是什么呢？我怀疑，在我的内心深处，我迫切地需要影响他人。我害怕死亡，但更害怕被遗忘。当我的一个个来访者内在带着我的一部分走向世界时，我感觉这似乎就是一个让自己变得不朽的过程。仿佛只要能让我的一部分活着，我就能骗过死亡。这种动机会影响我在治疗里的表现吗？当然会。这种夸大的自我陶醉会限制我的工作质量吗？当然会。我是否觉得这种自恋损害了我的共情能力？很遗憾，是的。但我仍然是安全的。

放弃这种自恋的态度，就意味着要冒更深、更可怕的自我卷入的风险：直面我们最害怕的感受。像大多数强迫症患者一样，我们把自己的注意力从最不想理解的东西上成功转移开了。即使是在我们神圣的工作室里，我们也可以通过与来访者保持距离来避免真正的亲密关系。我们可以美化我们对来访者的影响，同时否认他们对我们的影响。我们可以深深地缩到椅子里来逃避痛苦——轻轻地摸摸下巴、面无表情的凝视、幻想自己有治愈的能力。

一位 30 多岁的女性来做治疗，她的表情并不平静。她的每个毛孔中都渗出痛苦，甚至她的眼泪也在哭。她感到绝望、沮丧，深陷抑郁之中。这是她几个月来第三次尝试寻求帮助。她与上一位治疗师见了 6 次。

"他说了什么？"

"我不知道。"

"你不记得了？"

"我记得很清楚。他什么都没说。"

"他什么也没说？"

"没有。"

"那你们在一起的时候，他做了什么？"

"他做了笔记。"

"哦。"

"最后我付给他钱，他说了声谢谢。"

"如果你觉得他没帮到你，为什么还要再去找他呢？"

"他看起来是个重要人物，他是别人极力推荐的，而且他看上去非常忙。他不得不做各种安排，才能把我的治疗塞进他的日程表。好几次他都被找他的电话打断了。我想如果我等得足够久，他也许会注意到我。但他似乎只注意到了他自己。他的目光好像穿过了我，好像我不存在一样。我感觉自己就像他正在检查的一只虫子。他所做的只是记录。即使我泣不成声，他也只是隔着桌子看着我，然后继续在笔记本上做着记录。"

这位女士突然停了下来，从痛苦中探出头来看向外面。我问她愿不愿意给我一个帮助她的机会。她说她已经厌倦了心理治疗，但她会考虑一下，然后告诉我。然后她直接开车回家，洗了个澡，吞下 12 片抗抑郁药，喝了半升波旁威士忌，躺在浴缸里割开了双腕。她死于那些不把她当人看的治疗师长期的冷漠和自恋。如果我的话听起来过于刺耳，那么我必须坦白：我从未真正从这次丧失和失败中恢复过来，我为此而自责，因为在我们唯一的那次短暂会面中，我没有意识到潜在的风险。

这样的逸事材料或许不足以支持有关治疗师特点和经验的假设。我们都知道，在我们的行业中，有一些人觉得自己犹如神明，需要追随者的崇拜。尽管对治疗师过度自大的这种担忧可能有些夸张，但很明显，那些高度自恋的从业者可能会有更多过早脱落的来访者和不满意的来访者（Oasi et al., 2019）。当然，除此之外，他们还可能因为觉得自己很特别而表现得傲慢、轻蔑、挑剔，因此造成伤害。

毕竟，在我们的社会中，人们好像认为治疗师拥有特殊的能力，可以看到人的内心和灵魂、预测未来、治愈痛苦。我们的确很难不相信自己的特殊性。

长期以来，我一直觉得自己拥有超能力。毕竟，有时（在别人甚至我自己看来）我似乎能读懂别人的心思，预测未来，并且能听到、看到、感知到一般人无法感知的事物。我一直在努力提高自己的直觉、敏感性和语言流畅度，这远远超出了那些不具备我的训练和技能的人的水平。因此，我太拿自己当回事、夸大自己的重要性，也就不足为奇了。而且我知道，在我的同道中，我并不是个例。

知道得太多

一定程度的无知、天真，或者回避行为中的阴暗面，都是有一些道理的。不幸的是，身为治疗师我们无处可避。每天，每个小时，人们都会向我们披露那些能想象到的最令人不安、最不正常的行为。久而久之，不管人们对自己和别人做了多么怪异、毛骨悚然、病态、伤人的事，我们都不会感到震惊了。人们把从未与人分享过的秘密告诉我们，比如虐待、创伤、痛苦、成瘾、强迫、性变态、愤怒，而我们却要守住这一切，不告诉任何人。人们向我们倾诉他们最糟糕的本能、幻想、幻觉、妄想和癖好，而我们必须倾听并接受这一切。我们在电视或媒体上看到的一切都比不上我们在治疗室里遇到的现实。我们看到的是人们濒临崩溃时最糟糕的一面。在人们最无能为力、最失控的时候，我们会受到暴怒、羞耻、愤慨、诱惑和操纵的冲击。我们与来访者讨论那些禁忌的、未经言说的东西。

别再说我们窥探他人的思想或内心：我们看到的是人的灵魂。如此靠近那些挣扎于存在、意义和生存等终极问题的人，会给我们带来什么样的影响呢？

格雷厄姆曾是一名牧师，后来成了一名心理治疗师。他谈到了他如何从聆听忏悔并给予神明的宽恕，转向另一种工作：帮人们学会宽恕自己。"现在，我与人们一起努力理解他们的生活。我试图帮助他们找到某种意义。我感觉自己就像是他们生活中的绿洲，是他们迷失方向时休息和恢复的地方。当我还是一名牧师时，人们希望我知道答案。现在作为一名治疗师，我接受了一个事实：我知道得再多，也没有答案。我只知道，我们无法独自面对这些。知道我们永远无法达到平静或满足，是相当让人挫败的。"

就像这位治疗师一样，我们常常被迫放弃幻想。我们不能假装事情很简单。我们太了解人们自我欺骗的下场了。我们整天都在听人们对我们撒谎，对他们自己撒谎，并试图找到应对的方法；我们的工作就是面质这种欺骗。当一天的工作结束时，接下来要面对的就是我们的自我欺骗，这就是为什么我们必须诚实、认真地评估潜在困难的早期迹象和症状。

把自己和他人病理化

当受训学员在评估课程中第一次学习《精神障碍诊断与统计手册》（*Diagnostic and Statistical Manual of Mental Disorders*，DSM）时，这种经历既好笑，又有潜在的危险。起初，这些知识蕴含着一种力量，让人觉得我们终于有办法对可能要治疗的各种令人困惑的疾病进行分类并贴上标签了。对编码系统的学习有种数学的精确性，我们可以计算出各种类别中每种可能类型的相关数字:"阿尔茨海默氏痴呆(dementia with Alzheimer's)""克雅氏病所致痴呆(dementia due to Creutzfeld-Jacob disease)""晚发性痴呆伴妄想(dementia, late onset, with delusions)""早发性痴呆伴抑郁(dementia, early onset, with depression)"。学到人格障碍的时候,我们开始在朋友、家人、同事、政客和媒体中发现随处可见的鲜活例子。我们开始使用新学到的这种语言,欣喜地在周围人身上发现各种症状。即便不会大声说出来,但在我们的脑海中,我们也开始称人们为表演型人格、自恋型人格、回避型人格、强迫型人格,或者边缘型人格(当我们非常生气的时候)。这种病理化的视角被称为"治疗师病",即我们常常不断寻找他人身上的问题,寻找功能障碍、适应不良、令人不安、不正常、自我毁灭和疯狂的地方。我们对术语和诊断标签越熟悉,就越能流畅地将这些术语融入我们的日常思维中。虽然这是成为一名称职从业者的自然且重要的一部分,但它也塑造了我们看待世界、他人和自己的方式。

尽管受到积极心理学运动的影响,研究和写作重新关注人的优势和资源,但治疗师仍然牢牢地扎根在心理病理的世界观中。我们特别善于发现一个人出了什么问题。我们的来访者只有深陷功能失调的行为时才会来找我们。我们要不断梳理来访者的主诉、叙事、生活史和自我陈述,以找出需要关注的问题和障碍。而在治疗以外,要关闭这个病理学过滤器是非常困难的。

我们很容易成为心理疑病症患者,时刻注意到自己或周围人的功能中可能存在问题的每一个细微之处。我们被教导要不断加强自我觉知,以磨炼我们的临床技能并修通反移情反应。我们被告诫要不断地解决自己的问题,以免其污染我们的工作。

米娅是一名实习治疗师,她坦率地承认她进入这个领域,既是为了帮助他人,也是为了自己的成长。她很高兴她取得了很多个人收获——改善了沟通、加深了人际关系中的亲密感、提高了同理心,以及增加了知识和自我觉知,但她也感觉自己经验不足、容易受伤。

督导师常常鼓励我们要开放、坦率和真诚,但这往往并不安全。我真实的样子真的能被接受吗？我什么时候会被评判为不够好？有很多信息是相互矛盾的。我们被告知要敞开心扉、信任他人、分享自己，但也不要太放纵自己。我们的表现总是在接受评估，我们也被告知要在每次治疗后进行自我评估。我必须告诉你们：这一切都让我头疼。我感到既虚弱又脆弱，而且实在是太累了。

疲劳和枯竭

　　一位著名的治疗师在一篇关于其生活方式的文章中描述了他典型的一天：从早上 7 点到次日凌晨 2 点，他的时间都有严格的安排。每 15 分钟做什么都被一丝不苟地计算在内。每次 25 分钟的治疗会谈一个接一个，中间没有休息。他在处理行政事务、演讲、写作和咨询等琐事的间隙匆匆吃一口饭，甚至谈话也要事先安排好。尽管他将这种不人道的生活方式辩解为"恋爱状态"，但更准确地说，这是一种神经质的工作狂状态，是适应不良的恶性循环的一部分。即使在这份关于其工作习惯的报告发表 30 年后，这位理论家已年过 90 岁，他仍然从早忙到晚。

　　如前所述，时间压力是治疗师的首要压力源。我们永远没有足够的时间见所有需要见的人、回电话、视频聊天、接收信息、参加会议、完成文书工作、开展外展活动、阅读文献、吃饭、睡觉，以及过办公室以外的生活。我们经常落后于计划。对于在公共部门工作的人来说，虽然有人排在等候名单上是家常便饭，但专业人员总是面临着"再多接一个来访者"的压力。

　　对于私人从业者来说，时间压力和恐惧感有不同的来源，主要涉及在日益激烈的竞争和经济现实面前，如何维持自己脆弱的财务稳定。我总是担心有一天不再有人给我转介来访者。我总是无法拒绝新的个案，因为我担心经济不景气的日子很快就会来临，而这样的日子终究会到来。因此，私人执业的情况经常时好时坏；好日子也带来了其他挑战，那就是如何在过度的工作和健康的生活方式之间取得平衡。

人们会认为，我们一旦关上治疗室的门或者打开屏幕，开始一次治疗，对单个人、单一任务的专注就会让我们从疲惫的节奏中解脱。当杂念和干扰被挡在门外，当一天的节奏被放慢到来访者心跳的节奏时，我们会感到深深疲惫。我们很难一动不动地坐在那里，我们感到腰酸背痛，双眼灼热。在连续见了第八、第九、第十或第十一个来访者之后，我们就只剩下一具空壳。

我们坐累了，听累了，说累了，想累了。当我们出于自尊、贪婪、习惯、逃避、恐惧或因为走阻力最小的道路而承担了过多工作时，这种疲惫感就会袭来。一位治疗师注意到，当他感到疲惫的时候，就说明他在压抑其他的感受。

> 在一次与来访者的治疗中，当疲倦袭来时，我感受到了我之前搁置一边的怨恨情绪，这是因为来访者在上次会谈之前的最后一刻打电话取消了治疗。在另一次治疗中，我从疲倦的感觉中发现了一些自己都没有意识到的性的感受。还有一次，我感受到的是危险，然后来访者主动告诉我，她想毁掉自己，但不想告诉我。（Griswell，1979，pp. 50–51）

我们常常敦促来访者避免过度工作。我们告诫人们要适度工作，以减少压力、疲劳和精神耗竭。我们教导人们更好地珍惜当下，过一种宁静的生活。我们告诫他们持续处理多项任务的危险，以及不断被信息、电话、短信、电子邮件打断的危险，而我们却沉浸在同样的行为中。除非我们能在自己的生活中创造工作和娱乐之间的平衡，放弃对完美的追求，否则很难教来访者采取更平衡的生活方式。

我认识一些专门从事健康和减压工作的治疗师（你们也一样），同时他们每周要见 50 位来访者，还要承担其他职责。还有一些治疗师在每周 40 小时的常规工作之外，还经营着繁忙的私人业务。我还认识一些治疗师，他们每晚工作到 9 点或 10 点，周末大部分时间也在工作。有一位治疗师每天早上 6 点开始写作几个小时，然后再去大学上班。在他完成自己的创作之前，晚上都会睡不好觉，经常要同时处理四本、五本甚至六本书的工作（是的，我在半退休之前也是这样，现在我面临的挑战是没有足够的事情可做，但这是另一个故事了）。

当我们忽略了吃饭，或者已经超负荷还拒不减少工作时，都表明我们过度工作了。我们忽略了家人和朋友，而最重要的是忽略了自己。留给我们独处、思考、感受、放松、无所事事的时间太少了。我们中的一些人不愿意请几天假，因为我们害怕损失收入或在组织结构中丢掉权力。别人用不了多久就会意识到，我们是可以被替代的——即使我们滋生了一种错觉，认为我们必须亲力亲为，因为没有人会做得比我们好。

不工作的时候，我们会反复思考我们的个案。我们会考虑来访者下一步的发展方向，我们做了哪些不如不做的事情，以及我们下周的计划。在一些不经意的时刻，我们会想：来访者过得怎么样？为什么有些来访者不再来了？我们做了什么把他们赶走？来访者充满了我们的世界。我们见来访者的次数和频率比见大部分朋友还要多。无论如何努力保持我们的职业性超脱，无论我们如何努力约束自己，在来访者走出治疗室时将他们从脑海中赶走，我们都仍然把他们留在了自己心里。当我们一周接一周地讨论他们生活中的重要细节时，这些人在我们的生活中怎能不重要，他们怎能不在我们的脑海中萦绕呢？

我感到筋疲力尽。光是想想我们日常背负的重担，我的精力就消耗殆尽了。想想真是奇怪，我们一动不动地坐着，却又如此努力地工作。也许正是因为我们必须一动不动、全神贯注，工作才会如此劳累。如果我们能把自己从椅子上分离出来就好了。如果我们在椅子之外的时间，能像我们坐在椅子上的时间一样有意义，那该多好。

孤立

治疗的存在是为了给人们提供一个安全、私密的避风港，以解决他们根本的问题。如果不能保证交流内容绝对保密，我们就无法完成很多有用的工作。为了保护来访者的隐私权、保密权和尊严，我们宣誓效忠于我们的职业行为准则，遵守沟通的保密性原则。我们的首要义务就是尊重和保护来访者所透露信息的保密性，这一点排在其他所有事情之前。

来访者自然会感谢我们的职业操守和荣誉感。对我们来说，这是经过多年训练后的第二天性。我们不会轻易做出可能危及来访者安全的轻率举动，就像我们不会轻易透露不光彩的秘密一样。在任何场合，无论是与同事、来访者家人、朋友，还是与配偶和伴侣谈到我们的工作时，我们都会习惯性地留意自己说的话，确保来访者的身份得到隐藏和保护。这很好地保护了来访者，因为我们的谨慎维护了他们的隐私。不过，就像所有的屏障一样，这不仅能防止一些东西泄露出去，还能让其他东西无法进入。

治疗师生活中最有意义、最有趣、最有成就感的部分之一，就是与来访者共度的时光。有时，我们可能会迫不及待地想告诉朋友，我们正在给哪位著名人物做治疗，或是聊聊某个奇特的案例。然而，我们不能告诉任何人我们的工作对象或工作细节。

如果我们在社交聚会上遇到来访者，按规矩我们应该不要引起他们的注意，除非来访者主动和我们打招呼。如果谈话中出现了来访者的名字，我们必须假装漠不关心，以免暴露我们和来访者的关系。这就好像我们同时与 50 个人秘密进行交往一样！我们甚至要安排好自己的日程表和办公环境，防止来访者之间不期而遇。所有这些都为我们的帮助对象营造了一个庇护所，而对我们来说则是一所监狱。

我们在物理空间上与外界隔绝，被关在一个隔音的房间里。我们（最好是）在治疗过程中不接电话、不开门、不回信息，也不允许别人打扰；在治疗间隙，我们忙着写记录或上厕所，几乎没有时间与人交流。很少有人顺路拜访我们，因为我们一直没空，或者正在做治疗。就好像我们不存在于外部世界中一样。

这种孤立的状态会带来什么影响呢？也许它更会让治疗师觉得自己是特殊的、神圣的：我们默默承受痛苦，让他人从痛苦中解脱。当我们不工作时，我们也可能变得神秘、冷漠和回避，同时我们还要始终力图对来访者表现出真实、透明和真诚。我们退缩到自己的内心寻求安慰，又拍拍自己的后背，嘉许自己的专业性。事实上，我们觉得自己像是殉道者。

城里到处都有我们不能去的餐馆、场所和酒吧，因为来访者或前来访者就在那里工作。在派对或社交聚会上，我们必须密切监控自己的酒量，因为一旦失控，就会玷污我们的名声。我们必须仔细检查我们在社交媒体上发布的所有内容，或者是完全不使用社交媒体。邻居们会观察我们的孩子是否有情绪失调的迹象，这样他们就能证实"家附近有个疯狂的心理医生"的传闻。人们不断地询问我们，应该如何处理他们的生活。还有一些人认为心理治疗师会读心术，这让他们感到害怕。他们不敢靠得太近，生怕我们不经意的一瞥就能看穿他们的不安全感。"哦，你是治疗师。我在你身边应该小心点［咯咯笑］。"

因此，我们就像被陈列在玻璃房子里。如果来访者或潜在的来访者调查我们在社区中的声誉，我们希望他们会发现，我们不仅是称职的专业人士，而且是好人。因为我们总是受到监控，因此我们要守规矩、保持始终如一的形象。我们善于观察和倾听，在有人对我们说话时会给予回应，并守口如瓶。

钱的问题

在谈到治疗师的艰辛时，讨论金钱问题似乎有点奇怪，但我们中的许多人确实与我们按时计费的报酬方式有着尴尬的关系。一方面，有时我们会觉得自己付出的辛勤劳动远远得不到应有的报酬；另一方面，有时我们提供的看上去只是两个老朋友之间的支持性谈话，为此接受报酬的感觉就有些尴尬。

当然，在不同的治疗环境中，治疗的方式也不尽相同。在私人执业机构，服务费是商谈的重要内容，而在县级服务机构，服务费则大多无关紧要。选择哪种治疗方式、治疗时间的长短，以及所采用的具体方法，在很大程度上取决于实际的经济条件。在社区心理健康中心，病人需要等待两周的时间，而资金则取决于新登记的病人的数量，因此精神分析治疗可能就不会那么受欢迎。而在私人执业机构，治疗师的生计取决于能否持续地按小时出售自己的时间，因此很难找到专门从事短程治疗干预的人。这样一位来访者流动率很高的治疗师，每年可能需要 400 多例转介来的新个案才能生存下去，而另一位临床工作者如果专攻长期的、更严重的个案，那么接 10~12 例新个案就可以过得很舒服了。

我们这一行的从业者无法确定自己是科学家还是哲学家，是技术人员还是艺术家。我们无法一致认定治疗师应在医学院、卫生学院、教育学院、人类发展学院、家庭研究学院、文学院、社会工作学院还是神学院接受训练。我们也无法就以下问题达成一致意见：治疗应该是短程还是长程的？治疗应该关注过去、现在还是未来？要处理什么问题应该由治疗师决定还是来访者决定？甚至，治疗师应该多说话还是少说话？也许更重要的是，我们无法确定治疗本质上是一种职业、一种事业还是一种使命。而现实情况是，在每次治疗过程中，我们可能经常会花一小部分时间，一边听别人讲述自己的故事，一边计算自己赚了多少钱。

我们与金钱之间确实存在着纠缠的关系，这常常会给我们的生活带来负罪感和冲突，因为我们给予的同情心和理解是收费的（Hancock，2015；Stevens，2018）。有些治疗师认同僧侣的角色，他们认为拥有太多钱会使他们堕落；他们在工作的商业化方面经历了巨大的焦虑和冲突。还有一些治疗师觉得自己像妓女：他们向陌生人提供亲密服务，并收取费用。还有很多私人执业的治疗师可能会因为做了自己真心热爱的工作却收取费用而感到内疚。

一些治疗师觉得自己在工作中其实并没有做什么，他们只是听听别人说话就能挣钱的骗子，这时负罪感就会导致恶性循环。这些治疗师可能觉得这些钱不是他们真正应得的，所以为了尽快摆脱这些钱，他们会让自己陷入一种消费主义的生活方式：工作、消费、再工作、再消费。我认识的一位治疗师忙得不可开交，每周要接待五六十个来访者，赚的钱比任何一个正常人能花的钱都多。由于没有闲暇时间亲自购物，她就在治疗间隙上网购物，最终订购了太多商品，以至于欠下了还不清的债务。

让钱的问题变得更加复杂的是，即便有些时候，我们会觉得自己没做什么却拿到了报酬并因此感到非常内疚，也会因为我们做了自己喜爱的工作却拿到如此高的薪水而惊讶，但我们也会觉得，无论多少钱，都弥补不了我们有时必须忍受的乏味和虐待。没有人像我们一样辛苦地调解家庭成员之间的争吵，处理其他人没法对付的倔强儿童和暴躁的青少年，以及目睹人们遭受痛苦和折磨。

此外，我们每个人都与金钱有着独特的关系，这种情况给我们的工作带来了额外的困难。我们看到有的夫妻为金钱问题争吵不休，而有的根本不愿意谈论这个话题。我们看到那些没有钱的弱势来访者时，内心的负罪感会被激发，感觉自己拥有了太多。我们看到富裕的人为了寻求满足而挥霍金钱。嫉妒、怨恨和怜悯妨碍了我们的同情心。而在我们管理自己的资源时，每个人都会遇到一些问题。这些问题会影响我们的工作，也会把事情弄得一团糟。

曾几何时，治疗是一种使命。比起一份工作或职业，不如说它是一种帮助他人的承诺。人们充满热情，怀抱着简单的理想投身于一个简单的世界。后来，治疗师的形象发生了转变，从一个提供建议的和蔼可亲的乡村医生，变成了一个拥有技术和心理测量支持的完美专业人士。立法者开始对这一领域进行监管。专业组织规定了恰当的行为。保险公司也加入了这个行列，随后是健康维护组织和优先提供商计划。现在，对许多治疗师和心理健康组织来说，最重要的目标在于争夺来访者。一些会议和工作坊上最受欢迎的项目，其标题都委婉地（但以具有误导性的方式）暗示了如何营销自己的业务以更多地赚钱。

临床工作者在自己"传教士"的形象与"营销主管"的行为之间左右为难。我们因为得不到赏识和报酬过低而感到挫败。有时，似乎再多的钱也无法公平地补偿我们的烦恼、紧张、情绪波动、冲突和沮丧。有时，我们似乎什么都没做，只是听别人喋喋不休地说了一个小时，却得到了太多报酬，这让我们感到内疚。我们花 50 分钟听别人说话，然后告诉他我们的看法，换来的钱足够我们买 10 本书或度假一整晚。这样看来，即使治疗师的工作充满艰辛，但还是很不错的。

然而，也有一些挥之不去的疑虑压在我们的良心上。我们竭尽全力，但有时还是远远不够。我们所面临的最具挑战性的困难，包括我们自身能力的局限。我们会对自己失望，也会经历失败。

· 第七章 ·

不完美，与失败共存

仔细想想，如果一个人已经活了将近 100 万小时，那么花上 10 小时、20 小时，甚至 100 小时，试图让他改变自己的行为，似乎是非常徒劳的。无论我们做什么，无论我们多么努力、有多高超的技术、有多少经验、参加了多少工作坊、读了多少书，有些来访者仍然不会有所改善——这是不可避免的，有些人甚至会在我们的照料下变得更糟。而当来访者在治疗中确实取得了重大进展时，大部分时候我们也不知道这些变化是否能随着时间的推移而持续下去。

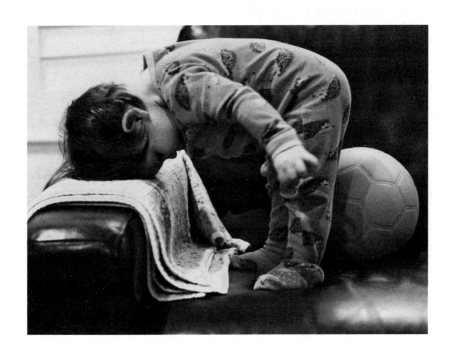

即便是这本书，大多数情况下也是注定要失败的。书中的任何内容对你产生重大影响的可能性有多大呢？更不用说产生那种深远的影响，让你对某些观点记忆深刻，从而真正引导你以不同的方式思考和行动了。你的书架上或电脑里有几十本甚至上百本类似的书，它们意味着你之前总是在尝试把学到的东西牢牢记住。老实说，你不得不承认，大多数时候这些东西留不下来。这就是为什么大多数自我照料计划持续不了多久，也是为什么人们往往会连续十几年立下同样的新年决心。

在讨论这个问题时，承认这一点同样重要：即使事情没有按计划或希望的那样发展，也并不一定意味一无所获、一无所成。无论来访者（或治疗师）对治疗过程感到多么失望或挫败，没有发生任何有意义的事情，或者没有取得一些可衡量的进展的情况确实都很少见。提到这一点，并不是要让我们在出现失败时推卸责任，而是要促进我们原谅自己的一时之过，从而从中吸取教训（Balkin，2021）。当我们能够以身示范，对自己的失败和不完美表现出这种同情时，来访者才有可能跟随我们的脚步，变得更加接受自己的失败和不完美——至少在他们能够做出重大改变之前。

失败和失望是不可避免的

无论是在音乐、舞蹈、喜剧还是心理治疗的表演中，即兴表演都被认为是创造性表达的最高形式。在我们的领域中，角色扮演和心理剧一直都是如此，而我们与来访者共享的一些最令人兴奋、最有趣、最具转化性的体验，恰恰发生在我们以新颖独特的方式与来访者合作时。

在治疗过程中，临床工作者和来访者往往会对体验有截然不同的看法，对所发生的事情也会有不同的解释，这是最有意思、最令人困惑的方面之一。尽管95%的治疗师承认他们有时会辜负来访者（让人不禁好奇剩下5%的治疗师在想什么），但绝大多数情况下，来访者才是造成困难的根源（Malus et al.，2018）。无论我们对治疗的进展怎样感到挫败和不满意，最终决定结果的还是来访者，通常是基于他们有没有感觉到被倾听和理解，而不是我们感觉有没有倾听和理解他们（Kottler & Balkin, 2020）。

只有当我们承认我们最喜欢的策略、标准的回应、程序化的脚本和传统的结构远远不够时，我们才会愿意试验其他尚不熟悉的方法。几乎所有的情况都是，当我们第一次尝试一种技术或建构某些东西时，会感觉很别扭、不舒服，而且很可能效果不好。正是这种失败的尝试迫使我们更加深入探索，并认识到我们现有思维和实践的局限性。

使这一过程更具挑战性的是，有时我们很难确定关系中的特定冲突、张力或压力何时严重到足以让我们改变方向或直接关注可能出现的问题。这是治疗过程中的一个小插曲，还是一个需要干预的大问题？这就引出了一个问题：工作同盟中的"紧张"何时会演变为"断裂"（Gelso & Kline，2019）？很多时候，在工作同盟内部，一定程度的抗拒是预料之中、不可避免的，甚至是有益的，这是早期阶段沟通协商的一部分。

要回答关于关系紧张的严重程度的问题，我们首先必须评估潜在的张力或分歧的可见后果，看看它们是不是需要解决的、有意义的问题。我们要寻找种种证据：退缩、反复争论、取消治疗，甚至某种方式的付诸行动。同时，我们也有必要对自己的同理心、同情心和对来访者的关怀程度进行一次直觉性的检查。当出现以下情况时，轻微的关系紧张可能会被定性为严重的关系断裂：（1）对治疗目标一直无法达成一致；（2）治疗过程中缺乏合作和协调；（3）一方或双方因认为缺乏进展而感到挫败和恼火，从而导致情绪紧张（Eubanks et al.，2018）。一旦发现需要修复的断裂，下一步需要确定的就是自己在造成或维持僵局的过程中所扮演的角色。这真的表明"治疗很糟糕"或"治疗师失败了"？还是说，这只是治疗过程中不可避免的一个阶段？

到底什么才是糟糕的治疗？

虽然在治疗的最终结果中，来访者起到的作用最大，而且肯定还有其他因素的影响，但我们对发生的事情也负有责任。我们大多数时候可能做得很好，但我们很难谈论自己的错误、误判、失望和失败。我们每个人偶尔都会把事情搞砸，错误地估计来访者的承受能力，或用力过猛，或用力不足，或犯下一些让自己感到难堪和后悔的错误。

对治疗中的脱落现象的各种研究估计，20%～30% 的来访者在初次会谈后就不再回来了，而接近一半的来访者在头两次治疗后就不再继续；大多数治疗师都不知道为什么（Goldberg，2012；Leichsenring et al.，2020；Oasi & Werbart，2020）。他们不回来是因为太失望了，还是像有些人所说的那样（Dryden，2020；M. Hoyt et al.，2018），他们在一两次治疗后已经得到了他们需要的东西？来访者没有重新预约或再次来访，不一定是出了什么问题。在一项针对轻度抑郁来访者的研究中，这些来访者只参加了几次会谈就终止了治疗，但在之后的访谈中，有一半的人表示取得了显著且令人满意的进步和康复（Lopes et al.，2018）。

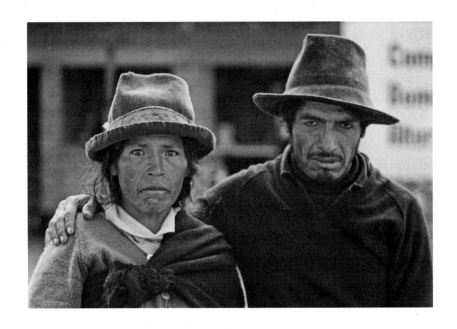

在界定和评估负性治疗结果的研究中，对数据进行解释的一个困难就是，结果很大程度上取决于治疗环境、来访者的原有状况、主诉和诊断，以及治疗

师的能力和处理这类疾病的经验。据估计，3%~30% 的个案至少以部分"失败"告终，但我们并没有考虑到个案的严重性和复杂性是不同的。治疗不复杂的哀伤反应，与治疗双相情感障碍或复杂的人格障碍相比，成功结果的标准有着显著差异。此外，还会有些伴侣和家庭感到毫无希望，或陷入了无比悲惨的境地，以至于减轻他们痛苦的努力似乎是徒劳的。

还有一个有趣的问题，那就是失败究竟"属于"谁。如果治疗师的行为明显不恰当、不敏感或不称职，那么治疗师当然有过错，但来访者的"贡献"也不容忽视，因为后者才是治疗结果的最大预测因素，没有之一。举例来说，我们知道那些遭遇过令人失望的经历的来访者往往多疑、悲观，并表现出一些无法自控的严重症状。他们往往不能容忍复杂性和模糊性，缺乏自我意识或觉察。他们不仅过去与父母的依恋关系很糟糕，现在也很少得到社会支持。最后，他们倾向于为自己的处境找借口，并将责任外化，对于治疗如何起作用以及为什么起作用也不甚了解（Constantino et al., 2019）。

有些来访者不断来参加治疗，却没有获得看得见、说得出的收获，那么他们通常平均会继续治疗十几次，然后得出结论认为治疗无效（R. E. Stewart & Chambless, 2008）。这还不包括另外的 5%~10%（据估计）的来访者，他们在治疗过程中情况变得更糟糕；而且，对于从事哀伤工作、创伤应激减压或者处理解离障碍的治疗师来说，这一比例要高得多。在临床试验之外的常规机构环境中，失败和有害影响的比例明显更高，可能高达 30%（Lambert et al., 2019）。当然，这些负面结果也存在很大的差异，这取决于从业者的特点、态度、技术和能力，因为有些治疗师很少遇到病情恶化的情况，而有些治疗师则会遇到各种困难。

在各类情况下，为了安慰自己，我们会使用各种策略和借口。

- 将结果的责任外化："来访者没有动力。"
- 将缺乏进展合理化："有时你必须先变糟、再变好。"
- 在同事的支持中寻求安慰："这都是阻抗的一部分。"

- 把失败当作成功："他之所以在首次会谈后没有再来，是因为他已经痊愈了。"

- 将期望值降到最低："只要她一直来参加会谈，她就肯定从治疗中得到了什么。"

- 假装我们正在取得成功："他确实在进步，但他就是不承认。"

- 归咎于我们无法控制的因素："这位来访者的心理障碍太严重了，我能做什么呢？"

- 坚持认为来访者还没有做好改变的准备："我的工作就是等待，直到来访者决定掌控自己的生活。"

事实上，有时候我们做得就是很糟糕。承认自己的失败是一件很痛苦的事情，而且我们也确实有充分的理由将其视为自己的问题。毕竟，并不是只有来访者才会发现自己的某些方面并不像他们一直以为的那样，从而变得不稳定或陷入危机。当我们看到或被直接告知我们的努力还不够好，或者我们高尚的意图没有得到肯定时，我们会感到非常不安。当我们面对那些没有进步，甚至变得更糟的来访者时，我们很可能会质疑我们自以为明白和理解的一切。就我个人而言，当来访者、学生或受督者对我的善意、丰富的经验以及对他们福祉的关切不领情时，我常常会感到闷闷不乐。

如果听到这些能让你感觉好些，我想再提一次：一些著名人物也曾经接受过非常糟糕的治疗（Kottler，2006）。朱迪·加兰（Judy Garland）的治疗师曾经每天见她两次，给她开各种药物来帮助她入睡，保持清醒，并减轻抑郁、焦虑和孤独感（她死于药物过量）。作曲家兼音乐家布赖恩·威尔逊（"海滩男孩"乐队成员）的治疗师居然搬去和他同住了一年时间，而且坚持要求他在此期间创作的所有音乐都必须将治疗师列为共同作者，并向他收取了100万美元的费用。还有玛丽莲·梦露的治疗师，可能就是他用巴比妥酸盐栓剂杀死了梦露。（他是最后一个见到梦露还活着的人。）他还让这位情绪低落的女演员为他跑腿办事，给她无限量地服用戊巴比妥钠、西可巴比妥钠和水合氯醛，并要求她在步行范围内购买一栋房子，这样他就可以随时方便地接近她。

尽管这些显然都是糟糕的治疗和失败的治疗案例，但对于究竟是什么构成了负性治疗结果，却存在很多分歧。我们邀请过著名的治疗师来定义什么是糟糕的治疗，结果惊讶地发现得到的答案五花八门（Kottler & Carlson，2002）。一些理论家主要关注来访者的行为和反应：他们在治疗之外是否有不同的表现，他们是否感到被理解，他们是有所改善还是变得更糟。有趣的是，还有一些著名治疗师更重视他们自己对来访者的体验：他们是否感觉自己能够掌控，他们在多大程度上表现出了同情心和同理心，他们在关系中的灵活度和自由度，他们对个案的假设和诊断的准确性，以及他们自己的傲慢和过度自信可能造成的影响。同样耐人寻味的是，一些理论家对自己的失误相当宽容，他们不会把失误称为糟糕的治疗，而是把它们当成改变方向之前需要考虑的试探性数据。根据这种观点，估计错误、判断失误、时机不对和干预不力，并不一定意味着治疗师一直是不称职的，除非治疗师没有做出调整。

经验丰富的从业者对什么是糟糕的治疗有着如此截然不同的看法，这是不是很有趣？一些理论家完全根据来访者的最终意见或行动进行评估，还有些理论家则考虑了自己对治疗过程的感受。如果来访者离开时很开心、很满意，但行为上没有发生根本性的改变，那么这算是一个成功的案例吗？如果来访者自称没有任何进步，其他人却说他的状况有了显著改善，这种情况又怎么评估呢？因此，我们也许可以得出这样的结论：糟糕的治疗指的是参与治疗的双方都对治疗结果不甚满意的某种评估。

远离失败

负性治疗结果不仅会让来访者失望，也常常让治疗师感到不安。作为聪明、敏锐、心理成熟的人，如果我们想要找借口来解释负性治疗结果，肯定能找到很好的理由。当然，这些解释也有一定的道理。

最常用的一种让自己感觉不到威胁的方式，就是告诉自己：在治疗中，无论成功还是失败，都是属于来访者的。不过，无论我们承认与否，我们都会情不自禁地受到来访者的影响——他们在我们眼前每况愈下，而我们却无力阻止其恶化的趋势。这些案例会在我们心头挥之不去，侵扰我们的睡眠，占据我们的闲暇时间，支配我们与同事的谈话。在某些方面，他们甚至成了最能影响我们的人——他们影响着我们的理论和整个实践风格。

在我受训期间，我怀着敬畏和崇拜的心情观看了一些心理治疗大师的录像。这些单次治疗都产生了神奇的效果，治疗师在其间取得了惊人的突破。我清晰地感觉到，我自己的心理治疗就应该是这个样子的。参加工作坊只会加剧这种感觉，因为主讲人经常会推销他们的方法，展示他们如何有效且高效地带来了我们梦寐以求的改变。这一直是我最谨慎保守的秘密之一：我自己的治疗与我在那些录像中看到的完全不同；它们经常是混乱、笨拙的，并且令人困惑，有时还需要相当长的时间才能产生预期的效果。这导致我花了几十年的时间访谈治疗师，了解他们的失败经历，以让我对自己的失败感觉好一些（Kottler，1993，2017；Kottler & Blau，1989；Kottler & Carlson，2002）。

当我最终受邀制作自己的示范视频时，我决心尝试一些不同的东西。我厌倦了这个领域的所有专家都在展示他们是多大的奇才，看上去自信满满，毫不费力地施展着魔法。我想做一次真枪实弹的治疗，包括一开始所有的尴尬对话。最初的访谈往往是有些不自在的、有压力的互动，双方都会努力给对方留下良好的第一印象，但除了资料收集和形象管理之外，很少能完成其他工作。

当我出现在录制现场时，我惊讶地发现，我竟然要会见三个不同的来访者。我问为什么要这样，因为对每个来访者，我做治疗的方式都不一样。我常常幻想我的来访者拿他们与我的谈话记录进行比较，然后报告说他们感觉好像每个人都咨询了不同的治疗师。因此，如果制片人想让我会见三个不同的来访者，那么呈现出来的东西可能会非常不一致且多变。他向我解释说，这样做的目的是确保至少有一次治疗可以用。我对这个解释感到困惑，因为他一直在收集世界上最伟大、最有成就的从业者的存档录像。当我不解地看向他时，他笑了笑，小声解释说，他们中的很多人实际上并不能很好地开展治疗。他们可能是魅力四射的人物，是他们的方法的热情倡导者，是优秀的作家和公共演说家，但他们并不一定很擅长把自己教给别人的东西付诸实践。这就是为什么他们至少需要三次机会，才能生成一个可用的工作演示。我觉得这真的很好笑（也肯定了我的想法）。

结果，我与第一位来访者的会谈竟然出乎意料地顺利，而我碰巧知道其中的原因。在我们上台面对灯光、摄像机和演播室里的观众之前，我转向来访者，问她是否和我一样感到紧张。当她抓住我的手寻求安慰时，我就知道一切都会好起来的：在那一刻，在摄像机开始拍摄之前，我们就已经建立了联系。我们之间产生了一种无言的默契："听着，如果你愿意保护我，我也会保护你。这是我们俩一起在对付他们。我们可以让对方显得很棒！"

如果说第一节治疗好得难以置信，那么第二节治疗就很一般。事实上，这是一次典型的与青春期女孩进行的首次访谈。她很健谈，反应也迅速，但并没有透露太多关于自己的信息，而我只能咧嘴笑着支持她。而第三节治疗绝对算得上痛苦，真的糟糕透顶，以至于我差点起身离开制作现场。那个青春期男生根本不愿意说话。他说他没什么想解决的，就只是抱着胳膊坐在那里。我越推动他，他就越一言不发。我违背了我在工作中所坚持的一切；其中最重要的一点是，我没有尊重他的节奏和需求，而是一味奉行我那倒霉的议程。会谈中有一刻，你真的可以看到我探过身子，用手捅了捅那孩子的胳膊，激励他和我一起冒险。看到这段视频时，我觉得很丢脸（因为制作人坚持要删除视频，所以只有我这里有一份复制的），但这段视频却非常准确地展示了在首次会谈中，对一个抗拒治疗的青春期男孩进行治疗的情景（尤其是在观众面前）。

这次严峻的考验结束后，我提出我们应该在视频中使用这个案例。我想让全世界都看到，当我失败得一塌糊涂时，治疗是什么样子的。在我看来，这样更有指导意义。制片人却不同意我的偏好。最后我们选择的还是最好的那节治疗，它能让我看起来好像真的知道自己在做什么。但我由此产生了一个想法：如果请最著名的治疗师谈谈他们印象最深的失败经历，那该多么有意思！这种想法也许很有趣，但让著名的理论家开口谈谈他们和我们这些凡人一样惨遭失败的经历，则是另一回事了。

从这些研究和其他研究中归纳出的一个核心主题是，失败对于我们的持续发展是至关重要的——如果我们愿意承认失败。在大多数情况下，负性治疗结果能够帮助我们发展出更大的灵活性、创造力、心理韧性、谦逊和开放性。正是在事情进展不顺利时，我们才不得不思考我们的工作方式和我们可以做的改变。如果一切顺利，我们就会继续迎接下一个挑战，而不会做进一步的思考。

失败的原因

如果说治疗有时不可避免地（甚至必然会）"失败"、造成来访者情况恶化或"同盟破裂"，那么我们就必须熟悉这些情况的常见原因。它们可能始于一个相对无关紧要的动作、简单的过失或误判，但很容易在不知不觉中失去控制。治疗师开了一个不经意的玩笑，看起来完全是善意的，只是为了让气氛放松一些。但来访者以一种治疗师能够觉察的方式表达了不满，而治疗师希望能够澄清这个小小的误解。来访者的过度反应让治疗师感到有些恼火，而来访者察觉到这种情况，进而产生拒绝和退缩的情绪。

治疗师的投射性反应和反移情反应，会让治疗师将所发生的事情过度个人化，导致僵硬的界限被不断加强。来访者将其体验为进一步的拒绝，这激活了他们过去经历的类似的虐待。而治疗师并没有意识到这些，因此选择解释这种阻抗，并面质不断增长的关系张力。来访者因为这种冲突而感到更加焦虑不安，感觉自己被进一步误解，并开始反驳治疗师之后所说或所做的任何事情。这时你才明白，哦，事情的严重程度升级了：一连串误解和受伤的感觉不断增加，直到治疗双方都感到挫败和气馁。

在任何行业中，尤其是像心理治疗这样复杂的行业中，失败都涉及多个层面的各种因素。显然，有些因素与来访者的特点有关，也与来访者在治疗过程中的动机、不切实际的期望和隐藏的目的有关。如果来访者是在违背自己意愿的情况下被转介来的（很多来访者都是这样），或者是被重要的人强迫接受治疗，或者对改变的态度充满矛盾（很多来访者都是这样），那么治疗进展就更有可能阻碍重重。还有某些个人特征和态度也会影响治疗结果，更不用说某些起反作用的态度和信念了，比如"我知道治疗没有用，你什么也做不了"。还有特定的人格类型（边缘型、自恋型、表演型）可能预示着之后的治疗会充满困难，还有一些器质性因素可能损害来访者的觉察能力和加工能力。

第二类导致失败的因素是我们完全无法控制的。这些外部因素是来访者现实情况的一部分，包括纠缠或破坏性的家庭、缺乏支持系统、持续的物质滥用、贫困和剥夺，以及缺乏可靠的交通工具或途径来参加会谈。如果来访者无法定期接受治疗（无论是面询还是远程咨询），那么治疗效果显然会大打折扣。如果家人或朋友主动破坏和消除治疗的进展，也会增加治疗的难度。如果来访者没有稳固的支持来强化新的行为，那么在治疗之外保持进步并使效果得以持续，就是件很有挑战性的事。

第三类因素与治疗过程和治疗关系本身相关，这往往是最常见的让来访者失望的根源，尤其是当治疗师没有系统地邀请、评估和响应来访者的反馈时（Duncan & Sparks，2020；Schuckard et al.，2017）。有时，治疗师与来访者之间存在基本的不相容——由于性格、价值观或风格的冲突，双方就是无法匹配。治疗节奏可能过快或过慢，导致来访者过早脱落。治疗同盟有可能是不牢固的，缺乏相应的承诺、信任和理解。也可能存在依赖方面的问题或移情过程，这些都是治疗关系的一部分。

除了这些过程方面的考虑之外，还有一些治疗方法、技术和策略被发现是相对无效的，甚至是有害的，但治疗师可能会继续使用它们（Knox，2019；Kottler & Balkin，2020；Rozental et al.，2018）。这些有效性几乎没有证据支持的治疗方法包括：解离性身份治疗、危机事件集体减压疗法、"惊醒"干预、重生、思想场疗法、性向重塑和年龄倒退等。你可能会注意到，有些同行使用的是过时的假设和方法，它们几乎没有实证支持，而且可能在很久以前就已经被揭穿了。近年来，"真理""事实"和"科学证据"的整个概念在政治舞台上受到侵蚀，导致相当一部分人认同了与现实严重不符的信念。

纵观医学史，尤其是心理健康治疗史，在采用流行的治疗方法与最终发现其潜在的无效性和危险性之间，总是存在一个时间差。就在不久前，我们的前辈还认为应该用动物磁力、额叶脑白质切除术、水蛭疗法和放血疗法来治疗情绪痛苦的人，甚至把他们当作巫师或女巫烧死或淹死。这只会让我们有理由怀疑，如今我们满怀信心在做的事，在证据收集完备之后，可能被证明是毫无价值的。

最后一点也很重要，那就是治疗师的特点。这些特点对治疗成功的阻碍，不仅仅体现在某个来访者身上，而且体现在我们的整体工作上。治疗师如果传递出消极的态度，让来访者感觉僵化、傲慢，或者表现出公然的自恋和自我中心，就会把来访者赶走。一些从业者也可能缺乏某些技能，比如很难面质来访者，或者很难选择恰当的干预时机，或者对干预措施的执行不到位。

对自己的弱点、过失和最常见的错误实事求是地进行自我评估，这样的练习虽然令人不安，但毫无疑问能让人获得启发。我们为来访者的生活做出的最有价值的贡献之一，就在于我们能告诉他们一些他们显然没有意识到的事——他们做了哪些令人反感的、把别人推开的事情，他们有哪些令人讨厌的习惯，以及不断给自己找麻烦的自我破坏行为。既然这些反馈可以很有用，那么我们绝对有必要用同样的方式审视自己，以提高自己的工作表现和有效性。

花点时间想想，有关你做得不够理想的事情，哪些方面是你最常从以前和现在的来访者、同事和督导师那里听到的？大家反复说我的一点是——这么说的大多是学生，也有来访者——我在集中注意力时，面无表情、让人难以捉摸，这常常被他们理解为批评的态度；也有人多次告诉我要给出更真实的反应。我一生中的大部分时间都在与自己内心那个批评的声音做斗争，经常对别人做出不那么友善的判断。当我得不到自认为应得的认可时，我就会闷闷不乐。我迫切地需要得到承认，这也助长了我势不可挡的野心。我过于随意地自我披露，有时甚至是自我放纵。但我最大的问题还是在于没有耐心，推动来访者时太用力、太迅速，因为想要或需要看到一些行动的人是我自己。

那么你呢？

以一丝不苟的诚实和宽恕对待失败

处理失败的最具建设性的方法，就是将其视为有用的信息：它说明我们正在做的事情效果不好。承认这一点需要一定程度的诚实评估，也需要来访者帮助我们识别治疗中最有效和最无效的部分。取得积极疗效、扭转失望结果的最佳预测因素之一，就是治疗师在每次治疗后都系统地征求来访者的反馈意见。即便治疗进展得并不顺利，但如果来访者能够就他们喜欢和不喜欢的方面提出意见，他们仍然会感到更加满意（Duncan，2014；Duncan & Sparks，2020；Miller & Rousmaniere，2014）。这与关于团队成员对计划会议的满意度的研究直接相关，而计划会议常常被认为是工作中最让人讨厌、最浪费时间的活动（Geimer et al.，2015；Kottler，2018b）。只要允许参会者在会议期间发表意见，无论是否得到了倾听和回应，他们都会心怀感激，并对会议体验给出更满意的评价。人们就是喜欢有机会表达自己的观点，无论之后他人如何回应。

有一点至关重要：我们不仅要承认和承担自己的失败，还要宽容这些失误。我访谈过的治疗大师与我所认识的其他人的不同之处在于，他们具有良好的心理韧性，能够接受自己会犯错误、会忽略一些重要的东西。能够将失败重新定义为建设性的反馈也非常有用，因为这样就可以在事情进展顺利的时候更加灵活地做出必要的调整。当事情进展不如预期时，考虑以下几个问题会非常有帮助，它们与持续征求来访者的反馈意见直接相关。

1. 来访者是什么时候开始注意到治疗中的情况开始变糟的？导致事情变糟的转折点或关键事件是什么？

2. 来访者（或治疗师）如何定义问题，致使对问题的处理特别困难？如何以不同的方式重构或重塑当前的主诉？

3. 来访者认为，故步自封和坚持功能失调的模式会带来哪些好处和优势？这些次级获益是如何使保持进步变得更加困难的？

4. 来访者对治疗关系的质量有何体验？是否有一种相互信任、关心和尊重的感觉？

5. 来访者在治疗过程中的动机和投入情况如何？如果有矛盾、不确定甚至阻抗的迹象，来访者认为原因是什么？

6. 到目前为止，来访者认为什么对其最有帮助，什么最没有帮助？来访者希望可以采取哪些不同的方式来让事情变得更简单？

7. 来访者从朋友、家人和同事那里能获得多少社会支持？来访者认为哪些因素可能会阻碍或破坏其改变或保持进步的努力？

8. 是否有任何新的、反复出现或持续存在的危机或压力源，让问题变得更严重了？有哪些来访者尚未透露的、潜在的重要信息？

在处理这些反馈意见时，我们需要有一定程度的坚定且一丝不苟的自我批判精神，不能一味地指责来访者固执、阻抗或不合作。事实上，他们在当时的情况下已经尽力而为了。相反（或者至少是除此以外），我们必须审视自己的行为、假设和行动，将其视为影响失败的可能因素，甚至是原因。失败几乎从来不是关系中的一个人造成的，而是参与者之间互动的效应所致。或许治疗结果在很大程度上确实是由来访者自己决定的，但我们也知道，我们可能会做一些令人不快、令人沮丧或明显无效的事情。

- 表达的态度被来访者感知为批评、评判或不尊重，无论我们的意图是否如此。
- 固执地坚持使用自己喜欢的干预措施或治疗方法，尽管它们显然不受欢迎或效果不佳。
- 对来访者的面质或挑战进行得太早或不够敏感，让他们感觉受到威胁、攻击或误解。
- 受急躁情绪影响，推进工作的速度与来访者的准备程度不相符。
- 对个案或个体持有不正确的假设，妨碍了对可能发生的情况进行更准确的评估。

- 满足我们自己的需求或追求自己的利益，而不是更密切地关注来访者最想要什么，以便让来访者感觉到被倾听、被理解。

值得反复提及的一点是，大量研究一致表明，影响治疗成功或失败（或介于两者之间的其他结果）的最重要因素，就是**来访者对治疗关系质量的感知**。如果我们未能和来访者建立合作同盟，或者在同盟出现断裂时没有意识到，那么几乎不可避免的是，参与治疗的双方体验都不会很好。另一个提醒是，我们往往会把自以为知道和理解的东西过度推广到各种不同的个案中，而没有根据来访者独特的文化背景进行调整——有些来访者会在治疗过程中带来完全不同的期望和目标。

失败的馈赠

失败在很多方面都对我们有用，它教会我们更具创造性和实验性，在熟悉的策略不起作用时尝试新的策略。它教会我们谦逊和耐心，促进我们更多地反思自己的行为，以及我们的行为对他人产生的或好或坏的影响。在我们的工作和生活中，失败总是与成长相伴。我们有时会忘记，恰恰是我们的失误和误判，常常让我们在自己的理解和创造性努力中取得突破。几乎所有领域和职业都是如此。医学中的一个戏剧性案例就说明了这一点。

悉尼·法布尔（Sidney Faber）是 20 世纪中期在纽约一家儿童医院工作的病理学家，他发现自己完全不知道如何治疗白血病，因为当时还没有任何治疗方法。他眼睁睁地看着年幼的病人消瘦下去，完全没有办法减轻他们的痛苦，更无法治愈他们致命的疾病。他从同事那里听说了叶酸的一些临床疗效，于是他尝试用这种化合物治疗自己的病人。唉，结果接受他的研究的所有儿童都很快死亡了，之后他就被解雇了！先是杀死了自己所有的病人，然后又因为这场悲剧而被指责和解雇，我们想象不到比这更惨痛的失败了！有些人可能会彻底放弃这个职业，或者至少羞愧地躲起来。但故事还没有结束。

法布尔推断，如果叶酸会加速癌细胞的生长，那么某种抗叶酸的化合物也许能使病情缓解甚至痊愈。这成为医学史上第一个成功的癌症治疗方法，并催生了化疗这种治疗方法的发明。这个例子并不罕见，很多新的发明和发现都是错误与失败带来的。亚历山大·弗莱明（Alexander Fleming）因疏忽致使他的实验室设备受到污染，之后他在培养皿中发现了第一种抗生素——青霉素。同样，心脏起搏器、X光、疫苗接种、笑气、血管造影、抗凝血剂和苯二氮䓬，都是在纯粹的意外和先前的错误中发现的。

对于我们所做的、曾经做过的任何事，无论是在个人生活还是职业方面，只有在我们已经穷尽了我们已知的所有方法之后，我们才会愿意尝试和即兴创作一些其他的东西，而这些东西往往会带来意想不到的结果。在我们感到迷茫或困顿的时候，这是一个非常重要的经验。

昨晚，我带领了一个治疗团体，这是我一生中最令人挫败的职业经历之一。似乎做什么都没有用。大家长时间保持沉默。没有人愿意主动提出或同意讨论他们在签到时提出的关键问题。当我尝试面质这种阻抗时，大多数成员都否认有这种感觉。当我尝试直接表达自己的挫败感，以期带动大家的反应时，一些成员却借此机会以间接的、操纵性的方式表达他们的愤怒。我试着把团体分成几个小的单位，让大家谈谈没有说出来的话。我委任另外几名成员暂时接手并带领团体。这些都不奏效，我们一直处在僵局之中。在我过去带领的成千上万个团体中，我从未遇到过这次这样的情况。我感到迷茫、困惑，不知道下一步该怎么做。

好吧，昨晚我没怎么睡觉，因为我一直在试图弄清到底发生了什么，以及接下来我该拿这个"失败"的团体怎么办。我仔细回顾了自己作为带领者的干预。我仔细回想了那次团体过程中出现的关键问题，并将它们与之前的情况联系起来。我写下了一些可能的假设，以便在今后的团体治疗中探讨（如果这个团体能维持下去）。最重要的是，我一直在认真思考我知道什么、我认为我知道什么，以及我根本不了解什么。这是一项痛苦的工作，既让人困惑不解，又让人兴奋不已。在我写下这些文字的这一刻，所有新的学习和成长都是基于我感知到了自己的失败。不管下一次团体过程中发生什么，受阻的经历和感受都会促使我考虑未来用其他方式工作。虽然老实说，我不能说自己感谢这次机会，但我正在努力充分利用它。

上文所述的内部自我批评式回顾，是反思性分析的一个例子。如今我们几乎所有人都在这样做，因为我们正在试验和学习如何调整我们的工作，以适应对远程医疗和视频治疗的日益增长的需求。在这一过程中，重要且必要的一步是，要弄清楚我们过去一直在做的事情里，有哪些不能很好地迁移到其他治疗形式中；并且，当我们在一个完全不同的地方开展工作时，要找出新的方法来提高我们的影响力和作用。

与自己谈论失败

即便是经验最丰富的专业人士，有时也难免在处理来访者的批评性反馈时感到需要自我防卫和给自己找借口。除非我们能够克服怀疑、威胁或不称职的感觉，否则就很难从这种体验中学到任何有用的东西——不仅无法解决争端，而且无法进一步提升个人和专业功能。恰恰是我们自身的情绪调节能力和自我对话能力，让我们对自己的错误和误判有了更深刻的认识，也让我们有机会对它们进行"修正"。毫不留情的自我批评一直让我深受困扰，而一个鲜为人知的事实却安慰了我：松鼠埋下的橡子里，有 80% 最后都找不到了。我要再说一遍这件事，因为我觉得这太令人震惊了，也太可笑了。想想看，如果让你描述松鼠的工作，你会说："它们寻找和收集橡子，然后靠埋在地下的橡子生存。"但是——尽管它们大部分时间都在做这件事——它们却弄丢了超过四分之三的宝贵食物。但我们可以从中学到的是，（我想）松鼠只是把这种一贯的失败和损失当作工作的一部分，然后耸耸肩（如果它们能耸肩）继续工作。

阿尔伯特·埃利斯（1984）曾说过，治疗师认为他们可以在所有时候成功地治疗所有来访者，这种想法是很轻率的，甚至是完全非理性的。我相信他说得对。我们知道，我们没有能力帮到每一个人。不过即便有这种认识，我们仍然免不了会想："我给出的所有解释都必须深刻""我必须总是做出高明的判断""我的来访者必须欣赏我的工作，并且感激涕零"以及"他们在治疗外应该像我在治疗中一样努力处理问题"。

关于面对失败的态度，我曾经访谈过著名的精神科医生弗兰克·皮特曼（Frank Pittman）。这次访谈非常具有启发性。他在回答我的问题时说："你想让我讲一个关于失败的例子吗？你想要一个今天发生的吗？我有太多例子了，不知道从何说起。"

"好吧，"我进一步提示他，"就说一个你最喜欢的怎么样？"

然后，皮特曼讲了这个故事：有一次，他和一个家庭在台上面对很多观众进行演示。他把这个家庭中的一位年轻男性认定为索引病人，并且对他施加了很大的压力。结果，这个男孩愤怒地走下了台。男孩的母亲和姐妹对皮特曼的做法非常气愤，她们直言不讳地表达了不满，然后也走下台离开了现场，再也没有露面。随后，观众们纷纷起身退场，抗议这家人得到的治疗，留下皮特曼一个人坐在台上。工作坊的组织者对此非常不满，她没有和皮特曼说一句话，就立即开车送他去了机场；那甚至不是他应该出发的机场，只是离会场最近的机场！

"在那之后，你是怎么面对自己的呢？"我问皮特曼。"你怎么再在公众面前露面？"

皮特曼只是耸耸肩。"有成功就有失败。"

"就这样？你就这样处理搞砸的治疗吗？"

"嗯，是这样的。如果不冒点风险，你就做不好治疗。有时候治疗能顺利进行，有时候不能。"

我仍然不明白他怎么能如此轻松地摆脱这件事，但我从他的提醒中发现了巨大的智慧，那就是：与错误和失败共存就是做治疗师的一部分，否认这一点毫无意义。从某种意义上说，我们都是松鼠。无论我们多么小心谨慎、有条不紊，有时都会弄丢一些橡子。重要的是我们从这些经历中学到了什么。

与"徒劳无功"共存

没有什么事比这更让人吃惊和难受的了：另一位治疗师正在给你的一位前来访者做治疗，并因此给你发来一份"信息公开表"。首先，愤怒和被背叛的感觉油然而生；然后，自我怀疑悄然而至，并且一阵强似一阵。如果你有机会向同事抱怨，那么你很可能会听到一句安慰的话："你和那个来访者的工作太有效了，所以他才不敢再来找你，因为他知道自己必须面对改变。"当然是这样啦。

事实上，我们每个人都有感到迷茫的时候。由于我们（或他们）的缺陷和局限，我们无法与某些人达成沟通。大多数时候，我们永远也不知道到底是哪里出了问题。来访者就是不再来了，也不回电话。在某种程度上，如果来访者一直来，却一直不让你接触她的内心，这种感觉会更糟糕；她觉得自己足够强大、足够安全，可以继续治疗，而不用担心必须做出改变。虽然你提醒自己，无论来访者是否做出改变，你都能拿到报酬，但这并不能安慰你。你仍然要面对那张像石头一样坚定不动摇的面孔。你还是得忍受来访者的花招、防御性反应和顽固的阻抗，而不能认为这是因为我们做得不好。

有些来访者似乎会永远留在治疗里：被动、依赖性强的人需要认可；自恋的人需要观众；还有边缘型来访者，当他们没有特别不稳定时，就需要花钱找个他们能虐待的人。与这些人工作有时似乎是徒劳的，因为他们的情况即使有所改善，也往往进展缓慢，而且他们的问题很少能真的痊愈。与问题严重的个案工作时，我们对治疗进展的预期并不那么乐观。如果我们相信，我们可以改变一个人的遗传结构、家庭僵化的等级制度，或者自出生以来就一直存在的稳定的人格特征，那真是胆大包天。我们能改变这些来访者的生活，简直就是一个奇迹。而且，我们经常会遇到我们无法抗衡的强大力量。即便我们确实在帮助一个人改变上起到了重要作用，也并不意味着这种效果会持续很长时间。

试图让一个 17 岁的孩子相信，我们能够为他提供一种可以与啤酒和电子游戏相抗衡的解药，似乎是徒劳的。试图帮助一个遭受身体虐待和性虐待的孩子——她住在临时看护机构，因为她无法回到父母身边，也没有家庭愿意给她提供寄养，更不用说领养她了——让人感觉毫无希望。同样，试图承诺"更好的前途"来引诱酗酒者远离波旁威士忌，也让人感觉无望。当我们试图帮助一个愤怒的青少年，而他的父母却在破坏治疗时，我们也会感到努力徒劳无功。如果一个人离开治疗室后，又马上回到他的同龄群体中，那么认为我们可以改变他的价值观是不现实的。我们对任何人任何方面的治疗，都会经历徒劳无功的体验。除非别无选择，否则没有人会想要我们推销的东西。即便如此，只要能争取到一些时间，他们也会满足于表面上的改变。我们可以给来访者他们想要的东西——一点宽慰——但我们知道这也是徒劳的。

一些初步结论

那么，从以上关于治疗失败的讨论中，我们可以得出什么结论呢？首先，你工作的糟糕之处，不仅体现在你做的一些非常愚蠢或者没有风度的事情上，还体现在你善意的忽视上。懒惰、自满和依靠惯性工作，都会导致工作效果的平庸。

其次，对自己的失败和不理想的结果进行反思，可以大大提高你今后的工作技能，教会你在干预时更加灵活、更有创造性，并能更好地回应每个来访者的需求。然而，过度的自我反思也有副作用，那就是会让你更加自我专注、自我怀疑，并产生苛求完美的感觉，因为你永远无法达到自己心中的理想。

最后，有效处理失败的关键在于承认自己的错误和承担责任，并与你信任的同事坦诚地谈论失败。这不是说一味地抱怨来访者的阻抗和不依从，而是要谈谈自己的行为和可以改进的办法。与此相关的是，不仅要接受自己的局限性，还要原谅自己的不完美、缺陷和人性。无论你如何努力，无论你如何研究、学习和实践，你的治疗都会有好有坏。

只希望你能分辨出哪些是好、哪些是坏。

·第八章·

考验我们耐心的病人

我作为全职治疗师个人执业了 10 年之后，开始觉得大部分来访者说的内容听起来都一样。他们中的大多数人都是相当富裕、享有特权的专业人士，似乎都在抱怨生活中最微不足道的困扰。我开始认真地想，我是否其实在浪费自己的生命，握着他们的手，提供虚假的安慰。到了后来，我自己都快抑郁了，因为我的工作变得如此例行公事，甚至可以说是徒劳无功。我开始用最贬义的词语看待我的来访者，对其中的一些人憎恨不已，当他们取消预约时暗自庆幸，一想到要忍受与某些人的会谈过程就感到害怕。我觉得自己没有得到足够的重视。有些来访者好像每次都在说同样的事情，他们只想把我当作一个容器，用来装下他们所有的苦水。

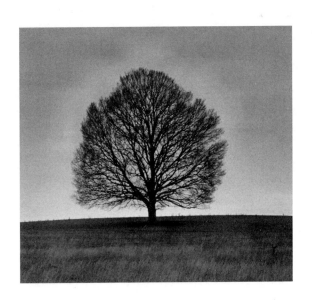

正是在这段时间里，我萌生了一个写书的想法。我觉得这本书一定会大获成功，书名就叫《来自地狱的来访者》(*Clients From Hell*)。这本书的每一章都将讲述一个不同类型的来访者，他们被派到我身边，让我的生活痛苦不堪。我不知道你会在这样一本书里写到谁，但我毫不费力就列出了一长串候选人名单（其中许多是我当时正在接待的来访者）。有一个坏脾气的、不爱说话的青少年来访者——我是说，他真的从来不说话。他会做手势、生闷气，仅此而已。在治疗过程中，他唯一同意做的事情就是玩一个名叫"战争"的纸牌游戏。这简直是世界上最无聊的游戏，除了洗牌之外不需要任何技巧。还有一位老太太，她总是喋喋不休，从不让我插一句话。她说话毫无条理，一遍又一遍地重复着同样的故事，拒绝回应我的任何一点干预。另有一位来访者每周都会告诉我，我是世界上最伟大的治疗师，但这没有给她功能失调的生活带来一丁点改变，她仍然处于我所能想象的最具虐待性的关系中。还有一个人，他每周都会回来，抱怨我有多没用，我做的一切都帮不了他，但在我治好他之前，他绝不会离开。还有——嗯，你明白我的意思了吧，也许你也可以列一个自己的清单。

写这样一本书的计划让人感到非常兴奋，这些困难的来访者真的在考验我们的耐心、让我们抓狂。我很顺利地就让其他治疗师谈起了他们自己最具挑战性的来访者，也很容易就在文献中找到大量关于所谓的阻抗、不情愿、不领情、不依从、不回应、挑衅、挑战、叛逆、不合作、顽固、可恨的来访者的资料。我发现了一座金矿，迫不及待地想进一步挖掘。在写这本书之前，我感觉很多来访者都不理解我，他们竟然会抵制我的全力相助，但在写书的过程中，我已经感觉好了很多。

手稿送审后，一位审稿人给出了这样的反馈："我认为科特勒有问题，因为他认为他所有的来访者都是从地狱派来让他受苦的。"当我读到这些话时，我发现自己立即点头表示同意。"此外，"这位审稿人补充道，"在我看来，他已经失去了同情心。"

哎呀，这句话正中我的要害。这位审稿人说得一点没错：我对来访者已然丧失了同情心和同理心。我的确把他们看成了要打败的敌人。我确实觉得自己陷入了与他们中许多人的冲突中，打着一场注定失败的战斗。我很不耐烦，因为来访者没有像我希望的那样迅速改变；更准确地说，是我需要他们迅速地改变，因为我在自己的生活中感到沉闷和困顿。在那一刻，我意识到，并不是我的来访者在阻碍我，而是我自己的态度表明，我才是那个难以相处的人。

消化了这则敏锐的评论后，我做出了几个重要决定。首先，我把这本书的名字从《来自地狱的来访者》改成了《富有同情心的心理治疗》（*Compassionate Therapy*）。我改变了整本书的关注点，不仅是关注来访者的阻抗，还要关注治疗师是怎样让自己和帮助对象的情况变得更糟的。我的第二个决定是，是时候换一份工作了，因为我认识到，我在当时的工作环境中并不能很好地发挥功能。

哦，顺便提一下，是哪位审稿人指出，在治疗那些不按照期望的方式与我们合作的来访者时，同情、理解和同理心有多么重要？是哪位学者提醒我，对来访者保持耐心和接纳是多么重要？也许你听说过他：他的名字叫阿尔伯特·埃利斯。

喜欢的与不喜欢的来访者

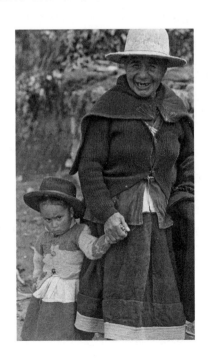

治疗师的工作中必然会遇到一些危险。就像一个建筑工人不会抱怨他必须在高处作业，一个士兵也不会对战争中有人向他开枪大惊小怪一样，治疗师也要接受挑战，与那些陷入麻烦、在人际关系上有困难的人相处。不幸的一点是，越来越多的证据表明，抑郁症等疾病确实具有传染性，尤其是在家庭或治疗关系这样的亲密环境中。此外，某些来访者在人格或行为上表现出的极度失调，不仅让我们有些抓狂，而且会渗透到我们的灵魂深处。

众所周知，临床工作者在选择工作对象方面带有强烈的偏好。大多数治疗师都喜欢聪明、动力强、善于表达、有洞察力、有吸引力的来访者。这些来访者不仅成长迅速，而且有耐心、有礼貌、准时、懂得感恩，而且能按时支付治疗费。

有一点常常不会被提及，那就是治疗师（或任何人）与在宗教、种族、社会经济背景和核心价值观等方面和自己最相似的人工作时，往往感到自在得多。一位年轻的日裔美籍女性治疗师在督导中告诉我，她害怕给低收入地区的非裔年轻人做治疗，而这些人却占了她个案量的一部分。一位来自同质化社区的拉丁裔学校咨询师，在与他所在小学里的一些亚裔女孩工作时感到很吃力，因为与其他孩子相比，她们显得非常安静和被动。一位非裔美籍牧师兼家庭顾问发现，他很厌恶某些来参加他的宗教集会的白人，希望他们走远点，又为自己的想法感到内疚。一位所谓的"自由主义"中产阶级治疗师喜欢"帮助高危人群"这一理念，却无法与这些来访者建立深厚的联系，而她更容易与背景和她更为相似的来访者建立联系。由此得出的结论即使很少在公开场合被提及，也不难理解，那就是：我们更愿意与最像我们（无论如何感知）的人工作。

治疗师对个案的偏好可能主要基于以下几个方面：个案与之前成功案例的相似度，个案是否属于他们的专业范畴，个案涉及的问题是否对治疗师个人威胁不大。治疗师还会偏爱能灵活安排治疗时间的来访者，以及有一份良好保险或无须提醒或请求就能支付治疗费的来访者。我们都会形成第一印象和初步评估，以判断帮助或应对某个来访者对我们来说挑战性有多大，尤其是当我们遇到那些看起来过于顺从或攻击性过强的来访者时。

治疗师的工作免不了要和这样一些来访者打交道：他们会出于各种原因，以你从未想象过的方式考验你的耐心、灵活性和应变能力。在某些情况下，他们会激起你的情绪，引发一系列强烈的个人反应，而这些反应可能与来访者自身的问题有关，也可能无关。当然，某个来访者被感知为"困难"，不仅与他们的人格特征、对治疗的态度、对自身问题的看法、诊断的严重程度和强度、慢性习惯等因素有关，还受到治疗师的经验和意图的影响，因为治疗师会给来访者的行为贴上某种"阻抗"或"妨碍"的标签（C. Fischer et al., 2019）。

反移情反应

在治疗工作中，讨论得最透彻的一个危险因素，就是对困难来访者的经典反移情反应。根据背景和理论取向的不同，这个术语有几种不同的用法。最普遍的说法是治疗师对来访者的个人感受，这种感受可能代表了某种程度的扭曲、偏见或投射，也可能并非如此。它可能是治疗师对来访者的移情感受的一种回应，从而让治疗师强烈地感受到自己被当作来访者的父母、爱人、权威人物，或来自过去的其他人物的影子。就像治疗中的许多其他过程一样，反移情可以根据其本质进行分类：反应式、诱导式、置换式或投射式。在每种情况下，都有可能出现某种程度的扭曲，从而导致治疗困难；同时，这种感受也可能产生有利或不利的影响。

回顾精神分析与一般心理治疗文献中的逸事和实证文献，我们可以发现，这些个人反应显然可能成为治疗中的重要转折点；治疗师可以通过自身的反应提供反馈和印象，否则它们可能被抑制（Hayes et al., 2019；Jenks & Oka, 2020；Parker, 2019；Tishby & Wiseman, 2020）。

治疗师所做的任何一个解释，不仅与来访者有关，也和治疗师本人有关。任何涉及选择一种行动方案而非另一种的临床决定，都不仅仅是基于什么对来访者最好的客观分析，它还代表了治疗师主观的内心世界，包括我们的情绪、此刻的反应，以及当时我们生活中发生的其他事情。

在我们与来访者的关系中，我们很可能发现我们以某种方式过度卷入的证据。特雷德韦（Treadway，2000，p. 34）这样感慨他最难忘的一次失败："我现在还能看到艾米盘腿坐在那里，双手交叉抱在胸前，坐在我的汽车引擎盖上，而我们的治疗在 5 小时前就已经结束了。"他失去了对这个个案的控制，主要是因为他没能处理好自己对这个过度依赖的年轻女孩的感受。他想拯救她，夸大了自己的力量，陷入了对自己的治愈能力的全能信念中。

治疗师扭曲的表现——过度认同和过度卷入——可能有多种不同的形式，最常被提及的如下。

- 有未解决的个人冲突与来访者的冲动和情绪相似，因而产生负罪感。
- 共情能力受损，导致治疗师难以关爱和尊重来访者。
- 强烈地被来访者吸引或强烈地排斥来访者，这可能是治疗师自身需求未得到满足的结果。
- 对来访者产生性的感受。
- 由于治疗师的认同和投射，导致对来访者的感受的解释不准确。
- 面对某个来访者时，总体上感到受阻、无助和挫败。
- 在与某个来访者工作的过程中，治疗师的内心出现无聊或不耐烦的迹象。
- 对于个案的细节出现异常的记忆缺失。
- 彼此都在付诸行动，即来访者开始实践治疗师的价值观，而治疗师开始把来访者的病理表现付诸行动。
- 倾向于用贬义词谈论来访者。
- 意识到治疗师比来访者更加努力。

弗洛伊德在与病人（如朵拉）和同事［如威廉·弗利斯（Wilhelm Fliess）和卡尔·荣格］的关系中首次提出了反移情，因为这些关系有时会莫名其妙地失控。1910 年，弗洛伊德（Freud，1955）当时正处在内心冲突之中，他在给朋友桑多尔·费伦齐（Sandor Ferenczi）的一封信中坦言，他并不是别人想象中的精神分析超人，他还没有克服自己的强烈反应。他在几年后发表的一篇论文中进一步阐述了这些观点。他指出，治疗师对来访者的个人感受既是治疗最好的工具，也是最大的障碍（Freud，1912）。

在记录了这些最初的想法之后，弗洛伊德对反移情反应并没有进行更多的论述，只是提醒治疗师必须对来访者练就一张"厚脸皮"，以便转移那些被视为阻碍治疗过程的强烈情感。这种观点后来又得到了其他人更详细的讨论，他们认为反移情感受不仅是治疗过程中不可取的、使问题复杂化的因素，也是促进人与人真正的相遇的有利条件。弗里达·弗洛姆－赖希曼（Frieda Fromm-Reichmann）、弗朗茨·亚历山大（Franz Alexander）和特蕾丝·贝内德克（Therese Benedek）等心理动力学理论家认为，尽管分析师对病人的个人反应可能会对双方都产生严重干扰，但如果分析师在自己的分析过程中接受了密集的治疗和督导，那么这种危险就微乎其微了。

从这些心理动力学思想家的研究开始，反移情的含义已经超越了未解决的、无意识的反应。我们现在大多认为这些个人反应可能扭曲或真实地体现了"真正的"关系性反应，这些反应可能撬动更深层的工作（Hayes et al.，2019）。特定的反应和个人扭曲具有不同的含义，这取决于它们是情境性的、长期的，还是针对具体案例的。如果考虑到文化差异，我们就能理解我们的反应可能变得多么不同。最近，随着线上、虚拟和远程治疗的日益普及，我们对来访者的感觉以及来访者对我们的感觉也发生了象征性、隐喻性和实际上的变化（Svenson，2020）。

像几乎所有其他事物一样，反移情也有多种形式。它们标志着不同的问题和挑战，也提示了解决问题的特定方法（Barreto & Matos，2018）。

1. 主观性反移情是由我们自身未解决的问题、偏见、盲点、冲突、内在干扰和不恰当的投射引发的，所有这些经常导致错误、误判和临床关系断裂。

2. 客观性反移情代表来访者的挑衅行为所引发的颇为合理的、理性的感受。

咄咄逼人且充满敌意的爆发、毫无根据的指控或对我们职业操守的攻击，都可能是触发这类反移情的因素。

3. 治疗态势是指一个人所偏爱的理论取向和临床风格，每种取向和风格都有其独特的局限性和系统中的"漏洞"。例如，不同流派的治疗师可能会采用不同的心态应对来访者的行为，如心理动力学（均匀悬浮注意）、认知行为（理性、逻辑、指导性）或人本主义（共情、接纳、不评判）。

4. 体验性反移情蕴含在这样一种方法中：这种方法认为治疗同盟是真实的、真诚的和合作性的，因此将治疗师的反应解释为合理的和"真实的"。例如，当我们对来访者怀有真诚、清醒而深切的关怀和同情，甚至非占有性的"爱"时，就会出现这种情况。

自弗洛伊德时代以来，治疗技术已经有了许多改进，但某些来访者仍然会给治疗师带来难以处理的感受、扭曲、无意识反应、未解决的冲突、误解、对立和主观体验。在最好的情况下，澄清这些个人反应可以看作一种个人探索的创造性行为，更不用说给治疗带来的突破了。在最坏的情况下，这些感受可能会给治疗师带来意想不到的个人危机。一位治疗师描述了这样一个案例：她对一位特别困难的来访者的强烈感受直到 14 年后才突然出现（Khair Badawi，2015）！

我们对不同来访者的感觉和反应有着明显的差异，我们可能会发现自己对某些人表现得过度保护、过分热心，对某些人则是冷漠或带有彻头彻尾的敌意。只要看一眼预约日程表，我们就会想起哪些来访者是我们急切盼望的，哪些是让我们害怕的。我们对某些来访者比对其他来访者更友好。我们会向某些来访者热情地打招呼，面带微笑，还请他们喝饮料；而对有些来访者，我们只会冷淡地带他们进入治疗室，并且提醒他们还没付治疗费。

当然，我们应该对所有来访者一视同仁。无论他们的背景、种族、宗教信仰、社会经济阶层、性取向、个性特点或主诉如何，我们都应该尊重他们，热情地对待和关心他们。我们的职业道德准则甚至就是这样规定的！但我们知道事实并非如此。我们会真心喜欢某些来访者（胜过其他来访者），甚至被他们过度吸引，因为他们与我们有相同的价值观。对于那些背景与我们的经历格格不入的来访者，我们也会产生强烈的个人反应。我们对社会自由、政治正确的敏感性，可能会让我们觉得这些人很奇特或很有趣，而那些支持并激烈表达极端保守观点的人可能会让我们感到厌恶。还有一些习惯、风俗、行为或举动也可能会触发我们的反应，这取决于我们先前的经验。

一位移民讲述了他离开家人、来到一个新国家开始新生活的悲惨经历，但治疗师却很难集中精力听他描述，因为他一直在往手帕里吐痰。这是他在家乡的习惯。

一位来自低收入地区的少女讲述了她与男友争吵的烦恼，但治疗师情不自禁地把注意力都放在她鼻孔、耳朵、嘴唇、舌头和眉毛上突出的几十个穿孔上。

一位怀有强烈的女性主义信念的学校咨询师在一次家庭治疗中，对眼前发生的一切感到震惊。这个家庭来自波斯文化背景。母亲戴着民族传统头巾，和儿子两个人顺从地坐在一旁，而父亲则以威严和居高临下的口吻说，学校没有很好地容忍他们儿子的"创造力"，这是学校的错。每次咨询师向母亲提问时，父亲都会替她回答，而且话里话外的意思是，如果她能更听话一些，也许他们一开始就不会遇到这样的困难。咨询师竭力克制自己，不让自己因为这个男人的傲慢无礼而冲过去给他一巴掌。但事实是，她已经无法保持镇定，也没有能力理解眼前情况的文化背景，因为她自己被触发了强烈的情绪。

尽管我们本应心怀同情并保持中立，但这种不经意的、无意识的反应比比皆是，而且完全可以理解。在现实生活中，我们有时会对某些来访者产生轻微的反感，甚至是厌恶。这其中有些可能是由他们的反社会行为或令人讨厌的行为造成的，但还有一些时候，强烈的厌恶感则是源自我们自身的偏见、种族主义、成见，以及缺乏与某些背景的人相处的经验。

许多治疗师认为，他们对某些来访者产生的强烈个人反应，有助于判断外部世界的其他人会对来访者做出什么样的反应。这种反应可以成为我们理解长期功能失调模式的宝贵线索，尤其是我们可以考虑，我们的反应在多大程度上揭示了为什么其他人会觉得这个人这么难相处。一旦你意识到自己对来访者的强烈感受，你会如何处理这种情况呢？在治疗中与来访者分享？忽略它并改变关注点？执行更严格的界限？把来访者转介给其他治疗师？向督导师承认？当然，我们最关心的是怎样做符合来访者的最大利益，以及如何有效地利用我们的反应。

例如，一位来访者在谈到他的困扰时可能非常笼统和抽象，但我已经能够将范围缩小到他与女友的沟通问题上。每当我鼓励他详细谈谈这个问题时，他都会斩钉截铁地说他不想说。尽管我努力尊重他按自己的节奏进行，但我能感觉到我的挫败感在不断增强。我的这种感觉，应该就是他的女友每次想让他敞开心扉时都会有的感受。事实证明，这一点对弄清楚发生了什么非常有帮助。

承认我们对来访者有强烈的个人反应并不丢人。当这些反应没有被承认和看到时，情绪会在我们的内心发酵，还会影响我们做治疗的质量。因此，在任何关系中，无论是职业关系还是个人关系，自我觉察都是至关重要的一部分，因为我们必须区分来自自己的扭曲、夸大的反应，与那些比较准确地揭示了起反作用或功能失调的行为的反应。这其实不仅是在讨论紧张的治疗中的心智化过程，还特别包括每次治疗之前和之后出现的难以摆脱的恼人想法和感受，以及令人不安的反应。

治疗师的一些幻想

当反应性感受遭到忽视、否认、扭曲和投射时，来访者的治疗和治疗师的心理健康往往都会受到损害。从我们幻想生活的质地和内容中，可以明显地发现反移情反应的潜在线索。无论这些幻想主要是以拯救为导向，还是带有色情性质，或是在表达愤怒、挫败和生气，我们都会情不自禁地想起一些来访者，尤其是那些最令人苦恼、最不合作或最具有操纵性的来访者，幻想着关于他们的事情。以下是一些社会工作者、家庭治疗师、心理咨询师和心理学家描述的对来访者的反应，它们凸显了我们有时会对来访者抱有的一些幻想。

　　我发自内心地爱我的几个病人。我是说，我爱他们就像爱我的妹妹、我最好的朋友或我的丈夫一样。我想，在某种程度上，我的一些病人已经成了我最亲密的朋友。我每天都会想起他们——每当这时，我就会觉得心里暖暖的。我认识一位病人已经有7年了，我非常喜欢她。有时我很难过，因为我只能作为她的治疗师来认识她。我很想和她共进午餐，跟她说说我自己的生活。

　　我治疗了几个月的这个人是一家大公司的总裁。他拥有极大的权力和责任。他可以随心所欲地雇用和解雇员工，而且他告诉我他也在考查我的工作。我在想，如果我能帮到他，那该有多好啊！也许他会邀请我去他的公司，给他的员工做治疗。他在世界各地都有办事处，我想象着自己从曼谷到里约热内卢，帮助各种人解决问题。

　　我治疗的一个墨西哥孩子非常可爱，却没有一个稳定的家。他的母亲几乎不在他身边，没人知道她在做什么。他的父亲回到了墨西哥，努力维持着生计。这个可怜的孩子大部分时间都在迷茫和孤独中度过。有的时候，我真想收养他，带他一起回家，给他一个像样的家，而不仅仅是每周给他包扎一次伤口。

　　我真想掐死这家伙，他太爱抱怨了。他的很多表现都是我在其他人和自己身上所鄙视的：被动、外部控制、无助、无能。我知道他也清楚我不太喜欢他。但他已经习惯了别人不喜欢他，所以我和他的关系看起来很正常。因为他拒绝改变，我最终感觉和他一样无助。当我听着他用他那高音的单调语气说话时，我心不在焉地想，我可以做些什么有创意的事情来打破他那拘谨的外表。我想象着自己扇他耳光或嘲笑他的样子。然后我就会因为丧失了同情心而觉得内疚。

　　这些幻想，以及其他幻想，只能代表治疗师的现象世界中一个狭窄的方面。我们当然不是所有时候或大部分时候都这样看待来访者。但有时，这些幻想会提示我们，让我们了解自己对来访者有何反应。在处理对某些来访者产生的强烈反移情反应时，有几个问题需要考虑。

- 最初是什么引起了你对这种强烈感受的注意？
- 你是如何对你和这位来访者之间发生的事情做出过度反应的？
- 你是如何责怪来访者存在阻抗，以此否认问题的？
- 你期望来访者做什么，而来访者却不愿意或不能做？
- 你怎样才能改变或重构你的工作诊断，以减少挫败感和徒劳感？
- 这个人让你想起了过去的谁？
- 在这段关系中，你的哪些需求（被欣赏、被尊重、被认可、被爱、被赋权等）没有得到满足？
- 这个人是如何挑战你的能力的？
- 你们之间的冲突到底是什么？

　　回答这些问题需要高度的坦率和诚实。如果没有同事或者督导师面质你否认自己在治疗僵局中的作用的企图，要想卓有成效地思考这些问题，往往很有挑战性。我们会忍不住把问题归咎于来访者，认为来访者的阻抗、防御与不合作给我们的生活带来了不必要的麻烦。

最困难的个案

　　关于哪些来访者会一直带来特殊的挑战，经验丰富的治疗师存在一些共识。边缘型人格、反社会人格和行为障碍患者，对治疗师的耐心和防御所提出的考验是少有的。他们的预后很差；即使有进展，也很缓慢。治疗师很可能受到操纵，或成为戏剧性的、痛苦的移情的对象。

关于让治疗师感觉最有压力的来访者行为，一系列研究对最常见的情况进行了一致描述：自杀威胁、愤怒的表达、敌意的表现、严重的抑郁、赤裸裸的冷漠和过早的终止。此外，来访者的特征和行为也经常被提及，例如：（1）出现极端的精神病性症状（严重幻觉、妄想）；（2）怀有隐藏的目的（工人赔偿或法院转介）；（3）违反边界（长期迟到或缺席）；（4）归咎于外部因素，拒绝承担责任（"这不是我的错"）；（5）好争论（敌意、怀疑、攻击性）；（6）以字面和具体的方式解释一切（无法进入或表达内心状态）；（7）表现出严重的自杀倾向；（8）控制冲动的能力差（违法犯罪者、药物滥用者）；（9）深陷生活困境（无家可归、贫困），以至于与真正最需要的基本必需品相比，治疗显得毫无用处。

这份清单可能会让人觉得我们的来访者全都很困难。作为治疗师，我们看到的是人类的存在状态中最反常、最怪异，有时甚至是最邪恶的部分。我们经常接触到残忍、冲突、欺骗、操纵、愤世嫉俗、不信任和背叛。我们看到人们绝望、迷茫和最糟糕的一面。我们了解他们最隐秘的自我。在失望、离婚、危机或悲剧发生之后，我们是受委托收拾残局的人。

有些来访者生活的主要目的仿佛就是给别人带来痛苦。他们深陷于反社会、自恋、歇斯底里或边缘等复杂的行为模式之中。他们知道如何让我们感到不安，而一旦成功，他们就会很有成就感。我们应该保持镇定的状态，穿越所有的愤怒、失望和冲突。面对上述行为，我们会花费许多精力保持冷静和控制，这是对我们的资源的重大消耗。

然而，有趣的是，对于哪些个案最令人头疼，大家的看法并不一致。虽然每个治疗师都害怕与解离性障碍或边缘型障碍打交道，但也有一些治疗师特别喜欢这类案例的戏剧性和挑战性。这种探索的真正有趣之处在于，仔细审视一下你最喜欢和最不喜欢哪些来访者，以及这体现了你的哪些特质。

某些治疗师认为最具挑战性的来访者

如前所述，我们每个人都有自己的偏好和长处，也有自己想要回避的来访者。有些治疗师通过与人格障碍患者工作而获得成长，还有些人则对具有精神病性症状的来访者、吸毒者或智力受损的人非常耐心和富有成效。但对于大多数治疗师来说，有几种来访者的行为模式经常被认为是最具挑战性和潜在破坏性的。

"我被堵在路上了"

以各种形式呈现出来的阻抗，并不像之前弗洛伊德认为的那样对治疗构成妨碍。无论来访者是过分顺从还是充满敌意，我们现在明白，他们都是在尽最大努力维持自身的完整。我们也会时刻提醒自己，错过治疗或长期迟到并不是来访者有意让我们难受，而可能是来访者在感觉到威胁的情况下试图保留一些控制权，也可能表明他们存在记忆力或注意力分散的问题。理想情况下，来访者会坚持足够长的时间，而我们也会保持足够的耐心，并设定足够稳固的界限，让来访者的阻抗得以修通。

在治疗过程中，来访者会通过改变空间和时间安排来违反设置。刚刚开始工作的咨询师会被告知要预料到这一点，但尽管如此，他们可能还无法有效地处理这类事情。即使不工作的这段时间是有报酬的，也没有人喜欢被"放鸽子"（让我们回想起青春期被人拒绝的情景）。有些治疗师为了保护自己，会准备一本自己最喜欢的书（或者可怕的文书工作），这样就能在来访者"堵车""汽车抛锚"或者"会议超时"的时候愉快地填满那段时间。当然，现在也可以选择远程治疗，但这并不能解决来访者"忘记"治疗所带来的烦恼。

"我想死"

死亡是终极的失败。自杀的情况尤其悲惨——对于逝者和他们身边的人而言都是如此。家人、朋友和那些试图提供帮助的人，都会感到内疚、自责和遗憾。任何一位经历过来访者自杀的治疗师，都会感到特别悲伤和脆弱，并且担心这种事情再次发生。此外，治疗师很少有被社会接受的方式来公开悼念他们失去的来访者。

有自杀倾向的来访者给我们带来了多方面的挑战。首先，在我们的灵魂深处，最先出现的是一种纯粹的恐惧情绪，因为我们靠近的这个人太沮丧、太绝望了，好像做什么都没有用。我们所有人都在某段时间经历过绝望，而我们总想把它忘掉。

其次，在尝试帮助有自杀倾向的来访者时，我们会感到责任重大。如果事情出了差错，我们肯定会面临法律风险。此外，我们还肩负着道德义务，这会迫使我们越过自己常规的界限，尽可能地保持警惕。错误或误判可能带来致命的后果。每一个威胁都必须得到认真对待。

再次，一旦评估的结论是来访者有自杀风险，我们就会启动另一种治疗机制。记录要一丝不苟。所有临床工作者都谨慎行事，保护好自己，严格按照规定做好每一件事。但是，如果我们面对来访者时必须小心翼翼，尽可能不让自己惹上麻烦，那么就很难发挥全部的治疗作用了。面质和深刻的诠释都被搁置起来，转而进行温和的情感探索。在来访者稳定下来之前，我们所做的大部分努力都是为了维持来访者的基本生活功能，同时重新点燃来访者的求生意志。治疗师的工作就像在走钢丝：既要尽最大努力推动来访者脱离险境，又不能推得过于用力而让来访者崩溃。治疗师犯错的余地很小，而承受的压力很大。

最后一个挑战是，要能够把有自杀倾向的来访者的问题暂时放下。不必要的担忧并不能避免悲剧发生。治疗师如果把时间过多地花费在有风险的来访者身上，可能更多的是为了自己的利益，为了分散注意力和夸大权力，而不是为了任何有用的目的。当我们的电话不停地响起绝望的警报，而我们四处救火时，我们可能会觉得自己很重要。

"你对我是什么感觉？"

大多数来访者都会时不时地寻求我们的情感关注。这是他们移情的一部分，他们想从我们这里得到他们一直想从另一个照顾者那里得到的东西，或者他们这样做是因为在我们的权威角色中，我们有权力对受赞许的行为给予认可。另一种可能性很简单，那就是：我们是他们的知己，是守护他们秘密的人，而他们有一种天然的好奇心，想知道我们对他们的想法和感受。虽然我们可能会采取回避策略，否认自己有任何感觉，或者把我们的想法当作无关紧要的信息隐瞒，但来访者其实非常清楚是怎么回事。

面对具有诱惑性的来访者，我们会觉得自己的控制力被拉到了极限。他们中的一些人不达目的誓不罢休。征服治疗师是最终的胜利，证明了任何人都可以被腐蚀。通过这种方式，来访者可以重新控制双方的关系，并赢得权力和认可。它满足了来访者挑战禁忌的欲望，让他们有机会挫败治疗师，就和他们在治疗过程中被挫败一样。这也是来访者混淆关系、转移治疗方向、防止进一步的治疗措施的最佳方式。

治疗师对来访者诱惑行为的面质往往会导致挫败。如果治疗师直接讨论感受并温和而坚定地拒绝来访者的示好，来访者可能会感到被羞辱和被拒绝。如果治疗师对移情进行诠释，来访者可能会回过头来否认。然而，如果治疗师退缩放弃，任凭这种情况发展一段时间，那么来访者的诱惑行为可能会升级。没有简单的解决办法。

还有一个问题值得注意：来访者的诱惑行为可能不是出于性的原因。性常常会与亲密关系混淆在一起，尤其是在房间里的两个人都对彼此怀有深切的情感之时。许多具有诱惑性的来访者对肉体关系没有丝毫兴趣，但希望建立更深的互惠式情感联结。来访者觉得自己在不断地向咨询师倾诉，而得到的个人回馈却少得可怜。这种看法是准确的，也是整个治疗框架的一部分。因此，来访者必须发挥自己的聪明才智，发现治疗师对她的真实想法。来访者可能会衡量我们回信息或回电话的时间，我们会允许治疗超时多少分钟，或者我们微笑的频率，并通过这些信息判断我们的真实看法。

"治疗没有用，但我还会来的"

治疗中的阻抗有一些不太明显的表现方式，比如过分顺从（"这太有意思了"），或者使用压抑和否认等经典防御（"我的童年当然很快乐啦"），但直接挑战我们的能力是最难以忍受的。有时，有这类阻抗的来访者是最勤奋的，他们会遵守约定、准时出席,而且至少会假装去做他们为了好起来应该做的事情。但他们的情况一直在恶化,而我们可能不知道为什么。哦,我们对此有些现成的说法,比如:"当你准备好的时候,你就会好起来的""你真的已经有了很大的进步,只是你还没有意识到"或者"你看不到自己已经发生的改变,这真的让你很挫败"。

在内心深处,我们可能害怕承认这个赤裸裸的事实:我们不知道自己和这个来访者在做什么,也不明白为什么他总是回来提醒我们的无能。当然,解开困惑的关键在于,来访者没有明显的收获却仍然来做治疗的原因——他们在治疗中到底得到了些什么。我们要透过表面现象,看到来访者隐藏的动机。

连续 90 次治疗,布伦达都是在秒针划过 12 点时进入办公室的。她总是用现金支付,清一色的 20 美元钞票,并且一定要我数一下。每周,她都会坐在自己的位置上,抬起头来,冷笑一声。她的开场白尖刻而轻蔑,常常让我不寒而栗:"好吧,你可能料到了,我仍然没有好转。我知道我是个傻瓜,每周都来这里,花大价钱听你假装关心我的死活。我们俩都知道你是为了钱才见我的,但你坐在那里装作很了解我的样子真是太傻了。你知道个屁。你什么时候才会放弃,让我离开?"

突然有一天,我一直梦寐以求的事情发生了:她的伪装崩塌了,暴露出一个颤抖、脆弱的人。老实说,我觉得这并不是因为我做了什么特别的事情,我无非是连续 90 次等待她主动采取行动。她后来解释说,她一直都在等待,直到她觉得可以信任我——而这花了将近两年的时间!

只要这些来访者能让我们困惑不安,我们就无法接近他们。他们习惯了敌对的关系,即使我们对他们不屑一顾,也不会对他们造成太大困扰。他们的目标是让我们不要轻举妄动,直到他们自己决定放弃言语攻击。与此同时,对他们来说,嘲笑这个象征着权威和智慧的治疗师也是一种乐趣。

"嗯,啊,不是"

治疗的基本规则之一就是来访者诉说、治疗师倾听。当这个惯例被打破时,其他一切都变得不确定了。有时，我们的工作对象确实不善于言语表达。这些人通常是儿童或青少年，他们即使回答问题也是用单音节词，既不确定，又犹豫不决，而且他们比我们更能等。我们可以尝试书中的那些伎俩——瞪眼比赛、询问、独白、纸牌戏法——但最后仍会以沉默告终。与儿童工作相对容易一些，因为有很多非言语的方式可以选择（美术、音乐、沙盘、游戏治疗），以建设性地利用时间。

而面对那些过于被动或退缩的成年人时，1 小时的治疗感觉就像几个星期那么漫长。当这些人走进房间时，我感觉时钟都变慢了，甚至完全停止了。他们体内的某些激素一定阻碍了时间的流逝。一开始，我们觉得自己就像杂耍艺人，努力想博得他们一笑。我们会唱歌、跳舞，而沉默的来访者只会放任地看着我们所做的一切。

"是什么让你来到这里的呢？"

"不知道。"

[开始使用积极倾听。]"你感觉不确定，又很困惑。"

"嗯哼。"

[等他说话。沉默四分钟。]

[再次使用积极倾听。]"你在这里很难开口说话。"

"嗯哼。"

[再次尝试。表示安慰。]"我是说，面对一个完全陌生的人，大多数人都会觉得很难开口。"

"是的。"

[探询式提问。]"是什么在困扰你，能告诉我一点吗？"

"我妈妈。"

[坚持。]"这确实只有一点点，能谈谈细节吗？"

"她不理解。"

终于有了一个突破！治疗会按照这种冗长的节奏进行。一旦有了一丝感觉、一个观点、一个关心的问题，我们就会缓慢而坚定地探索它的特点和形式，在它的基础上继续探索，并把它与之前了解到的信息联系起来。最终，我们会帮助这些人敞开心扉，但这需要做大量的工作。

同样困难的还有那些喋喋不休却没有谈出什么内容，而且从不倾听的来访者。这些来访者也具有把时钟变慢的能力。他们长期以来都有说话强迫症，对打断、面质、打鼾、插科打诨——除了火警之外的一切——几乎都无动于衷。他们中的一些人最终进入了国会，但其余的人最终都接受了治疗，因为没有人能忍受听他们说话。

偶尔，当他们喘口气、喝口水或停下来写支票时，他们会让我们讲一分钟——如果我们讲得快，甚至可以讲几分钟——但在短暂停歇之后，他们会继续开始独白。令人惊讶的是，在下一次会谈开始时，来访者还精准地记得上次他们讲到哪里，然后接着讲下去，就好像这一周只过了一瞬间。当然，来访者的目的是避免听到任何可能不愉快的事情。最终，只要我们有耐心并且持之以恒，一旦建立起信任，我们就可以尝试改变这种模式。

对于沉默或说话过多的来访者，治疗师需要尽量少干预。我们越是想要管控治疗过程，形成妨碍的行为就会持续得越久。我们在理智上可以很好地理解这一点，但可能没有办法或不愿意克制自己控制的冲动。要一小时又一小时地陪着一个沉浸在自己世界里的人，并且真正地与他在一起，确实是个艰巨的任务。

"但我并没有毒品问题"

物质滥用者似乎只有在我们的陪伴下才能有所改善。一旦停止治疗，他们往往会重拾过去的习惯，通过毒品的刺激来逃避痛苦。我们面临的是一场艰苦的战斗，因为心理治疗永远无法和毒品带来的瞬间快感相抗衡，甚至无法与大脑中根深蒂固的习惯模式相抗衡。要抵消过去创伤的影响和一般的防御性反应就已经很难了。一旦酗酒者或瘾君子的伎俩加入其中，如果治疗师真的认为自己可以在来访者准备好改变之前有所作为，那么她自己最终也可能陷入成瘾的境地。成瘾者除了否认自己有问题，以及采取操纵、欺骗和偷偷摸摸的行为之外，在生理上也会受到影响。一位生理上成瘾、心理上依赖的来访者，可能会经历精神衰退和记忆丧失。他们想要逃避，远多于想要理解。回避问题胜过了直面问题。

有毒品和酒精依赖问题却不愿意承认的来访者，是可能让治疗师感到无比挫败的典型工作对象。而且他们在最终康复过程中复发的可能性也很大。在很多情况下，治疗师自身的无能感反映的可能是来访者的无力感。

"很抱歉打扰你"

要引起治疗师的注意，最快的方法就是惊慌失措地在凌晨三点给他打电话或发短信。我们很难弄清楚来访者究竟为什么在深夜打电话或发短信，因为当我们完全清醒时，谈话已经进行了 5 分钟。来访者表达的主要意思是：（1）我吵醒你了吗；（2）很抱歉打扰你；（3）你说过如果有需要，我可以给你打电话；（4）我有点紧急的情况。

打电话或发短信到家里，是操纵型来访者或绝望的来访者常用的狡猾手段。这虽然令人恼火，但无法避免。那些严重抑郁或容易恐慌的人需要得到这样的保证：在万不得已的情况下，他们可以给治疗师打电话。仅仅告诉他们拨打报警电话或去急诊室通常无济于事，因为他们需要的不仅是帮助，还有关注和同情。每年两三个电话可能不算太大的麻烦。但如果每年超过几个，那可能就算得上一种残忍的、不寻常的惩罚了。

成功处理困难个案

许多治疗师可能报酬过低、工作过度、不受重视，但毫无疑问，我们这份工作的最大好处是，当我们看到自己努力的成果，尤其是在治疗困难个案的效果时，我们所感受到的纯粹喜悦。我们成为伟大的探索者和引导者，成为让更大的自由诞生的助产士。

　　弗朗辛是一位心理问题严重的女性，她总是表现出各种自我破坏、操纵他人的行为，这很容易让她被诊断为令人畏惧的边缘型病人。她定期给治疗师打电话，经常以自杀相威胁。她依靠各种手段破坏自己的进步，似乎只是为了让治疗师感到不安。

　　弗朗辛的治疗师跟她工作了好几年。治疗师咬紧牙关，向同事求教，参加各种会议，阅读无数书籍，尽一切努力寻找可能奏效的办法。有两次，她把弗朗辛转介给了其他专家，结果发现弗朗辛就像回旋镖一样，带着全新的症状又回到了她的办公室。

　　我和这位治疗师有几年时间失去了联系。在我们恢复联系后，我问弗朗辛最近怎么样。我以为治疗师会翻个白眼，或者像过去很多次那样，开始一连串的抱怨。因此，当她露出天使般的微笑，眼中闪烁着自豪的光芒时，我感到非常惊讶。弗朗辛并没有产生一蹴而就的突破，而是逐渐地、缓慢而痛苦地取得了稳定的进步，甚至可以说是巨大的进步。治疗师和弗朗辛花了 4 年多的时间，进行了极为艰难的工作，但现在她们都看到了惊人的变化。

　　"她有时还是会让我心烦意乱。但这一切都是值得的！我一直和她在一起。在别人都不愿意或做不到的时候，我坚持了下来。我不是说自己有多了不起，但我知道我救了她的命。这样做的时候，我也拯救了自己的一部分。"

应对具有挑战性的来访者

　　我们中的很多人之所以进入这个行业，是因为我们喜欢被人需要，喜欢别人依赖我们。因此，当来访者带着需求、依赖、无助和操纵等特质寻求我们的治疗时，我们的抱怨就显得荒唐可笑了。我们必须预料到，来访者会在一定程度上打扰我们，他们的要求会让我们窒息，甚至他们深夜的痛苦呼喊会侵扰我们的生活。受困扰的来访者会不惜一切代价来获得关注，我们不该对此感到惊讶；在他们心中，关注就等同于爱。

　　我们大多数人都逐渐学会了一些原则。在处理特别具有挑战性的情况时，我们应该遵循这些原则。

1. 搞清楚问题是出在来访者身上还是出在自己身上。在很多情况下，是你自己的不耐烦和控制欲导致了不必要的斗争与冲突。

2. 尊重来访者的阻抗与防御所具有的目的和功能。可以肯定的是，来访者令人恼火或操纵他人的行为在很长时间里对他们都是有用的。你感到恼火和不安的事实证明，这种行为对你也很有效。

3. 感觉被困住时，遵循反思实践者的原则：对问题进行重构，进而采取不同的行动。

4. 帮助来访者感受到被理解，即使你目前还达不到这种理解。记住，你永远不会真正理解任何人，包括你自己。

5. 与来访者一起盘点目前为止的治疗哪些部分有效，哪些部分完全没有帮助。根据这些数据进行调整——即使不调整治疗方法，也要调整使用方法的风格。

6. 不要企图治愈治不好的病人。你必须接受自己的局限性，并且与来访者一起为成功的治疗负责。

7. 承认来访者有自己的一套运作规则，不同于我们的期待。不要出于愤怒而报复来访者。在维持适当边界的同时，保持同情心和关怀。

8. 尽可能保持灵活。病人考验我们的耐心，正是因为他们需要比我们习惯的治疗方式更有创造性的方法。让所谓的"困难"来访者帮助你激发自己的创新能力。这样的个案很可能需要你开发、调整或发明一些全新的东西。

9. 如果来访者的生活背景超出了你的经验或舒适范围，那么就多去了解他们的情况。我知道这是一条反复被提到的标准建议，但它确实很重要：很多时候，偏见、成见、盲点和过度反应的出现，都是因为对行为背后的文化背景缺乏了解。

10. 如果一切都失败了，要允许来访者保留其功能失调的行为。他们会在自己觉得合适的时候保留或放弃这些行为。当他们准备好改变的时候，他们会以符合自己动机的速度去改变。

11. 要尊重和珍惜你从富有挑战性的个案中获得的互惠"礼物"，并为你所学到的东西而感到高兴。

当专家治疗师被问及他们如何处理最具挑战性的个案时，他们首先发现自己的理论取向有助于诠释和理解僵局。其次，同样重要的是，他们加强了共情的水平和深度，让共情成了一种"具身"的状态，为彼此的成长创造了一个"关系空间"（Moltu & Binder，2013）。然而，这类案例的困难之处，不仅在于我们对来访者做了（或没做）什么，还在于我们如何在两次治疗之间处理好自己的焦虑（Barreto & Matos，2018；Karakurt et al.，2014）。无论是有自杀倾向、精神失常、受过创伤的来访者，还是反应冷淡或失控的来访者，治疗的一个关键都在于直面我们自身的需求和无能感。

最后一条，或许也是最重要的一条原则，就是要学会对自己抱有高度的同情心，因为我们常常对自己无比挑剔和苛刻，尤其是在遇到不配合我们的辛苦努力的来访者时。施瓦茨（Schwartz，2015）的一个观点与上一章中所说的一致，即有时最具挑战性的来访者会成为我们最好的老师。他认为，来访者通过"折磨"我们的方式成了我们的导师，帮助我们更清楚地认识到自己最需要自我同情的部分。

本章介绍的所有来访者的模式，不仅增加了我们工作的难度，也增加了工作的趣味性和挑战性。要想避免无聊和倦怠，要想尽量减少工作对个人造成的负面影响，关键在于只做我们力所能及的事情，不要多也不要少。事实证明，从某种意义上说，并不存在所谓的带着阻抗或"困难"的来访者。毕竟，来访者的主要"工作"，就是把他们所有的典型行为、选择和惯常风格呈现给我们，而这些东西过去给他们带来了很多麻烦。我们的任务就是去他们所在的地方与他们相遇。如果我们觉得这样做很难，那就会得出一个让我们不舒服的结论：也许我们才是真正带来困难的人！

·第九章·

无聊和倦怠

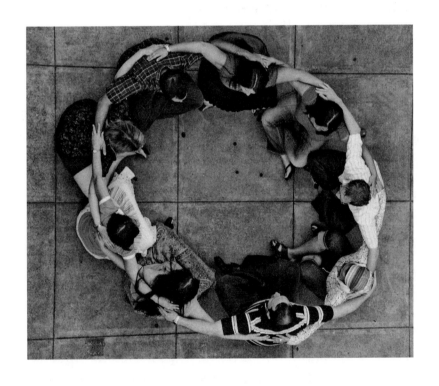

　　过去 40 多年的时间里（本书的前五版期间），我做过十几份不同的工作，包括心理学家、学校咨询师、行政人员、讲师和社会正义促进者。正是在这些不同的职业中，我遇到了各种各样的工作压力。只要你能说出来的，我都经历过。被来访者的烦恼搞得心神不宁？有过。一遍又一遍地听着同样的故事，感到无聊透顶？有过。遭受来访者的虐待、令人痛苦的工作文化、不称职或者不负责任的督导师？司空见惯。因为事业失意、治疗失败和选择错误而独自舔伤

口？哦，有过。我接触过一些我所能想象到的最难缠、最讨厌的人。我曾经被来访者欺骗，被他人欺瞒，被操纵和跟踪，受到羞辱和攻击。多年来，我还遭受过几位同事更为恶劣的对待，他们似乎比我治疗过的任何一个病人都更有问题、更加危险。

我想，我的经历让我特别有资格讨论职业倦怠、同情疲劳和替代性创伤等话题，因为我好像经历过几乎所有可以想象的职业压力：从反移情和投射性认同，到原发性和继发性创伤。我辞掉的工作多得记不清了；每次我都发誓，再也不会让自己陷入这种痛苦的、没有支持的境地。我接受过各种形式的督导和治疗，进进出出的次数多得数不清。我做噩梦和失眠的次数也多于一般。关于治疗实践中的疑虑、不确定性和磨难，我写过的书比任何人都要多。我想你可以说，有关治疗工作的压力与挑战给治疗师带来的不必要负担和失败，我是一个世界级的专家。我还可以非常自豪地说，随着时间的推移，我已经学会了从生活（和工作）的挑战与失望中恢复过来，保持极大的激情、喜悦和热情——即便有压力，也能全心全意地帮助他人。一直以来，我写这本书的动力，就在于提醒我们在工作的负担和快乐之间不断取得平衡。

在无聊与焦虑之间

在近半个世纪前，契克森米哈赖（Csikszentmihalyi，1975）描述了介于高度焦虑和闲散的无聊状态之间的"最佳位置"。任何一项活动如果让我们感觉过于剧烈和富有挑战性，超出了我们觉得能够承受的范围，那么结果通常会产生相当严重的焦虑和不安全感。相反，如果任务过于简单、没有什么挑战性，我们就会感到一定程度的无聊。而在这些不舒服的状态中间的一种"流动"的状态，是我们表现最佳的时候。在做治疗时，如果我们感觉自己只是在按照预先设定好的脚本进行，或者像念经一样重复着相同的话，那么治疗就很容易变成例行公事，呆板乏味。在这种情况下，来访者就像流水线上的工作，而我们要做的就是按照相同的顺序组装相同的部件。在另一个极端上，如果我们感觉工作超出了自己的能力范围，或者任务过于复杂、难以完成，那么我们通常会感觉到焦虑——这是一种警示信号，提示事情已经失去了控制。当然，目标是按照特定工作的要求，找到最合适的专业知识和技能。

治疗师会遭遇许多问题——从想要跳窗自杀的人，到极度焦虑不安的人——其中最困难的莫过于保持精力充沛的工作状态。如果说职业倦怠是由超负荷的刺激造成的，那么无聊则是由刺激的缺失造成的，至少在主观体验上是这样。两者都涉及提供的东西与接收的东西之间的差异。

本章的第一部分讨论了治疗师的无聊和倦怠的现象；第二部分涉及过度刺激、情绪耗竭和精神崩溃。无论是乏味还是倦怠的情况，治疗师都会失去动力、精力、控制力和方向感。如果不及时处理，这些症状会变成无法治愈的长期状态。

我知道这个领域的初学者可能很难想象有一天他们会对工作感到厌倦，毕竟治疗工作是如此复杂、有挑战性，而且充满刺激。然而，就像我们在生活中所做的其他事情一样，当我们变得自满和呆板时，自动驾驶模式就会接管一切。因此，在某些方面，如果经验丰富的治疗师不能始终保持警醒，不能以"初学者的心态"对帮助他人充满热情和兴奋，那么他们就会面临更大的风险。

关于无聊

无聊是指暂时或长期失去兴趣和动力。虽然无聊通常会让人感到不舒服，但它也能让人的思想和精神得到休息，从而有时间恢复活力。因此，无聊确实有其功能和作用，它是你一直在做的事情和你将来可能要做的事情之间的一个过渡时期。与这种心理状态相关的不适感还会提醒我们，我们的大脑没有得到充分利用。

如何判断自己感到无聊了呢？有几种我们熟悉的症状。第一种是感觉时间变慢了，甚至好像完全停止了。感觉事情都千篇一律、可以预测，因此很难长时间集中注意力。一切都感觉毫无意义，进而导致没精打采、坐立不安。所有这些都会大大降低动力、积极性和投入度。此外，警觉性、自控力和承诺都会受到严重影响（Danckert & Eastwood，2020）。这可能是针对某个人、某种情况或某种环境的暂时性、过渡性的"状态"，也可能是一种存在方式中相对长期的持续性"特质"。

有人因无聊而死，也有人因无法忍受一成不变而陷入疯狂。无聊是大自然在对我们说："回去工作吧！"如果人们满足于陈旧的生活、不做什么有意义的事情，那么我们这个物种就会灭绝。我们有本能的冲动去繁衍后代，保存我们的基因库，以及保护和养育我们的后代。我们有冲动和野心去不断拥有更多我们已经拥有的东西——不是因为我们需要新的东西，而是因为我们内心的声音在抗议知足常乐。

当工作变得像例行公事且可以预见，当刺激变得微乎其微，当一个人不喜欢与自己和他人待在一起时，无聊感就会渗入内心，促使我们采取一些行动。这与其说是一种状态，不如说是一种看待世界的方式。

无聊感的产生，可能是因为我们对自己所做的事情越来越感觉没有意义，并且觉得这些事情并不像我们之前认为的那么重要并产生徒劳感。这肯定有它的好处，感觉剥夺实验可以证明这一点。那些在超级马拉松赛或铁人三项赛中持续跑步、游泳或骑自行车 8 小时的运动员也可以证明，无休止的重复可以让我们学会专注和自律。当我们感到无聊时，就是时候"剥去我们的性格盔甲，褪去一层又一层强加给我们的动机和价值观，向我们独特的本质靠近"（Keen，1977，p.80）。这是坦率地、心无旁骛地直面痛苦的时刻。世界级长跑运动员在追求最佳表现的过程中，能够模拟出一种完美的无聊状态。当剧烈的痛苦袭来时，他们不会退回到幻想中，而是与不适和痛苦待在一起："我在跑步时不仅关注自己的身体，还不断提醒自己放松、松弛，不要紧绷"（Morgan，1978，p. 45）。一公里又一公里、一小时又一小时地在人行道上奔跑时，他们只专注于自己所处的空白状态——脚的位置、呼吸的节奏、手臂的摆动。这些运动员之所以出类拔萃，是因为他们愿意将自己置身于无处可逃的境地；无论他们感到多么不适或痛苦，他们都会顽强地坚持这样的信念——越是专注于每一刻，就越有可能达到最佳状态。

治疗师容易感到无聊

无聊的体验在一定程度上受到一个人时间观念的影响。那些工作时总看表的人（治疗师常常这样）因为时刻关注时间的流逝，就会更加期待有事情发生。我们对生活的投入会被时钟的指示所支配。治疗师的工作性质要求将谈话时间精确到分钟，而且需要经常看表（每小时5—10次），这使得治疗师更容易受到主观性时间流动的影响。当时间似乎变慢了的时候，无聊的感觉最容易出现，因此，出于习惯和所受的训练，常常看表的治疗师更容易意识到这一现象。

我们经历过的最好的治疗过程，都是在我们达到了契克森米哈赖（Csikszentmihalyi，1975，1998）所描述的心流状态时进行的。这是一种无须费力、高度集中的状态。在这种状态下，时间似乎变得无关紧要了。那些全神贯注于所做之事的人是不可能感到无聊的，他们甚至连自我意识也丧失了；他们已经变成了自己正在做的事情。对于老手来说，这意味着要停止内部和外部的干扰，以维持心流状态；对于初学者来说，这意味着要停止自我批评。干扰有多种形式：侵入性思维（"一定要记得去取邮件"），来自环境的干扰（电话、电子邮件、噪声），来自身体的紧迫感（消化不良、饥饿、憋尿、不舒服、疲劳），时间限制或治疗师生活中需要关注的持续性问题。

从某种程度上说，无聊是一种解离，一种与某事或某人的"防御性断联"。这也是治疗师与某些来访者的"无言对话"——来访者会引发这种反应，是因为他们没有引起我们足够的兴趣。从这个意义上说，它是一种反移情，因为我们感受到正在发生的事情具有威胁性，或至少在某些方面带来了潜在的不安（Scott，2017）。

当我们正在做的事情失去了挑战性，当我们觉得自己知道事情会怎样发展时，无聊感最容易感染我们。我们会因为总看时间而感到尴尬。我们在脑子里计划着晚餐的菜单，盘算着手头有哪些食材，计算着要付哪些账单。就这样进入了幻想世界后，你突然发现有人在跟你说话。你心想："你还在这里干什么？

你怎么还不回家？"让人难以忍受的正是这种重复，不仅来访者在抱怨同样的东西，我们也在传递相似的治疗信息。例如，某些规范化的治疗方式在执行过程中会出现重复，正如埃利斯（Ellis，1972，p. 119）所承认的那样："我有时发现自己对来访者一遍又一遍地做着同样的事情，这真的让人厌烦，我不太喜欢这么做。"有些治疗师可能感觉"卡在"了自己选择的方向里，还有些人则会不断改进自己的执业风格，以保持新鲜感。

我们接待的每个人的确都是独特且有个性的，然而经过多年的实践，许多人的声音就开始变得非常相似了。一位心理学家抱怨说："在过去的几年里，我做了4000多例儿童评估。我做梦都在做评估。当然，每个孩子都不一样，但那些该死的问题从来没有变过。"一位精神科医生同样感到挫败："我所有的病人都只想要药物。他们都是有备而来，绘声绘色地形容他们病得有多严重，希望我这里储存的神奇药片能给他们带来缓解。"一位社工在接到虐待儿童的投诉后与家长面谈时，所有的家访中都会出现她熟悉的场景："他们永远不理解，永远不会改变。孩子会去寄养家庭，很可能还会被别人打。也许很久以前，我觉得这很有意思，但现在只觉得挫败和无聊。"

我们听到的那些重复的、类似的故事，会让我们陷入一种自满的状态。我们在会谈中创造了很多界限、仪式和"抱持性环境"。如果我们的标准和偏好过于严格，那么所有这些都会对治疗过程的可能走向带来限制。还有一点非常有趣：有些来访者让我们全神贯注，而有些来访者却让我们想要打瞌睡。英格利希（English，1972，p. 95）讲述了他在治疗工作中的无聊经历。

> 有些病人是我喜欢见到、喜欢治疗的，也有些病人是我害怕见到的；有些病人让我开心，有些病人让我无聊到走神。有些病人能让我睡着，我用的是"让"这个词，而不是说我在治疗中睡着了。我发现自己在想："我好困啊。等病人走了，我一定要打个盹儿！"但是当他离开办公室之后，我却怎么也睡不着了。

一位治疗师说，当她在治疗中感到无聊时，通常是因为她想让自己远离那些具有威胁性的议题。当会谈或会议变得乏味、无休止地拖延下去时，我们可以先看看自己：在这层不感兴趣的外衣下，我们隐藏了什么？但更常见的情况是，当事情停滞不前时，我们只是在那里看信息、回信息。移动设备成了对抗静止的一剂解药，哪怕这静止只有几秒钟。它总是在引诱我们，总是在分散我们的注意力。每当有片刻的闲暇，它总能提供即时的消遣。

无聊的第二种可能的原因是，有些人从客观上讲，内心完全没有精神和活力。有些来访者来找我们，是因为他们找不到其他愿意长时间听他们说话的人。他们说的话单调乏味。其中一些人可能有述情障碍，无法描述内心的想法和感受。他们所做的事情和行为方式都非常具体、重复，而且完全可以预测。每次治疗，他们都会提到同样的话题，重复同样的故事。他们会考验每个治疗师的耐心和同情心，因为当我们想要推动他们更好地表达时——无论是施以微妙的暗示还是更为激烈的面质——他们都没有很好的反应。甚至有人提问，从神经学的角度来看，他们是否有能力更好地表达。他们喋喋不休地谈论一些乏味无聊的话题，与他们自身的体验缺乏联结，这让我们很难集中注意力。

我们在工作中感到无聊的第三种可能的原因，与来访者或讨论的话题关系不大，更多的是与我们以自身为出发点的、对刺激的需求有关。尽管我们可能不愿意承认，但我们中的许多人之所以选择这份工作，是因为我们对窥探他人隐私乐此不疲。做治疗就像看电视，每个频道都是一个窗口，让我们看到不同的生活节目。但每次我们收看时，有个频道一直上演相同的节目——或许是个钓鱼节目——我们就会觉得被欺骗了："你没有做好你的工作！难道你不知道你应该去外面的世界做一些有趣的事情，然后回来告诉我吗？"

在这第三种情况下，我们之所以会觉得无聊，是因为我们对于来访者应该如何表现有自己的期待。这也是我们最能做些什么的情况。长期乏味的人认为自己本质上是不可爱的，因此他们发现了一种非常有效的方法，可以让别人离他们远一点。这样说来，我们的工作就是去爱他们，尽管他们想要与我们保持距离。不过，说起来容易做起来难，因为要做到这一点，我们必须将自己的耐心和专注力发挥到极限。

无聊和风险回避

在连续谱的一端，治疗师沉浸在无聊之中——萎靡、不满、焦躁不安、疲惫不堪。而连续谱的另一端，是一个胆怯、优柔寡断、害怕冒险的人。有些来访者不愿采取不同的行动或者尝试新的存在模式，因而阻碍了自身的改变。同样，一些治疗师倾向于追求安全、稳妥和可预测性，因而牺牲了自身的成长和发展。

治疗师会用很多方式避免建设性的冒险。这里所说的冒险，并不是指不顾一切地寻求刺激，而是指偶尔抓住机会走一条未知的路线，最后来到一个不同的地方。除非我们认为冒险的收益大于潜在的损失，否则我们不会愿意将自己暴露在危险之中，这是很正常的想法。但是，与其说我们是想保护自己远离不必要的危险，不如说更多时候我们是下定决心回避任何风险。当一个人感到安稳舒适的时候，需要有一些真正的激励，才能说服她冒险走进冷风里。因此，我们可能会像其他人一样，对未知的事情避而远之，直到绝对必要时才采取行动。

工作风格谨慎的治疗师可能会对他们一般的工作效果大体感觉满意。他们所做的仅仅足以完成工作，却不足以产生最佳效果。他们会以保护来访者福祉的名义，避免面质和冲突，而更愿意按照来访者对无聊的容忍度来推进工作。他们会一直等待，因为他们知道等待具有一定的治疗价值，大多数来访者会自己好起来，不管治疗师做了什么（或没做什么）。他们只会说以前说过的话，只会尝试最熟悉、最舒服的治疗方式。采取任何偏离计划的做法之前，他们都必须先查阅自己最喜欢的专家的著作。

当然，也不能为了安抚治疗师不安分的心，就主张冒险的治疗干预。这样做既不合适也没有益处。相反，在个人生活中能够满足自己对刺激和兴奋的需求的人，并没有兴趣把他们的来访者当作小白鼠，为了实验而实验。事实上，治疗师有义务保护有风险的来访者，避免他们暴露在不必要的危险之中。但是，治疗师有很多方法可以安全、负责任地尝试新的干预策略，而不危及来访者的安全。

无聊的解药

尽管无聊是个不可避免的不速之客，但它不需要停留太久。不过，当治疗师感到冷漠和无助时，无聊就可能一直存在。有时，尽管治疗师热切希望自己重新振作起来，但无聊感始终挥之不去。

兴奋和刺激来自与我们能力相匹配的挑战。我们向来访者传递的一个重要信息就是：任何情绪状态，尤其是无聊，都是我们所选择的认知活动顺理成章的结果。因此，在治疗过程中处理无聊情绪的主要方法，就是关注每个案例的独特性、每位来访者的个性以及每次接触中的成长机会。当我们的思维按部就班地运转，干预变得机械时，我们就会感到乏味无聊。

当我发现自己对与来访者的互动过程中产生的神奇时刻无动于衷时，我就会有意识地转变观念。我会改变自己的坐姿，专注于自己的呼吸和姿势，或者回想一下我在学生时代学到的那些基本知识，然后我就会发现奇妙的事情发生了。来访者变得更加特别，他们的话也更有力量，整个体验变得充满活力。我能感受到新的能量，来访者也能。当她注意到我重新燃起的兴趣时，她的感觉和行为开始变得更加有趣。这并不是为了让我高兴、让我从无聊中解脱，而是因为她感觉到我更重视我们在一起的时间了。她开始相信自己能引起别人的兴趣。起初，这些变化非常微妙：我忘了看时间，然后会谈超时了。

一位从业者在工作中使用如下策略来避免感到乏味。

> 我从来没有感觉无聊……我认为自己非常幸运，能够从事如此有趣的工作，尤其是当我能够在一定程度上体验到爱上病人的感觉时。这种爱不会威胁到我的婚姻，而是我对父母、对兄弟姐妹的那种爱。如果我再也无法在某种程度上爱上我的病人，我作为治疗师的生命也就接近尾声了。
> （Warkentin，1972，pp. 258–259）

　　听到这样的说法，我立刻感到钦佩，随之而来的是一种羞愧的感觉，因为这与我的经历太不一样了。我至少每隔几年就要重新塑造自己，因为我对自己感到厌倦。我厌倦了听自己说话，听自己的故事，或者一遍又一遍地重复体验同样的事情。我们当中有多少人经常在会谈中说重复的话，对许多来访者说同样的东西，甚至说话的方式都一样？这其实是一种懒惰的表现：使用现成的、熟悉的干预措施，要比创造全新的东西容易得多。

　　我每隔几年就会对这本书进行修订，原因之一就是我已经不再是上个版本中的我了。我改变了，进步了，也学到了新的东西。我读起 5 年前写的东西，发现自己不再那么想，也不再那样工作了。我有一个幻想：如果我的任何两个来访者碰面了，并且讲述一下他们和我的治疗过程，他们就会觉得他们遇到的是完全不同的治疗师，因为我一直在改变我的工作内容和工作方式。这是让我保持活力并热爱工作的关键之一，即便在将近半个世纪之后也是如此。

　　在治疗过程中把无聊的感觉说出来也会带来帮助，至少对于那些在关系中准备好接受更多真实和坦诚的来访者来说，是有帮助的。亚隆（Yalom，2002，p. 66）在大多数情况下更倾向于在当下工作，他会这样提出这个问题："在刚才的几分钟里，我一直感觉与你断开了联系，有些疏远……我想知道你今天感觉和我的联结怎么样？你有和我类似的感受吗？让我们试着看看发生了什么。"

　　虽然无聊通常是一种负面的感觉，但它的作用是向我们发出信号，告诉我们目前正在做（或没有做）的事情不再令人满意，必须采取一些行动。虽然不是采用一个简单的办法就能让我们保持精力充沛和注意力集中，但尝试各种方法不失为明智之举，比如：更积极地参与到人际关系中，在体验中寻找意义，将感觉作为一种诊断工具，或者意识到是时候让你的生活变得多样化并改变工作方式了。同样有帮助的还有，发展更具游戏性的态度，并从那些可能会拖垮我们的事情中找到幽默感。还有一些治疗师会接手一些不允许态度松懈的、具有挑战性的个案，通过这种方式成功地抵御了无聊。另外，接受督导也很有用，督导师能帮助你保持有挑战性、谦虚和适度困惑的状态。通过有意识地保持新鲜感，尤其是在工作中寻找意义，无聊是可以避免的。作家多萝西·帕克

（Dorothy Parker）曾说，治愈无聊的终极办法就是好奇心。"好奇心是无药可治的。"

关于倦怠

首先，有必要了解一些背景情况。甚至早在全球大流行病发生之前，人们就发现美国三分之二的工人在工作中经历了某种形式的情绪耗竭或倦怠，这导致了旷工、生产率下降和各种健康问题（Wigert & Agrawal，2018）。这项调查还打破了"单纯减少工作时间或休假就能解决问题"的错误观点，因为无法承受的工作量、工作角色不明确、待遇不公平、缺乏沟通等系统性的有害因素从未得到解决。一旦治疗师开始开展更多的在线和远程治疗，他们就可能为更多绝望的人提供服务，但这往往是以"Zoom①忧郁症"为代价的，也就是一天中大部分时间都盯着屏幕上的线上会议所带来的不可避免的疲劳感。

由于治疗工作是情绪最为多变、压力最大的工作之一，因此我们也更容易受到不切实际的要求的影响。我们个人的悲惨遭遇、丧失、成功、经历和背景，让我们在接触他人的创伤时，更有可能受到某种形式的间接伤害（Chaverri et al.，2018）。在全球大流行病期间，几乎每个人都在遭受丧失和失望，而整天盯着屏幕上来访者的脸，听他们讲述悲惨和悲伤的故事，似乎只会增加我们的徒劳感。

无论从业者如何巧妙地避免职业危害（包括无聊）的影响，总会有那么一段时间——也许是一天、一周、一个月或永远——我们会认真考虑离开这个行业。或许有那么几天，来访者接二连三地缺席，再加上一个无理取闹的家长带着怒火打来电话。又或者，在某一周里，你发现你喜欢的督导师调走了，而你不喜欢的同事刚刚被提拔到了督导师的职位上（高于你的职级）。或者是在某个月里，你的轮胎被之前的一个来访者割破了，而你曾经还以为帮到了他；你的

---

① 一款视频会议软件，为用户提供团队聊天、电话、会议等功能。——译者注

自尊心也被反复割伤，因为你遇到同行想要破坏你的威信、转介人对你失去信心、督导师因你的聪明才智而感觉受到威胁，还有来访者不再回你的电话。

因此，问题不在于谁会出现职业倦怠，而在于下一次倦怠期会持续多久。那些否认自己脆弱的人可能会忘记，有一半以上的治疗师在任意时间点上报告了"中高度"的职业压力。同样令人惊讶的是，初学者面临的风险其实更大，因为他们抱有不切实际的期望、缺乏应对技巧，并且无法应对压倒性的工作要求——他们还没有为此做好准备（Simionato & Simpson，2018）。

要描述专业人员丧失兴趣与成效时所发生的那种隐性的疏忽和退化，"倦怠（burnout）"很可能不是最恰当的术语。或许用锈蚀（rustout）一词描述更加恰当，因为这个词能表现出那种缓慢的、逐渐侵蚀治疗师的精神的过程（Gmelch，1983）。毕竟，你不大可能在某个早晨醒来时发现自己突然间就倦怠了；更可能发生的情况是，随着时间的推移，这样的早晨会有几十个甚至上百个，每一个都加重了你的幻灭感。

总的来说，经历生活满意度的起伏是人生的常态，对治疗师来说更是如此。这是一个非常情绪化的行业，有许多高潮和低谷。有时，我们会觉得自己成了最接近于神的凡人——强大、优雅、得体、睿智；有时，我们又会觉得自己如此无能，甚至好奇自己怎么还能继续从事这个行业。无论我们帮助过多少人，内心深处都会有一种不安的感觉，觉得我们再也做不到了。至少对我来说，我真的不太知道我上一次治疗做了什么。当一个新来访者进来坐下，讲述他的情况，然后满怀期待地等待我的评估时，我总会有一分钟的恐慌。这时我会拖延一会儿，心里想的是："我根本不知道发生了什么，也不知道怎样才能帮到这个人。"然后，我深吸一口气，投入对话中，尝试说点什么，什么都行，哪怕只是说："我还不理解是什么情况，但我相信我们会一起找到办法的。"

当你意识到自己既不了解来访者的情况，也不关心来访者的情况时，职业倦怠或锈蚀就发生了。相反，如果你对治疗的进展和怎么做对来访者最好感到过于确定，并且因为别人不听你的意见而感到挫败时，倦怠也常常发生。不过，职业倦怠这个全球通用的术语还不足以涵盖治疗师所承受的压力。尽管倦怠可能代表着精神消耗的终点，但它也有渐进的阶段和其他形式的压力反应，如继发性创伤（与绝望中的人近距离接触）、替代性创伤（因为目睹或密切接触失调的个体而受到的传染性影响）和同情疲劳（因长期接触他人的痛苦而导致的界限崩溃）。职业倦怠可能以某种形式包含所有这些症状，以至于个体出现效率降低、身心疲惫、愤世嫉俗和失去满足感等情况。

读到本章内容时，如果你是心理治疗领域的一名新手，那么无聊或倦怠是你最不关心的问题，因为你的职业生涯刚刚开始，但请考虑一下这个合理的告诫：每个治疗师都是带着乐观、热情和极大的兴奋开始工作的。你可能会发誓永远不会成为情绪腐蚀的受害者（就像你在一些老手身上看到的情况），但常年在战壕里工作难免会给人带来负面影响。预防这种负面影响的最佳方法是建立一个早期预警系统，在症状刚出现时就能加以识别。

职业倦怠的迹象和症状

职业倦怠常见的特征包括：（1）情感枯竭或耗竭；（2）对来访者的消极态度（去个性化、愤世嫉俗、批判性态度）；（3）个人和职业成就感降低（挫败、悲观、徒劳感）。与此相伴的常常还有在工作中缺乏意义感和满足感。

人们对职业倦怠的常见症状是比较有共识的，但对其成因的认识就不那么一致了。影响职业倦怠的因素有很多，比如工作环境、个案量、报酬、自我形象，以及缺乏同事和家庭支持等（M. K. Lee et al.，2020；Simpson et al.，2019；Wigert & Agrawal，2018）。因此，那些容易在情绪上过度卷入的从业者，以及因长期疲劳而感到精力不足的从业者，面临的风险最大。还有一点非常有趣，那就是，治疗师所处的环境与文化背景也会影响他们代谢压力和经历职业倦怠的方式。在美国，职业倦怠最常被归因于（太多的？）治疗工作要求所导致的身心疲惫；而在日本，治疗师最常提到的首要原因是认为自己效率低下或感觉失败；韩国的治疗师则表示，职业倦怠更多地受到个人生活问题的影响。在这项研究中还有一个有趣的现象：菲律宾的治疗师并没有报告他们体验到了很明显的职业倦怠（Puig et al.，2014）。这并不一定表示他们的症状不明显，而可能是他们更不愿意将问题归咎于任何外部因素。

我们所探讨的职业倦怠，不仅会影响治疗师的工作乐趣和满意度，也可能导致专业效果显著下降和伦理失当的可能性增加（G. Corey et al.，2018；Jenks & Oka，2020）。经历职业倦怠的治疗师也更容易在性方面做出不当行为，比如在治疗之外与来访者会面、邀请来访者谈论与治疗无关的性偏好，以及将自己的冲动付诸行动（Norcross & VandenBos，2018；Pope & Bouhoutsos，1986）。绝大多数治疗师都认识出现严重倦怠的同事，三分之一的从业者承认自己曾亲身经历过这种情况。

急性职业倦怠的行为指标已经得到了比较具体的描述。有些症状明确显示问题开始出现，比如总是不愿意谈起工作，也不愿意回信息或做好咨询记录。此外，当事人可能倾向于通过某些形式的自我疗法来应对这种情况，如服用违禁药品或处方药、强迫性购物、暴饮暴食和过度运动等。愤世嫉俗、悲观厌世和消极情绪支配着他们的思想，他们还会不断地抱怨自己没有得到足够的重视和赏识。

现在，让我们在更加个人化的层面上讨论职业倦怠。请你在一天结束时问问自己，你在多大程度上：（1）感到身心疲惫；（2）有躯体不适的迹象（头痛、肌肉紧张、肠胃问题）；（3）因为还有很多事情要做而感到不堪重负、心力交瘁；（4）觉得自己无论如何也不可能补上并完成你应该关注的所有事情。

白日梦和逃避现实的幻想出现的频率，是衡量抽离状态的一个可靠标准。与来访者工作时需要时刻保持警醒。然而，即便我们想要做好，思想还是会不由自主地飘到别处。闲暇时，治疗师还会继续逃避现实，想象自己救人于危难，或躺在大溪地的海滩上。

无论是在治疗会谈中还是在其他时候，幻想的内容和模式都能提供丰富的线索，让我们了解倦怠和损伤症状的相对普遍性。我认为，向一个从业者提这两个问题会很有意思。

1.在你的典型治疗会谈中，你全然投入、全神贯注的时间大约占多大比例？换句话说，你有多少时间在认真倾听来访者的话，而没有走神、幻想和思考其他事情？

2. 当你在治疗中走神时，你的思绪飘到了哪里？

关于第一个问题，我听到的估算从 20%~75% 不等。也就是说，治疗师承认他们有五分之一到四分之三的时间在关注来访者。我认为，考虑到我们内心上演着太多事情，真正倾听的时间能达到一半左右就很不错了。来访者说的东西会引发我们一系列的内心骚动，我们会联想到自己的生活，走神一分钟，沉浸在幻想中，盘算着我们在会谈结束或下班后要做的事情。然后，我们再次回到对话中，直到几分钟之后，又有其他东西触动了我们，我们又会走神一小会儿。当然，有时这是无聊所致，但更多的是在如此紧张的谈话过程中，我们在处理听到的、体验到的一切时，不可避免地产生的思维历程。

问题的关键在于，你在会谈中保持专注的频率，以及你离开治疗室进入自己的世界的频率，表明了你对工作有多投入。投入的程度，会根据不同的来访者、不同的日子、不同的治疗师而有所不同。一些治疗师报告了惊人的专注力，他们称自己在 95% 的时间里都能倾听来访者。(我觉得这很难相信，因为我连倾听自己说话都做不到这么专注。)还有一些治疗师只有一半或更少的时间在专注倾听，但也能把临床工作做得很好；我们甚至可以在这些反思的过程中发现大量创造性能量。

职业倦怠的原因

再次提醒大家，职业倦怠有很多不同的表现形式，会影响日常生活的方方面面。个人内在的一些易感因素会让人更容易感到倦怠。治疗师在人生转折期、代谢剧烈变化期，以及理论变化的数十年间隔期间最容易受到影响。经历过创伤、正在处理重大个人冲突、采用回避型应对方式，以及持有悲观态度的治疗师经历职业倦怠的风险最高。其他影响因素包括：

- 感到无法控制工作职责；

- 行政管理部门的要求混乱、不明确或总在变动；

- 认为督导师不称职、不关心或过度控制；

- 同事间的支持受阻，或没有支持；

- 工作具有重复性，可变性小；

- 组织运作混乱、效率低下；

- 晋升或承担新职责的机会很少；

- 组织文化有害，充满人际冲突；

- 时间压力大，工作时间过长，报酬不足；

- 出现种族主义、歧视、微攻击或边缘化事件；

- 过多的文书工作、监控和记录；

- 来访者的问题和创伤严重且长期存在；

- 来自个人生活的干扰（丧失、健康问题、转型、财务问题）。

一些治疗师之所以面临风险，不仅是因为他们正在经历发展上的转变，还因为他们具有某些与僵化、自恋和完美主义相关的人格特征（Allan et al., 2019）。对挫折和模糊性容忍度低、对认可和控制需求高、思维模式僵化的治疗师，会面临更大的扰动。例如，一位社会工作者从事传统的精神分析已有 20 年之久。他订阅了所有相关的期刊，虔诚地参加各种会议，并且自豪地声称，自从几十年前他完成自己的分析以后，他的风格从未改变过。即使在他受庇护的专业圈子里，他也抵制改变，并且嘲笑自我心理学或荣格学派的分析是修正主义。尽管他可以和同事聊上几小时，谈论正在发生的各种有趣的事情，但实际上他在治疗会谈中做得很少。他经常感到挫败，因为他的来访者没有什么进步，而且很少表达他们对他的感受。

幻灭的种子可能在研究生阶段就已经种下，甚至发芽了。不切实际的期望和不合理的目标会让治疗师陷入困境。不管教科书和教授们怎么说，你都不可能通过反思感受来治好精神分裂症，也不可能通过挑战不合理的信念来消除慢性抑郁症。天真的初学者进入这个领域时，往往想要做工整、优雅、有条理的治疗，希望在 10 次会谈以内见效，期待着来访者能迅速改变、按时出现，而且非常感激自己。你需要过几年才能发现，无论自己做什么，有些来访者的情况总是一成不变；你永远不会得到应有的认可，大多数时候你都无人赏识、工作过度。

官僚体制的限制

大多数组织结构中都有一些政策，这些政策可能会使组织高效运作、董事会满意、预算平衡，但对员工的精神面貌却没什么益处。文书工作只是其中一个例子。它能让资助机构和认证机构放心，却让临床工作者抓狂。每进行一次治疗，治疗师可能都要花上 15 分钟，详细描述来访者都谈了些什么、使用了哪些干预措施、这次治疗对总体治疗目标的贡献，以及来访者离开后的感受。在某些情况下，所有这些材料都必须在总结、保险单、案例报告和部门档案中一遍遍地填写。

一些心理健康机构、医院、社会服务部门、大学和诊所因其政治战争而臭名昭著。不仅部门领导之间和行政体系内部有权力斗争，而且不同的专业团体之间的权力斗争尤其厉害。精神科医生、社会工作者、家庭治疗师、心理咨询师、心理学家、精神科护士和心理健康技术人员，常常在各自的团体中相互支持，并且对其他团体抱有偏见。这种激烈竞争的结果就是，形成了一种员工争夺控制权、地位、认可和权力的环境。在这种环境下，人们选择离开就不足为奇了。

即使是最敬业、最善意、成功避开了前面提到的所有陷阱的从业者，也可能很难不被别人的幻灭所传染。当整个机构都在抱怨食物时，很难做到独自享受美食。当其他工作人员抱怨他们如何受到管理部门的恶劣对待时，很难在假装别人关心你的福祉的情况下工作。

情绪困扰

导致职业倦怠的大部分问题，与其说是集中在日常实际工作上，不如说与治疗师未解决的情感困难有关。常见的问题包括早年经历的剥夺、忽视、虐待和剥削；还有依恋方面的困难或关系纠缠的困难，这些困难可能导致不信任、过度警觉和自我怀疑。不同的临床工作者可能会遇到完全相同的来访者或主诉；有些人会将绝望内化，而有些人则可以轻松地将其抛诸脑后。这不仅与临床风格、认知活动和应对机制有关，还与治疗师生活中既有的压力水平有关。

有些专业人员过于看重工作结果，而工作结果在很大程度上取决于来访者的动机和行为。因此，他们在治疗过程中可能做得太多，承担了过多的责任，总想填补沉默、立刻缓解症状，并且促使来访者产生觉察，以让一切变得不同。但治疗师施加的控制、承担的责任越多，来访者的参与感就越少。

我最大的问题之一就是，在治疗过程中（在生活中也是这样）把太多的权力和控制都归因于自己的能力与技巧。这意味着，在治疗有效时，我认为自己所做的贡献比实际要大；而当治疗失败时，我认为自己应该承担的责任也比实际的责任更多。我很早就知道这一点，并在治疗、督导和朋辈研讨中反复加以处理，但我仍然拒绝改变这种行为（这是一种刻意的选择）。我知道面对受督者和学生时应该怎么说——他们需要让来访者自己做工作，我们能做的事情是有限的，其余的都取决于我们无法控制的因素——但我喜欢这种权力的错觉，认为我能控制某些事情，而这些事情其实是我无法控制的。我也喜欢带着这种自我批评的风格不断成长，尽管如果我不仔细觉察发生了什么，这种风格会让我更快地倦怠。

在这方面比我高明的治疗师，一般不会只扮演一个被动、抽离的观察者角色，任由来访者漫无目的地挣扎。我们当然有责任与来访者一起规划治疗会谈的内容，为来访者的选择提供一些意见，并温和地帮助来访者达到一定程度的自我理解和后续行动。但如果治疗师认为自己非常重要，并且对来访者应该做什么以及什么时候做到，由衷地、本能地觉得自己应该负责任，那么就会出现问题。

情绪因素不仅会影响过于努力的治疗师，也会影响对来访者过度认同的治疗师。当我听到一位年轻的来访者因为被同伴嘲笑而愤怒、沮丧地哭泣时，无论我已经听过多少次，都仍然能对他的痛苦感同身受。当这个小家伙讲到他在嘲讽的队友面前被判三振出局的经历时，我能感觉到自己真的在颤抖，因为在打棒球时，我也是一个被放逐到右外野的孩子。

我们自己已经缝合的旧伤口，常常无法抵挡来访者情绪问题的冲击。有时候，我们能做的就是时刻保持警觉："这个来访者不是我。我正坐在这把舒服的椅子上。来访者付钱给我，是让我坐在这里倾听他们并做出回应，而不是让我卷入自己的事情中。"

最后一项值得一提的情绪问题，涉及那些缺乏家庭支持和社会支持的治疗师。专业的助人者需要大量滋养、理解和关爱。经过一整天的付出，治疗师回到家（或离开指定的家庭办公空间）时，可能会变得脾气暴躁，并且有一长串的要求。他们在重返现实生活之前，需要得到亲切的关怀和照料。在这个领域工作，同时又充当家庭主要照顾者的人尤其如此，因为他们除了满负荷的工作之外，常常还需要承担更多的家庭琐事和家务劳动。单身家长还承担着额外的经济困难、共同用车、洗衣服和深夜打扫房间等负担。

职业倦怠的预防和应对

首先，可能你已经猜到了，职业倦怠没有一劳永逸的治疗方法，因为一定程度上持续存在的压力就是治疗师工作的一部分。更令人沮丧的是，目前几乎没有稳定可靠且有效的策略来抵消继发性创伤或同情疲劳的影响。但是，当压力达到了造成伤害的程度，症状开始影响日常工作并损害专业效能时，就有必要采取某些干预措施——常用的形式有督导或个人治疗。陷入倦怠的专业人员的主要问题，在于他们对工作和生活优先事项的态度，这种态度已经从某个时刻开始滑向了自我忽视的状态。

对我们来说，就像对来访者一样，"否认"是成功治疗职业倦怠的主要障碍。面对日益减少的工作量、来访者或同事的抱怨、家庭问题或明显的功能失调行为（药物滥用、抑郁、性问题、财务管理不当、心身疾病），一些临床工作者拒绝承认存在问题，希望事情会自行好转。但我们很清楚，这种情况很少发生。

这些导致职业倦怠的因素中，有很多都会使治疗师更加孤立和退缩。与其他任何一种解决办法一样，动员支持力量能够在很大程度上缓解职业倦怠的影响。由于专业助人者往往难以寻求帮助，自我破坏的模式就会变得更加根深蒂固，更加抗拒治疗。然而，有几种自己可以开展的预防和治疗职业倦怠的方法还是很有用的，其中很多都会在第十二章有关自我照顾的内容中加以介绍。不过，我们首先可以看看几种与慢性压力直接相关的处理策略。

通过观察或体验，识别职业倦怠的迹象

当某个同事丧失活力、注意力不集中时，我们是不难注意到的。我们可以清楚地看到一些迹象：这位专业人士表现出典型的抑郁或焦虑迹象、酗酒、无法履行承诺、疲惫不堪、工作出错，而且最重要的是，他不承认自己有任何问题。要识别出自己身上的职业倦怠迹象和症状则要困难得多。

我们都是凡人，都在为维持生计而努力，也都在与心魔搏斗。我们都有一直以来困扰我们的问题。而在治疗师这个舞台上，我们几乎无处可躲。

下面是一些值得思考的问题。当你审视这些问题时，请注意哪些问题会特别醒目，哪些问题会立刻浮现在你的脑海中。你可能会发现，事后找人倾诉或写日记，或许能帮助你处理这些问题所激活的东西。记住，这是我们工作的特权：我们不仅被允许，而且被鼓励对自己（和他人）保持反思和毫不留情的诚实。

- 哪些事情最常萦绕在你心头，尤其是在情绪唤起强烈或者感到脆弱的时候？
- 你在哪些方面没有充分有效地发挥能力？
- 你的生活方式中有哪些方面特别不健康？
- 你的哪些关系冲突最多或长期失调？
- 你把痛苦藏在哪里？
- 你是如何进行自我治疗的？

- 你最常逃避或想要躲开的是什么？
- 谁最容易影响你，以及这意味着什么？
- 有哪些未解决的问题一直困扰着你？
- 这些问题中的什么部分最让你感受到威胁？

自己认识到这些问题带来的扰动是比较困难的，因此我建议与值得信赖的同事或朋友讨论这些问题。或者更好的方法是，在督导或个人治疗中提出这些问题。

以不同的方式开展治疗

想要为不满意的工作注入活力，最简单、最直接的方法就是做一些其他的事情，或者稍稍改变（或大幅改变）目前做事情的方式。工作坊和研讨会的蓬勃发展证明了这个策略很受欢迎，即便其效果只能持续很短的时间。许多治疗师在参加完工作坊或会议后起初热情高涨，之后再次陷入了低迷。一个好的演讲者可以在精神上感染人，但就像在治疗中一样，除非参与者每天不断应用这些观点，否则很可能会出现退步。

经过多年在大量理论取向、治疗技术和相互矛盾的主张中苦苦挣扎，你可能会觉得坚持使用一个经过验证的、熟悉的方法更有安全感。即使你并不特别反对学习新概念、新规则、新词汇和新技能，但尝试新事物似乎就意味着旧的方法被淘汰了。但事实并非如此，因为我们往往会保留那些仍然有用的观点。不过，只要不安还没有达到一定程度，我们就可能会相当抵触重大的改变。因此，关键在于允许自己每次改变一点点，允许自己去尝试，允许自己更有创造力。

一位心理学家多年来一直在开展正念练习，并取得了巨大成功。他发现了一套行之有效的办法，可以使用高效的引导程序，引发生动的意象，并带来积极的效果。他的来访者仍在不断进步（虽然最近几个月有所减缓），但他的感受却大不如前。他抱怨过自己的工作是多么陈旧和无聊，也考虑过放弃行为策略的各种选择，但他从未想过要改变一下自己的工作方式，或者让自己的指导语变得更生动一些。他其实并不需要原封不动地念指导语了，但他还是会念，因为他不相信自己能即兴发挥。这个工作方式极度僵化的例子强调了这样一个观点，即精神分析师不需要成为罗尔夫治疗法的专家，格式塔治疗师也不需要采用行为矫正来为自己的工作注入新的活力。

以不同的方式进行治疗，意味着强迫自己去未知的领域冒险，而不再有一个明确的目的地。这也意味着，我们要与来访者在一个漫长而艰苦的精神旅程中成为伙伴。而最重要的一层意义听起来有些自相矛盾，即克服职业倦怠的办法，是在最初更加努力地工作，直到工作变得不再是工作。

教导他人

有一个很好的理由可以解释，为什么那么多教授把心理咨询当作副业，还有为什么那么多治疗师会做教学工作——他们不是为了赚点零花钱，而是想要以此保持热情和活力。治疗师讲课不仅能传播真理、增加转介和提高声誉，也赋予了临床工作更大的意义。当你向他人解释你在做什么、如何做，以及为什么要以特定的方式去做时，你就不得不思考每一次干预的根本逻辑。

一位大学行政人员之前做过治疗师和教授，她现在仍然在和几位来访者工作，为的是让自己的技能不致生疏，且经常有新鲜的观点。她仍然争取每学期教授一门临床课程，尽管这意味着额外的工作。她没有额外的报酬，上司也不同意她这样做，因为这意味着要在她的本职工作以外花费时间。她这样做是为了自己的心理健康："教学能让我更加坦诚、更能自我批评。当我讲到怎样做一名优秀的治疗师时，它让我自己也更能成为那样的人。"

还有一位治疗师教授研究生水平的课程，尽管这意味着每周有一天晚上需要离开家去讲课，而且只有象征性的报酬。

我常常得教全职教师不愿意教的课，但我并不介意。这样我就能和这个领域里那些仍然充满热情的新人进行交流。能和真正优秀的学生一起工作是我的荣幸。我愿意免费为他们服务。我教的这门技术课从来没人喜欢，教授和学生都不喜欢，因为这门课涉及撰写和分析逐字稿。自从我开始研究那些几乎一无所知的初学者的工作后，我的治疗发生了很大的变化。他们使用的是低水平的、笨拙的积极倾听，但仍然很有效。自从我在自己的工作中返璞归真，我惊讶地发现自己又重新喜欢上了这项工作。

一位全职教授这样描述教学对其临床工作的影响。

> 课堂提问让我发疯！有些学生问的问题……比如一个自作聪明的人问我，怎么知道来访者真的在好转？也许他们只是在假装。这家伙根本没打算说什么高深的东西，他只是在犯傻。我用一些适当的话搪塞了他，但后来我开始思考，认真地思考，思考我如何能知道来访者真的改变了，而不是在假装。我思考得越多，做治疗的感觉就越好。

从事研究、公开演讲、发表文章和撰写书籍的临床工作者都报告了类似的经历。教学能扩大我们的影响力，教学过程让我们可以从最基本的方面不断评估我们的工作。我们收获的意义，不仅来自我们帮助过的一个个生命，也来自这些生命帮助我们对改变过程所做的理解和改进。

承担个人责任

在世界各地，都有一些相对不受职业倦怠影响的治疗师。让哭泣的孩子笑一笑，或者让假笑的成年人哭一哭，都会让他们感到无比兴奋。他们置身事外，不与人钩心斗角，却能凭借自己的专业知识、可靠性和出色的能力保住自己的权力。他们关爱自己，也关爱身边的人，期望得到他人诚实和尊重的对待。即使是在封闭的环境中，我们也可以选择与这样的同事做朋友。我们还可以尽量增强自己对工作的控制能力，因为恰恰是缺乏控制的感觉最容易导致职业倦怠。

　　寻找热情的同事只是几种实用策略之一。还有一些做法也会有所帮助，比如提醒自己认识到自身的局限性，并且使用多种标准来衡量工作效果，而不仅仅依赖来访者明确表示的感谢。就像企业会尽量使其收入来源多样化，以避免收入受到不可避免的经济衰退的影响，我们也应该发展治疗以外的兴趣爱好（无论是锻炼身体还是修炼精神），让我们能够给自己注入活力。除了临床实践（咨询、提建议、辅导、指导、教学、督导）之外，将个人兴趣扩展到其他活动的好处在于，当其中一项活动不太令人满意时，其他活动可以提供不同的表达方式，带来不一样的享受。

　　或许所有办法中最有用的，就是把我们教给别人的经验应用在自己身上，特别是与我们处理和理解压力的方式有关的方面。我们都很清楚，压力可以使人崩溃，也可以带来重大突破、变化、快乐、兴奋和个人满足感。想一想，人们常常故意铤而走险、看恐怖电影或小说、坐过山车或者去探险，因为他们非常享受这种逐渐增强的内在反应，甚至是恐惧感。我们知道，我们有两个截然不同的系统在运行，一个系统会导致与生理痛苦相关的问题，而另一个系统被称为良性压力（eustress），指的是神经系统兴奋时产生的许多积极感觉（Sies，2020）。50年前，生理学家汉斯·谢耶（Hans Seyle，1974）首次发现，压力可以带来许多积极的益处，这取决于我们如何处理压力体验。

　　虽然压力会让人感到恐惧、不安和焦虑，但遇到挑战时，良性压力会让人感到兴奋和刺激。使人衰弱的慢性压力，与使我们充满活力、迎接挑战并帮助我们获得新技能和新资源的压力之间的区别，与我们处理这些经历的方式直接相关，即所谓的"应激心向"（Huebschmann & Sheets，2020；McGonigal，2015）。当我们面临新的挑战，并在压力下不断成长时，我们的工作才更有创造性、更令人兴奋。这也解释了个人信念、态度、心态和内部加工过程如何塑造了我们应对逆境的特有方式，就像它们对来访者所产生的影响一样（Simpson et al.，2019）。这方面的一个例子是，在全球公共卫生危机而导致的强制隔离过程中，那些拥有各种资源、有满意和稳定的工作以及舒适家庭的人，能够更好地承受困境带来的挑战、不确定性、混乱和压力（Merino et al.，2021）。

创造工作间歇

一些治疗师极力提倡工作间歇，其作用是缓冲压力、缓解情绪、释放紧张，让人透口气。对于一些治疗师来说，这仅仅意味着不要连续安排那么多的预约。还有一些人的做法则更加系统化。正如一位治疗师所说：

> 我通常在下午比较早的时候就开始感到疲惫，并开始问自己为什么这么多年了还在做这样的工作。因此，为了自己的心理健康，我学会了把下午2点到4点之间留给自己。我曾经读到过，这段时间是大多数哺乳动物打盹的时间，也是大多数工业事故发生的时间。我相信这一点。总之，我每天都会抽出时间去散步、健身或看小说。

在学校或机构工作的治疗师，在如何安排自己的时间方面没有私人执业者那么灵活。其中一位专业人员是这样避免职业倦怠的："只要有可能，我每天都会安排休息时间。我可能会时不时地忙里偷闲几分钟，用来冥想或者看杂志。有时，当来访者突然取消了治疗——在这里每天都会发生这种情况——我会强迫自己不要把这段时间用在工作上。我喜欢关上办公室的门，玩网络游戏。"

随着健身和专业知识应用程序的广泛应用，一些从业者喜欢这样划分自己的一天：每隔几个小时做一次简短的活动或锻炼，可以是瑜伽、冥想、力量训练、拉伸运动，也可以是更激烈的活动，如散步、跑步或更正式的锻炼。这样做是为了让我们保持稳定，并把每天面临的压力甩掉。

失去联结是一种压力来源

在许多情况下，工作压力来自一个特定的、可识别的来源，比如可能来自物理环境（例如，与同事共用房间）。近年来，由于治疗师可以选择在偏远地区或家中工作，因此还带来了技术（和个人）方面的其他挑战，比如设备故障或异常、干扰、分心，以及空间使用的优先权等。

你与直属上司的关系也是一个必须考虑的因素。最令人感到挫败的事，莫过于遇上一个不称职的上司：他喜欢支配别人，要求严格的问责制，让人做大量的文书工作，而且下达的指令自相矛盾。他邀请你"诚实"地反馈，但前提是反馈意见需要是他爱听的；而且他对治疗的事知之甚少。不可靠、不诚实、不能提供帮助，或者过于挑剔的上司，也会降低我们对工作的满意度。

一位男士报告了他在研究生毕业后的第一份工作中的经历：他在一个没有门也没有天花板的小隔间里为青少年提供咨询，而他的督导师会把耳朵贴在墙上听。每当他对来访者说的话是督导师不同意的，督导师就会敲打墙壁，大声喊道："别这么讲！"之后，被吓了一跳的孩子和初出茅庐的咨询师开始低声耳语，这时又会响起"砰"的一声，然后听到督导师说："如果你们两个非要这么遮遮掩掩的话，那就别聊了。"这位心理咨询师现在是一名推销员。

当代生活中的另一个主要压力来源，是由于被技术束缚而导致我们失去联结。通过移动设备、电话、短信、社交媒体以及即将出现的植入式通信设备，我们可以随时随地与人联系。你会不由得注意到，过去几年的技术进步给人际关系带来了多大的变化。有一些技术突破非常有用且让人兴奋，但还有一些经历则非常惹人讨厌，比如电影院里每隔几分钟就要查看一次信息的人，或者声如洪钟地打电话的人。如今，无论你是身处影院、商场、机场，还是在排队等候或者坐在任何公共场所中，你都会发现，几乎每个人都在使用自己的移动设备。在餐厅用餐时，经常会看到一家四口坐在一起，每个人都在和其他人聊天或发短信，尽管他们的家人就在身边。治疗中，也不时有来访者想要接电话或发信息，并且在线上治疗时想要同时处理其他任务。

特克尔（Turkle，2015）指出，总被电子设备束缚的人们再也没有可以放松的时间了；我们已经失去了做白日梦的艺术，因为我们总是被各种东西吸引注意力、占据我们的时间。特克尔在研究中还发现，人们正在失去共情和深入交谈的能力，他们更看重便捷、效率，以及她所说的"没有亲密要求的友谊假象"（p. 7）。这至少对我们职业的前景来说是个好消息，因为人们难免会更加渴望自发的、不受控制的、有意义的对话。

每个人好像都变得不再能完全在场了。近年来，人们的注意力不断受到侵蚀，沉迷于技术中——技术不仅把我们与新闻、网络、信息和朋友联系在一起，也使我们与身边的人失去了联结。如今，很少有人能全神贯注地关注他人了。甚至在你阅读这些文字的同时，你可能还在做着其他事情。

尽管我们非常看重科技进步对提升生产力和效率的作用，还有科技带来的乐趣，但它所带来的后果影响着我们生活的其他各个方面，尤其是人际关系。在如此密集的刺激下，我们的休息时间所剩无几，这使得我们更加难以从各种交流互动中恢复过来。

当治疗师受到严重损伤

在文献中，倦怠和损伤这两个词经常被交替使用，但两者之间有很大的区别：倦怠不一定会伤害来访者，即使它肯定会以某种方式影响来访者的利益；而一个受到损伤的治疗师，其功能失调的程度足以伤害他人和自己。此外，职业倦怠可能仅限于工作中，而功能受损通常会影响专业人员生活的每个方面。

职业倦怠，或者说"锈蚀"，几乎是每个人在职业生涯中的某个时间点都会经历的一种常见现象。如果我们考虑的是临床抑郁、药物滥用、慢性疾病、强烈的孤独感、违反边界等情况，那么在任意时间点上，受到严重损伤的专业人员可能只占不到10%（Reamer，2015；Schoener，2015）。我们必须持续监控早期的预警信号。如果任其发展，就可能引发更多紧迫的问题。特别值得关注的是：（1）注意力不集中，睡眠和饮食紊乱；（2）感觉孤立，与他人有隔阂；（3）近期遭遇丧失；以及（4）严重抑郁、焦虑和无望的症状。换句话说，这些都是来访者在治疗中表现出的问题预警信号，而我们对其中大部分也并非免疫。

还有一些治疗师患有一些常见的、无甚新奇的障碍，比如人格障碍、焦虑症和强迫症，于是他们想要找个可以"藏身"的职业。我们都知道，这个领域中有些从业者的心理问题非常严重，他们会通过性剥削、不恰当的价值观灌输，或其他形式的病态操纵和控制，让来访者深受其害。我们都认识这样一些同事，尽管他们给来访者造成了巨大伤害，却仍在继续从业。如果我们直接把我们听到的质疑告诉他们，他们会感到震惊和愤慨。如前所述，受挫或受伤并不一定会让专业人员受到损伤。一个人在生活中经历了一定程度的危机或创伤后，仍然有可能继续从事自己的工作，即使不是做得超级出色，至少也能胜任。

当职业倦怠确实造成了严重的损伤时，就说明治疗师的功能失调让他一直在否认自己的问题，这确实很糟糕。这时，专业工作者的良知出现了漏洞，表现出反社会的迹象，或者更常见的是一种盲目尝试，想要牺牲他人利益来拯救自己。当治疗师无法再应对压力或控制倦怠症状时，他最有可能做出不合伦理的行为，或做出自私自利、伤害他人的决定。

虽然读到这里的人不太可能是遭受了严重损伤的那些人（我认为这样的人不会愿意面对他们工作中的这些微妙之处），但我们当中有很多人都能感觉到自己正不可逆转地滑向持久的倦怠，甚至最终陷入困境。显然，在全球公共卫生危机结束后的很长一段时间里，治疗师都会面临持久的挑战和影响，这也增加了他们自身在面对持续压力时的脆弱性。随着抑郁症、焦虑症、家庭暴力、虐待和自杀的发生率急剧上升，对治疗服务的需求也空前高涨。面对如此多的迫切需求，工作量变得越来越大，许多从业者却感到力不从心、充满内疚，因为他们无法给所有需要帮助的人都提供帮助。此外，他们还觉得自己无法提供与线下治疗同等质量的心理服务。

为了让治疗师更容易寻求支持，美国一些州的专业协会为受到损伤的治疗师开通了热线电话。有专业治疗师随时待命，在有人需要时提供帮助，以此减少治疗师同行在治疗中付诸行动的现象，并控制他们对药物和酒精的过度使用。我们每个人都有责任和义务，不仅要促进来访者的福祉和我们自身的心理健康，还要帮助我们的同行发挥功能。无聊和倦怠常常不可避免地给个人带来更严重的影响，如抑郁、物质成瘾、自杀、离婚和专业效能的丧失。我们都是为了改变世界而进入助人行业的。我们应该从自己做起，然后惠及同行。

第十章

未被言说之事：错误观点和秘密

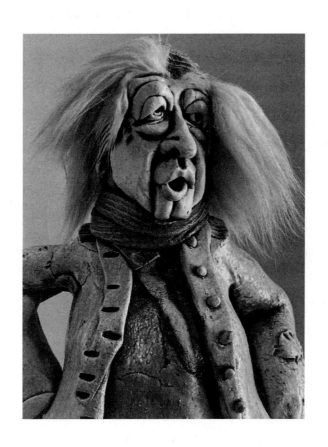

　　与所有职业一样，治疗师工作的背后也隐藏着许多秘密。这些问题即使在业内人士之间也很少谈及，更不用说公开讨论了。除非我们准备好识别、审视和挑战我们行业中那些缺乏证据支持的错误观点，否则我们将很难进一步发展和成长。我们把自己所做的很多事情都看成理所当然，我们对别人说的很多话可能并不像我们想象的那么准确。

在更大的社会范围内，以及所有其他行业中，错误观点、误解和歪曲都极大地阻碍了进步。全球变暖就是一个例子，虽然 99% 的地球科学家都认为全球变暖这一状况是存在的，但仍有一些普通公众和政客认为这只是一个破坏经济发展的阴谋。

在我们深入探讨治疗师中盛行的秘密和错误观点之前，我们先来看看在更广大的世界中流行的一些类似的东西（Kottler & Balkin，2020）。尽管电影和电视中可能会这样演，但真正的牛仔从来不戴牛仔帽（他们戴的是圆顶礼帽）。尽管有报道反复宣称，在经济大萧条时期股市崩盘后，曾发生过大规模跳楼自杀事件，但实际上只有一例记录在案。被指控为女巫的妇女并没有真的被烧死在火刑柱上，她们是被绞死或者棍棒打死的。

本章描述了许多和我们的工作领域相关的错误观念。其中有一些值得在一开始就提到，例如罗夏墨迹测验缺乏效度，尽管它仍被广泛使用。同样，几乎没有证据表明人们有偏好的学习方式（通过视觉、听觉或运动感觉）或者左右脑优势，也没有证据表明我们只使用了大脑潜能的 10%。另一个例子是"三重脑"的概念，许多权威人士反复强调，海马体等"原始"区域最先发育，大脑皮质最后发育（Barrett，2020）。提到这些例子是为了提醒我们，在日常生存的许多方面，我们所依据的假设和信念不仅是具有误导性的，而且是错误的。

一些重要的秘密

作为治疗师，我们的天赋也是负担之一，就是致力于探求真相、直言不讳、勇敢地挑战生活中的悖论和不协调。我们知道，家庭或团体中的秘密与否认会导致各种自我欺骗和功能受损。因此我们相信，完全诚实透明是我们工作和生活的基础。不过，在某些领域，我们经常表现得不够真诚和坦率。在此有必要提醒大家，接下来的讨论可能会引起不适和困惑。

你可能会不同意接下来我谈到的一些问题。你可能也有理由认为，我为了表明观点而夸大了这些问题。但你最终不得不承认，这个观点是有一定道理的：我们所做的工作建立在一个不牢靠的基础上。

很多时候我们不知道自己在做什么

我的意思并不是说，治疗师不是有能力、有技术、训练有素的专家；我们有明确的治疗计划，对于治疗中做什么以及为什么要这样做，也有站得住脚的理由。这些都是以实证研究和循证临床经验为基础的。我想说的是，有些时候我们是在黑暗中工作，我们假装知道很多，但事实上远非如此。我们往往对来访者在某个时候的真实状况一无所知。就是这样。说出来的感觉真好。

对大多数治疗师来说，感到毫无头绪并不是什么稀罕事；他们承认有四分之一的时间都对自己工作的有效性产生疑问，而毫无头绪的感觉往往贯穿于他们职业生涯的大部分时间（Theriault & Gazzola，2006）。偶尔陷入迷惑的状态不一定有什么问题，这时我们会像来访者一样迷失方向、四处徘徊。我们需要假装非常自信，尽管实际没那么自信，还要回答一些我们自己都不理解的问题。我们所珍视的理论，有时候并不能很好地帮助我们理解在某个时刻观察或体验到的东西。如果让你诚实地用1—10分评价你对某个来访者的诊断是否准确、你对这个人的理解是否完整全面、你选择的治疗策略是否正确以及是不是所有可能选择中的最佳方案，我会对任何高于5分或6分的结果感到惊讶（和怀疑）。

我已经和凯尔工作了几个月的时间，他一直有清晰明确的惊恐障碍症状。由于他的叙述连贯而全面，包括突然出现的心悸、呼吸困难、失去控制、无休止的焦虑和濒临死亡的感觉，因此很容易做出诊断。而且，没有任何诱发事件，也没有发现任何器质性病因。

凯尔是一个积极响应、非常合作的来访者。他对我的要求言听计从，在治疗会谈中努力工作，在生活中练习新的技能，对他自己的困难及可能的成因有着惊人的洞察力。唯一的问题是，经过这么长时间的治疗，他的症状在频率和强度上都没有减轻，有时甚至变得更严重了。

最后我们双方都同意，最好暂时停止心理治疗，或许可以咨询一下精神科医生，用药物控制症状。但故事并没有就此结束。

几个月后，凯尔又预约了一次会谈。我估计他是要恢复治疗。他在常坐的椅子上坐定后，告诉我他最近卖掉了房子，因此把房子进行了彻底检查。

我鼓励他继续说下去，同时不知道他为什么要告诉我这些。我注意到，凯尔看起来比以前更放松了。我想当然地以为，是我教他的那些东西终于起作用了，他已经从惊恐障碍中恢复过来了，而且恢复得非常好。

凯尔接着解释说，在这次房屋检查中，他发现房子里的炉子漏气，产生了有毒气体，而这正是引发他症状的真正原因。炉子修好后，他所谓的惊恐障碍就消失了。一直以来，他需要的都不是心理治疗师，而是炉子维修专家！

每当我觉得自己对来访者的情况确信无疑，对症状、病因和最佳治疗方法了如指掌的时候，我都会想起凯尔。当我听到同事们在会议上、督导中和书本里侃侃而谈，说起心理治疗中他们所认为的真理时，我就会禁不住想到凯尔。他提醒我，我们自以为知道的很多东西都只是幻觉、猜测、臆想和谬见。

我们永远无法确定是否帮助了某个人，以及何时帮到他

这是真正让我抓狂的秘密。我们认为——不，我们确信自己帮到了某些来访者，但在未来的某一天，我们却发现他们之前"愚弄"了我们，或者他们的改变没有持续超过几个星期。如前所述，人们并不一定会准确可靠地报告自己的进步，他们可能在某个方向上遮掩真实情况。我们也很难完全相信家庭成员的意见，因为他们可能有自己的目的。

有时来访者会告诉我们他们取得了巨大的收获，但后来我们才知道这一切都是歪曲、否认和捏造的。即使我们有理由相信他们取得了重大进步，我们也很少能了解到这些变化能否维持下去，或者是否有旧病复发的情况。另外，我们甚至难以确定怎样评估积极治疗结果最为恰当——是相信来访者的自我报告、家人的报告，还是我们自己在治疗过程中对行为的观察。

想一想，在哪些案例中，你可以毫无疑问地确信自己发挥了作用、确实帮到了来访者。你如何能真正知道，你做出这一评估的依据确实是完整、可靠、

有效和准确的呢？

还有一些所谓的治疗失败，你可能后来才知道，其实是成功的。一位来访者毫无征兆地退出了治疗。没有再联系你，对你的跟进也没有任何回应。这意味着什么呢？来访者脱落，是因为对治疗结果不满意，还是因为治疗目标已经达到了？我们生活在这样的现实中：大多数时候，我们真的不知道来访者在停止治疗之后发生了什么。

即使我们认为帮到了某人，也无法确定究竟是什么起了作用

你非常确定某个案例是治疗成功的，没有丝毫疑问。你有大量无可辩驳的证据能够证明这一点。那么，你认为是什么带来了来访者的改变，让治疗获得了成功呢？

无论你给出什么样的解释，无论你对这里的因果关系有什么样的想法，你怎么能确定这就是给来访者带来最大改变的真正原因呢？

显而易见的解决办法就是询问来访者上次治疗中哪些部分最有帮助，甚至过一段时间再跟进这个问题。这个办法的前提是来访者确实知道答案，而且能够诚实和坦率地做出回答。如果你过去向来访者核实过这样的问题，无论是以随意还是系统性的方式，你就会知道这种方式有些冒险。你得到的答复往往难以预料，而且很少有你想听到的。来访者会说出各种你根本不记得自己说过的话或做过的事。他们会把自己的变化归因于和治疗完全无关的意外或偶然事件。他们会提到一些即使现在看来也相当琐碎和无关紧要的事件。或者，他们可能会说他们真的不知道，耸耸肩，然后编造一些东西。

我并不是说不要再让来访者谈他们认为最有帮助的事情了；相反，我是在提醒大家，来访者的自我报告是不完整的，而且往往是有缺陷的。我们工作中的一个重要内容，就是征求消费者对服务的意见反馈，看看我们做的哪些事情对他们最有帮助、哪些最没有帮助。尽管如此，有关我们的工作内容、方式，以及起作用的原因，仍然存在很多不确定性和迷惑之处。

我们不谈什么？

除了接受督导和个人治疗，我们有时也会向朋友、同事和家人倾诉自己的烦恼和忧虑。不过，仍然有一些领域是我们很少谈及的；即便谈到这些，我们也会低声耳语或是以开玩笑的方式。一位治疗师坦言："我越想就越发现，我的工作和生活中有如此多的东西不能跟别人说。在我的职业生涯中，我接待过3000多位来访者，如果我真的倾诉起来，一不小心就会像捅了马蜂窝。"那么，治疗师们不愿意多谈的到底是哪些话题呢？

有人对这一领域进行了研究（Adams，2014；Buechler，2012；Freudenberger & Robbins，1979；Guy，1987；Henry et al.，1973；Kottler，2015b，2018；Kottler & Balkin，2020；Kuchuck，2014；Pope et al.，2006；Sussman，1995），发现了一些最主要的禁忌话题。让我们看看，我们都带着哪些秘密在生活，并用各种方式否认它们，或者至少想与它们保持距离。

我们并没有像假装的那样认真倾听

理论上，治疗师在治疗会谈中应该绝对、完全、持续地保持专注，像激光那样聚精会神。我们应该牢牢抓住来访者所说的每一个字，让自己完全沉浸在来访者的世界里，并且需要保持一种必要的悬浮注意，这样才能仔细思考来访者一切言行的微妙含义。我们总是在分析、处理、诠释、建立联系、提出假设、监控进展、修改诊断印象、重新制订治疗计划、准备下一次干预，还有下下次、再下次——就好像我们在进行一场国际象棋比赛，要提前想好六步棋。

当然，有些治疗会谈确实能吸引我们的全部注意力。我们感觉时间过得飞快，简直无法相信一次治疗好像只进行了几分钟就结束了。我之前提到过，我们的秘密之一就是，在治疗中的很多时间里（有时是大部分时间里），我们都没有保持"在场"。在与任何人交谈的过程中，我们都不仅在和对方说话，也在不停地和自己对话。在心理治疗中也不例外。有时，我们会发现自己被治疗谈话中出现的一些东西激发了思考，并且沉浸在思考之中。我们不断地将谈话内容联系到自己身上，询问自己这些东西与自己的生活有何关联。会谈中出现的词汇、短语、话题和意象，会在我们的头脑中开启一次次微小的旅行，让我们陷入精心编制的幻想中，想到一些我们永远不会公开说的事情。

让我们来听听一位治疗师在某次会谈中的内心戏。

她那个眼神是什么意思？她在回避目光接触吗？在躲避？或者只是无聊？哦，我得想着把她几个姐妹的名字记下来。卡丽、凯拉、梅根。是梅根还是玛吉？该死，又忘了。不，我想应该是梅根。说到忘记，我得回今天早上的那通电话。我没时间吃东西，现在肚子又咕咕叫了。我该去哪里吃午饭呢？我想来一份好吃的沙拉。啊哦，她正看着我，希望我说点什么。但我刚刚走神了。没关系的。她不停地重复，不停地抱怨。为什么我听她说话这么难？为什么我总是这样逃避？是我的问题还是她的问题？我不知道跟她提这件事是否安全。不，这可能会把她吓跑。但我应该记得找个时间提出来，因为我注意到这种情况一直在发生。我敢说其他人也很难听她说话。我该跟她核实一下。我会问她的。我还应该呈报一下这个案例，聊聊为什么我和她工作很容易走神。但他们会问我一堆我答不上来的问题。不过，我为什么不能和她待在一起呢？这真的很有意思，现在我真觉得这是我的问题。

正是这短暂意识流中的最后一个想法，迫使治疗师直面她内心的声音及其特殊意义。

我们倾听时常常带着批判的耳朵

理论上，治疗师应该在与来访者的关系中表现出同情、关怀、尊重、温暖和开放性。这是我们努力的方向，也是我们收费所要提供的东西。然而，在与某些来访者工作的过程中，我们内心的真实想法却与宣传的大相径庭。有时，我们的头脑中会响起一个批评的声音，但我们很少承认它，更不会大声说出来了。这个声音会窃窃私语，有时甚至会高声大叫，比如："我希望你别再抱怨了。""我不敢相信你居然这么说！""你没听到我刚才说的话吗？""这是我听说过的最奇怪的事！"

诚然，这些批评性的想法十分有力地证明了治疗师的同情心和同理心受到了损害。我们很少承认或谈及这些秘密的想法，但这并不代表我们不会在内心进行评论，而且这些评论往往很有批判的味道。事实上，在本书涉及的所有话题中，这个话题是我采访过的大多数治疗师最想谈的，因为它过于禁忌了。

一位治疗师提到了一位她治疗了很长时间的来访者，虽然"她很能讲故事"，但治疗师还是很喜欢和她一起工作。治疗师这么说的意思是，这位来访者经常喋喋不休，离题万里，直到有人强行提醒她回到原来的话题上。"她会不停地说啊说啊说，一直说下去，有时候我根本不知道她想表达什么。"

治疗师的挫败感达到了难以自我克制的程度。

> 有一天，她简直不可理喻。我知道有些是我的问题，因为我对她抱有期待，而且我变得非常不耐烦。所以过了一段时间之后，我已经尝试了各种不同的方法，看能不能让她聚焦一点，但完全没有用。我完全丧失了同理心。我能听到的只有自己的声音，在我的脑海里尖叫："闭嘴吧！闭嘴！闭嘴！闭嘴！"在接下来的几分钟里，我只能听到自己的声音在脑海里尖叫着让她闭嘴。我甚至不知道她一直在说什么。

治疗师确实得努力让自己冷静下来、恢复镇定，让批评的声音安静下来。

> 我专注于自己的呼吸，你知道的，想要重新回到共情的状态。但这真的很难。我必须真正地关注自己的身体，关注自己是如何感到挫败的，关注身体的感觉。我花了一些时间，但最终我还是让自己平静下来了。我决定放下执念，接受她的状态和她的目的。一旦做到了这一点，我就能再次

接受她了。但整个过程真是太痛苦了。

还有一位治疗师讲了一个不同的例子：她发现一位来访者的某些观念是她的道德观所强烈反对的。这位来访者谈到了她最尊敬的一位家庭成员，但这个人有着难以想象的性别歧视和压迫思想。"当我听到来访者如此钦佩地谈论这个人时，我简直不敢相信！这是我最喜欢的来访者，我感觉像是被背叛了。我能感觉到自己和她拉开了距离。这不是我第一次不赞同来访者的价值选择，但这次我真的对她很失望。"这位治疗师感到特别困惑，因为她觉得自己还没有准备好处理这件事。"我们在培训中学过，来访者会把我们捧上神坛，但在这个案例中，我却将她捧上了神坛，而她摔了下来。"这位治疗师把来访者理想化了，然后，在意识到自己的一些核心价值观受到挑战后，她发现自己变得相当挑剔，而这无疑妨碍了她的工作。

第三个例子展现了一位治疗师如何意识到，自己内心的批判性声音说明她一直在嫉妒别人。这位治疗师每周都会遇到一些经济条件远胜于她的来访者。但这些人饱受创伤、功能失调，没有任何她所不具备的特别之处。"我觉得自己像个骗子和伪君子，甚至承认这一点都显得那么小气，但你问的是秘密，对吗？所以，当我听到某些来访者谈到他们的成就和机遇，我就会想，'为什么不是我？为什么我做不到？'"

这位治疗师承认，这种嫉妒和批评的声音给她带来了两方面的困扰："承认自己嫉妒来访者的成功就已经感觉很糟糕了，而且，当别人说他们为我的成就感到高兴时，我也往往并不相信。我不相信他们的话。因此，我不仅很难为他人感到高兴，也很难接受和感谢别人的好意。"

虽然这位治疗师接待的大多数来访者都来自弱势群体，但其中也有少数来自相对优越的环境，正是这些人激活了她内在批评的声音。"我真的很想和来访者一起拥抱和庆祝他们幸运地拥有的东西，或者是他们拥有但我永远无法获得的机会。如果有什么东西是我没有或负担不起的，我的处理方式就是告诉自己我本来就不想要。可想而知，这就形成了一个世界，充满了这些'不能说的事'。"

　　有时，来访者向我们倾诉的东西太让人不舒服了，即便是圣人听到都会厌恶地退缩。一位治疗师在与一位新来访者的首次会谈中，听他滔滔不绝地说了一个多小时，说他的酗酒问题是妻子一直唠叨他造成的。"也许他是想震慑我一下，他给我讲了个故事，说他想安静一下的时候会怎么做。这家伙是怎么做的呢？他告诉我，他掏出一把枪，对准自己的额头，扣动了扳机——两次！他用枪抵住额头扣动了两次扳机，就是为了让他妻子闭嘴！"

　　在听这个故事的过程中，治疗师做出了恰当的共情反应。他点了点头，没有流露出表情，内心却在想：

　　　　搞什么鬼？这家伙真是个浑蛋，彻头彻尾的浑蛋。我几乎无法忍受和他待在一起。我只想把他赶出去。我竭尽全力想要做到接纳和共情，但我就是控制不住自己。在接下来的会谈中，我满脑子想的都是，他是个多么幸运的浑蛋，枪两次都没有走火。我真的不想承认这一点，但如果枪响了，他妻子肯定会过得更好。

　　在上述各个例子中，治疗师都只是在承认他们也是人，会对所听到的内容产生个人反应，有时也会放松警惕。这其实并不奇怪，也不出乎意料。这并不是什么秘密，只是我们不常谈到这个话题，除非督导师要求我们这样做，或者我们发现批评的态度影响了我们的助人效果。

优越感

　　我们可能会表现出适当的谦虚和克制，但在内心深处，我们有时会觉得自己非常特别。这种想法当然是可以理解的，因为我们确实拥有独特的技能和丰富的知识。我们确实能理解大多数人永远无法理解的东西。我们能听到言语中别人听不出的细微差别，观察到未经训练的眼睛看不到的、行为中的微妙之处。我们甚至仿佛能看穿别人的心思，因为我们具有高度的敏感性，还能辨别出隐藏的意图和动机，揭开无意识的想法，预测人们下一步可能会做什么或说什么。

　　从我还是一个醉心漫画书的小男孩时，我就一直想要拥有超能力，最好是有透视眼或者能飞。后一种愿望把我搞得遍体鳞伤，因为我会把自己从桌子上发射出去。我以为只要我足够努力，就能最终腾空而起。唉，这样的事并不存在——至少之前是这样。而从我接受治疗师培训开始，我意识到我们确实拥有看似神奇的力量，这种力量让我们得以窥见人们的思想和内心。另外，在与受伤和功能失调的人相处了那么久之后，我发现我们的状况比想象中要好得多，这让我感到欣慰。

　　一位治疗师详细描述了整天倾听别人的问题是怎么让她对自己感觉更好的。她说："我有过多次失败的恋爱经历。所以，当我听到名人分手的消息，或者来访者在恋爱中遇到困难时，我就不会觉得自己是个失败者了。当然，我也喜欢听别人的烦恼，因为这有助于我忘记自己的烦恼。"

　　这位治疗师还详细阐述了她为什么喜欢和来访者在一起。部分原因在于，来访者的状况比她更糟糕。"我确实有优越感，这是有道理的。我的一些来访者几乎没法维持正常功能。在某种程度上，我觉得和他们在一起很安全，因为他们不会伤害我。他们尊重我。这让我感到自信、强大和安全。"

　　的确，我们大部分时间都与功能受损、混沌无知的人一起工作。我们已经习惯了得到一定程度的尊重和敬畏；毕竟，我们是我们的文化中最接近"精神导师"的存在。而且随着时间的推移，我们可能会认为自己真的比大多数人更聪明、更有能力，这往往是因为我们感觉如此。

功能失调的同事

　　我们的职业中有一个最不为人知的秘密，那就是：我们的一些同事比我们见过的问题最严重的来访者还要疯狂。这些人最初从事这项工作的原因可能与帮助他人毫无关系。他们喜欢操纵和控制他人，因为他们觉得自己太失控了。他们通过剥削他人获得了一种力量感。在很多情况下，他们似乎就是无法控制自己；他们也是精神疾病的受害者——重度抑郁、人格障碍、惊恐发作、精神分裂症——这些折磨着其他人的疾病也一样折磨着他们。

我们肯定有很多同行都在遭受心理困扰。有些人在与毒瘾做斗争，或者做出伤害自己和他人的行为。如前所述，人们选择这个领域的原因多种多样，可能与帮助别人关系不大，而是为了帮助自己。他们可能想要通过助人工作让自己终生的抑郁、焦虑或功能失调的人格保持在可控状态。他们可能很享受在一个有权力和权威的位置上，控制和操纵他人的感觉。他们可能想要通过帮助别人解决类似的问题来解决自己的问题。他们可能会自恋得很嚣张，因为他们太把自己当回事了。

媒体非常喜欢嘲讽治疗师，把治疗师的形象描述成不合伦理、怪里怪气、不安全、自我放纵、施加虐待、有个人缺陷或严重受伤的样子，甚至描述成吃掉来访者的连环杀手。一项对 1500 多部包含了治疗师角色的电影进行的研究显示，80% 的电影都把这个职业描绘成不道德、操纵他人、无能或邪恶的负面形象（Flowers & Frizler，2004；Stringer，2016）。也许这并不令人惊讶，因为在医学的各个专业里，精神科医生也是在职业操守、诚信和伦理等方面最不受尊重的医生。一般来说，70% 的受访者对大多数医生在这些方面的评价都很高，而多数精神科医生（59%）却被认为缺乏这些特质（Gallup，2015）。

尽管绝大多数临床工作者不仅具有高水平的职业道德和专业素养，而且能很好地掌控自己的生活，但也有少数人行为怪异，以至于让来访者都"相形见绌"了。这些人中有一些相对无害，甚至古怪得令人喜爱，但还有一些则是彻头彻尾的危险人物。

我曾被指派督导一位焦虑而脆弱的治疗师，她坚持让我们坐在房间的另一侧，把门敞开。有一次，我的笔掉在了地上。当我弯腰去捡时，她陷入了紧张性木僵，害怕我会以某种方式伤害她。我猜测她曾被某个有权力的人虐待过，但她一直不肯谈这件事。事实上，她几乎都不说话。

真正让我惊讶的是，尽管她有个人议题，但她的来访者似乎都有所改善。他们一定是在一个如此脆弱的人面前感到安全。我一直坚信，治疗工作的精髓在于治疗师的个人效能起到了示范作用，而这位治疗师无疑打破了这个信念。

我知道一些治疗师会对来访者大吼大叫，逼迫来访者就范。我还听说过一些治疗师，他们的所作所为看起来非常怪异和不恰当，但令人惊讶的是，还是会有人来找他们做治疗，而且他们的业务安排得满满当当！

前不久，我接待了一位新转介来的病人。当我问她对我有什么期待时，她说希望我能关注她。

    "你指的是什么？"我问。

    "你知道，"她说，"比如看着我，和我说话。"

    "不这样的话，我还能怎样做治疗呢？"我感到很困惑。

    然后她就告诉我，她之前的治疗师经常在治疗中打磨指甲、涂指甲油。治疗师还会在谈话期间用吸尘器打扫房间，每月一次。

    "你忍受这样的情况多久了？"我问道。

    "没有太久，也就几年吧。"

差不多就在这个时候，一位朋友问了我一个关于他的治疗的问题。我当然不愿意卷入其中，但他向我保证，他只是想澄清一些事情。他在同一位治疗师那里做治疗已经超过 15 年了，治疗师为他带来了一些帮助，但最近，他对治疗师的治疗方法产生了一些怀疑。

我小心翼翼地问他们是怎么工作的。他说，这位治疗师每周为他、他的妻子和两个成年子女（30 多岁）分别做个体治疗，另外还要再给他们四个人做一次家庭治疗。这似乎并没有什么不合理，直到他透露说，这种情况已经持续了 10 多年，而且她坚持要我的这位朋友为每个人支付治疗费，因为他要对他们所有的问题负责。据他估计，他已经向治疗师支付了数十万美元。更令人不安的是，他承认情况变得越来越糟糕了。

我还可以继续说下去，但我们每个人都知道一些怪异或功能失调的治疗师。他们连自己的生活都难以维持，更不用说帮助别人了。这可能是我们这个行业最肮脏、最黑暗的秘密：我们中有一些严重不健全的人，甚至是利用他人弱点的掠夺者。

　　我们的职业之所以吸引心理上受到伤害和创伤的人，原因是多方面的。我们中的一些人在童年时代受过虐待、忽视或伤害，还有一些人患有抑郁症、焦虑症、物质成瘾和其他情绪障碍。这些问题促使我们寻求帮助，或许最终还会促使我们受训成为治疗师，通过这种方式充分利用我们的经历。这些痛苦的考验和磨难是我们生命中有价值、有意义的东西，因为我们从中学到的经验教训，能让我们对遭受类似痛苦的来访者产生更深的理解和共情。如果我们能意识到这些问题，并在督导和个人治疗中加以处理，那么受伤的经历非但不会使我们失去助人的资格，反而会让我们特别能理解和同情别人。

　　也许正是因为我们太习惯多元化地看待什么是正常、什么是有问题，才导致我们在面质明显失控的同事的问题上犹豫不决。虽然从伦理上，我们有义务面质那些功能失调的同事（并向上反馈他们的问题），但这种情况很少发生。我提出治疗师这些让人不舒服的消极方面，并不是要宣扬我们的丑事，而是想让我们更能以坦诚的、有建设性的方式与彼此讨论这些问题。就像下一章会进一步阐述的那样，正是我们对自己和他人说的谎，侵蚀了我们的正直和一致性。

·第十一章·

我们如何对自己和他人说谎

作为治疗师，我们受到的一些负面影响与其说是来自来访者、督导师和工作安排的压力，不如说是来自某种形式的自我欺骗。因此，我们将继续讨论一些相当禁忌和令人不适的话题。这些话题可能会玷污我们维持着坦诚和真实的最高标准的形象。

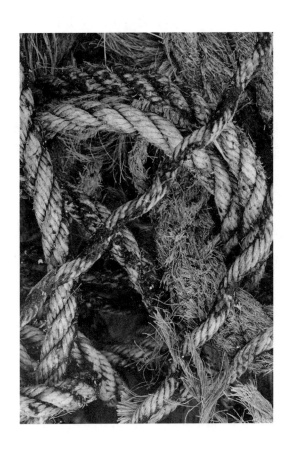

这些自我欺骗大多是些无伤大雅的小谎话，我们或许略有察觉，但往往选择忽略。还有一些则埋藏得更深，超出了我们的意识范畴，嵌入了我们否认、合理化和扭曲的系统里。一位治疗师言辞激烈地指出："我们吹嘘自己，又彼此奉承，我们夸大、吹牛、歪曲、隐瞒、分散责任、蒙混过关、过度简化、视而不见、转移视线，做得又娴熟又迅速，以至于我们几乎察觉不到"（Marar，2008，p. 3）。治疗师说谎常常不仅是为了保护他人不受伤害，也是为了保护自己，比如使用不准确或歪曲的案例记录以及精心编辑过的案例报告，以掩盖我们的错误和夸大治疗效果。治疗师和其他人一样，在自身能力的问题上会对自己和别人说谎，因为大约90%的治疗师认为自己比同行更优秀。认为自己比别人更优秀的司机也差不多是这个比例。

谎言有微不足道的，也有更加阴险狡猾的。有些谎言假得很明显，因此我们不会认为它们有意欺骗任何人。谎言充斥在我们周围——在我们制定的宪章、政策和操作手册里，在董事会和公共咨询会议中，也在组织的宗旨中：不仅要帮助人们、让世界变得更美好，还要能赚钱、减税、获得政治利益、满足某些人的自尊心或欲望，或者符合某些官僚主义的需要。

我们每天都生活在来访者带来的谎言中。真正诚实的来访者甚至不会假装掩饰这些谎言。我们也会幽默地对待这些谎言，比如我们会假装相信来访者有一个快乐的童年，假装相信来访者觉得治疗很有趣，或者假装相信他们欠我们的支票已经寄到了。

几乎每个首次会谈都是以谎言开始的。当来访者说"我需要帮助"时，他的真实意思是"我希望你能治好我"。如果来访者实话实说，他的开场白应该是这样的：

> 听着，我并不想来这里。如果你想知道真相的话，我其实并没有什么问题，是其他人有问题。他们才应该来这里，而不是我。既然你问我想从治疗中得到什么，那很简单：我想要你赞同我。如果这完全不可能，那么我其次想要的，就是你能用你所有的本事把我治好。但我不想做任何工作。

最重要的是不要让我感到痛苦，拜托了！我不介意来点客套话，但不要逼我，不要和我争论，更不要说我错了。

来访者并没有说出他们对我们的真实期待，而我们也会以类似的欺骗方式做出回应。毕竟，如果我们告诉来访者我们的真实想法以及接下来真正会发生什么，谁还会再来找我们呢？比如我们这样说：

我根本不想做你想让我做的事。首先，我不能解决任何问题，只有你自己才能做到。其次，你才是问题所在。我才认识你五分钟，就已经很难喜欢上你了，因为你把自己生活中的错误都归咎于其他人和其他事，而拒绝承担一丝一毫的责任。最后，我不知道你到底是怎么了，也不知道我是否真的能帮到你。

因为这样的开场白不会很受欢迎，所以我们会告诉来访者很多他们想听的东西（至少在首次会谈中会这样）。我们会说，很高兴他们来找我们（这是一个小小的谎言，因为我们还不太确定是不是高兴），他们肯定能从我们的工作中获益（这是一个更大的谎言，因为我们还不知道会发生什么），我们认为他们对自己的情况有很好的了解（这是一句善意的恭维，但也是一种严重的夸大）。我们告诉来访者我们理解他们的经历，这也是在撒谎（我们真的不理解）。我们邀请来访者分享他们最羞耻的秘密，还告诉他们我们可能听过更糟糕的事情（其实未必），这同样是在撒谎。

来访者透露和报告的经历中常常存在不诚实之处——其中有些是无意识的遗漏，有些则是蓄意的歪曲——以至于我们有时会忘记，童年记忆与多年后重复出现的记忆并不完全契合，因为后者经过了心智的筛选。叙事真相和历史真相之间的这种区别，完全打破了"来访者在无偏倚地讲述、治疗师在无偏倚地倾听"的错误观点。为了说明这一点，斯本斯（Spense，1982）以一种有趣的方式描述了治疗过程：（1）来访者用一种完整的形式讲述一个未完成的故事，创造意义和过渡，而他们报告的记忆事实上相当混乱；（2）在将图像转化为文字的过程中，更多的历史真相被遗失了；（3）最后，治疗师会补充背景假设来填补空白，从而进一步扭曲了实际发生的事情。治疗的整个基础是建立在非常扭曲、具有欺骗性、不准确、夸大和主观的信息之上的，这些信息可能与来访者生活中发生的事情没有什么相似之处。此外，这个行业的整个历史基础都建立在一个谎言之上——压抑的记忆是真实的，我们都想和父母发生性关系。

有史以来最有影响力的培训影片之一——由弗里茨·珀尔斯、阿尔伯特·埃利斯和卡尔·罗杰斯演示的《格洛丽亚》（Gloria[①]），其实是一个弥天大谎。罗森塔尔（Rosenthal，2011）在一次对影片录音的调查中，采访了制片人和参与者，审阅了逐字稿，并研究了格洛丽亚自己关于这段经历的叙述。他发现，格洛丽亚是在制片人（实际上是她的治疗师）的强迫和压力下，才说珀尔斯是对她帮助最大的治疗师，而事实并非如此。事实上，她在与直言不讳的珀尔斯交流时受到了相当大的创伤。珀尔斯一次又一次地说她"虚伪"，以此刺激她。

由于记忆的缺失、语言的局限、感知的主观性以及文化的影响，我们很难（甚至不可能）了解来访者生活中真正发生了什么。因此，我们习惯了一定程度的欺骗、歪曲和半真半假的说法。无论是对来访者还是对我们自己，我们都会满足于近似的真实。这种情况，再加上治疗师训练有素的头脑能够发现合理化和理智化的错综复杂之处，导致治疗师生活在真相和正义的幻象之中。但是，如果我们被刮伤，我们就会流血。我们并不完全是我们表现出来的那样。

治疗师的把戏

我们刻意制造神秘和全能的光环，不是为了欺骗，而是为了增强我们的影

---

① 一段著名的心理咨询教学影片，展示了三位不同流派的心理治疗大师（罗杰斯、珀尔斯和埃利斯）分别对同一位来访者（格洛丽亚）所做的现场咨询。——译者注

响力。任何一个有自尊的巫师或魔术师，或者任何一个专业人士，如果把自己的诀窍泄露出去，就别指望自己的手段还能有效。我们有一套特殊的技能，用来让奥兹国的桃乐丝和稻草人相信，我们确实是强大的魔法师。

例如，来访者总是惊叹于我们好像能精准地知道一小时何时结束，就好像我们有一种特殊的内部机制来感知时间的微妙变化。实际情况是，经过多年的实践，当来访者暂时走神时，他们很少发现我们瞥了一眼他们椅子后面墙上的时钟。尤其是智能手表出现后，它也能间断地提醒时间。

我们还会掩饰自己的不完美和失误，因为我们觉得这些会影响我们作为强大治疗师的形象。例如，我们开发了一系列巧妙的办法来掩饰打哈欠，因为我们不希望来访者知道我们可能感到无聊或疲倦，于是我们就把手放在嘴巴前面，摆出沉思的姿势。还有策略性地抿一口咖啡，或者假装看向另一个方向，也都很有效。

为了抵制打哈欠的诱惑，治疗师的另一样巧妙技能，就是在陷入个人幻想时保持专注的神情。我们可以在与自己内心的"恶龙"搏斗的同时，不断地点头、若有所思，并"嗯，啊"地回应来访者。当然，有时我们也会被发现，来访者可能会明确地问我们"你明白我的意思吗？"，以此来测试我们的专注力。对经验丰富的治疗师来说，这是个真正的考验，需要一套全新的应对办法：如果我们没有听到来访者刚刚说了什么，该怎么办呢？即使是最有指导性的治疗师，也会退回去使用罗杰斯式的最佳回答："看来我的意见对你很重要啊。"还有一种很好的回应方式："你已经就这个问题谈了很久。你能否总结一下你认为最重要的本质内容？"

一种明知故问、神秘兮兮的跟进姿态，经常能帮助我们拖延时间，直到我们想出一个来访者更容易接受的回应。犯错或许是人之常情，但治疗师犯错可并不总能得到谅解，因为我们的错误可能让影响力受损。例如，当我们的诠释做得不太准确时，我们往往需要采取一系列防御策略。我们总是可以后退一步，将错误判断重新定义为"只是一种工作假设"或"一种可能的理论"，但来访者肯定会失去信心。一个聪明的办法是勉强把我们做的诠释说成一种悖论性质的手段，是专门为了引起来访者的反应："我的反馈引起了你如此强烈的反应，这很有趣。我想知道，这意味着什么？"

这个主题的两个变体也可以带来类似的反应。当来访者不理解我们刚才说的话，或者我们不理解来访者说的话时，我们可以表现得好像是来访者的错。在险些失误时，治疗师一脸凝重、探询的表情可以有效地让自己显得很无辜。当我们不知道下一步该说什么或做什么时，这条隐含的经验法则也能让我们保持沉默。来访者可能会觉得自己有责任让谈话继续下去，然后就会说一些感性或智慧的话。

也许这些策略对于提高治疗师的地位和影响能力是必要的，但这总会以牺牲真诚、人性和在场感为代价，而这些恰恰是与来访者工作的关键。人们对我们做出回应不仅是因为我们的专业能力，还因为我们独特的个人魅力。我们的一颦一笑、眨眼的方式，都能和最复杂的干预措施一样教给来访者很多东西。同样，坦露我们的人性、困惑和无知，常常会被来访者理解为，他们也可以在更开放、更坦诚的关系中做同样的事情。

伪装智慧

另一种自我欺骗是治疗师最常用的骗局。我们被簇拥在自己的文凭、执照、证书和收藏品中间，表现得好像我们很清楚自己在做什么。书架上的藏书和弥漫的专业气息证明了我们的专业性。来访者进入治疗时充满了不安全和不确定感，他们对这个据说能读懂人的心思并且治愈痛苦的人多少有些畏惧。一般的来访者要经过几次治疗才能有个大致印象，而他们更加难以判断的是，这位被极力推荐的专业人士是否有真本领。

我可以引用我学习过的每一位大师的作品章节。我很清楚如何表现得像个治疗师——我的眼神要有穿透力，做出单音节的应答，笑容迷人，行事聪敏。我知道如何提出有智慧的问题，让谈话流畅地进行下去，并时不时说出一些相当睿智的话。如果来访者持续向我施压，我甚至可以告诉她，我认为她的问题出在哪里，她需要怎么做才能让情况有所好转。大多数情况下，如果她听从我的指导，她会感觉好些（而且她的行为也很可能会更有效）。但事实是，在大部分的治疗过程中，我其实感到相当困惑、不确定、纠结和局促。在舞台上，或者在治疗师的房间里，观众很少能发现这种表演上的失误。

一位从业 20 年、非常杰出和成功的精神分析师承认：

> 我告诉自己，我有这么多年的经验，因此无论什么人进门，我都能应付自如。但其实我不知道自己能不能做到。我欺骗自己，也欺骗我的病人，让他们觉得我有信心做好专业工作。而事实上，每次见到新病人我都非常焦虑。我能理解他吗？我会不会表现得像个笨蛋？我会不会判断失误？我知道该怎么做吗？不，不，不。但我会对自己和来访者说"我当然能帮你啦"，即使我并不这么觉得。

告诉来访者我们一定能帮助他们，即使这并非完全属实，也无疑让人安心。良好的期望和安慰剂效应，主要是由治疗师对自己和对治疗过程的信心建立起来的。我们通过传递信心给来访者带来希望和动力，即便这种信心感觉有些虚假。如果在每次解释错误或者判断失误之后，我们都小声嘀咕"哎呀，我搞砸了"，那么我们就会很快失去来访者。如果我们在首次会谈中对来访者完全坦诚，来访者就不会再来找我们了。

换句话说，为了有所好转，来访者可能需要相信这些谎言。任何一个头脑正常的医生都不会泄露自己的不确定感，这不仅是因为她要保护自己、避免治疗不当的诉讼，还因为人们必须相信给他们做治疗的人。想象一下，你无意中听到医生在给你做手术时说："哎呀。"

失去了信念，治疗就不会有魔力。对结果抱有高期望会大大增加治疗成功的可能性，而这种信念对我们自己的信仰体系也同样重要。这就是古老的安慰剂效应在起作用，它不仅影响来访者的积极期望，也影响我们自己的期望。

因此，我们对自己和来访者所说的某些谎言即使没有治疗作用，也可能是必要的。如果说对来访者说谎不符合伦理（无论是有意还是无心），因为它助长了欺骗，那么治疗师为了自己感到纯粹而做到完全坦诚（无论这是否符合来访者的最大利益），或许同样不符合伦理。因此，策略性的欺骗也有其作用，比如避免让来访者面对他们还没准备好接受的现实，或者在很难打破来访者顽固的破坏性模式时，把这种方式作为对传统方法的补充。尽管说谎可能是非常有效的策略，而且可以有效地推动治疗进程，但它通常不是首选。无论我们如何合理化谎言的必要性，无论是夸大我们的能力还是我们的自信，一定程度的谨慎、谦虚和不确定性都非常有助于防止我们变得过于自大。我们必须告诉来访者我们知道自己可以帮助他们，但这并不意味着我们自己也必须对此深信不疑，不过相信这一点确实会有所帮助。

与虚假自信密切相关的是冒充专业，比如，我们假装知道或理解一些实际上相当糊涂的东西。有时，我们表面上点头同意来访者的话，实际上却不知道来访者的意图。我们会躲在意味深长的停顿后面，拖延时间，以考虑如何回应一个实际上超出我们能力范围的问题。我们甚至会把问题反过来问来访者，以掩饰我们的茫然无知："这是一个很好的问题！你是怎么想的？"

有时，转介人或督导师会问我们能否处理某个特殊个案，我们会立即回答："当然可以，没问题。"然后以最快速度跑去找资料研究这个个案的问题。有多少次，你听到来访者在反思了一周后说"我终于明白了你上次说的话是什么意思了"，而你根本不知道你给出的所谓深刻见解是什么。

伪装完美的自信和智慧可能是为了来访者的利益，但也会影响我们自己。如果我们相信自己真的像在来访者面前展现的那样能力超群、镇定自若，我们就会令人生厌。然而，如果我们始终诚实地知道自己明白什么、理解什么、能做什么，我们就会充满自我怀疑，很难正常工作。折中的办法就是：接受我们有时会夸大自己的能力，而且为了来访者的利益，有时这种夸大是必要的，但我们一刻也不能忘记我们只是在假装。米尔顿·埃里克森最喜欢说的一句话是：如果你能装得很有说服力，那么来访者也会假装改变他们的生活；当事情进展顺利时，经过一段时间，他们就会忘记自己是在假装。

觉得自己不可或缺

任何时候，只要我们的行为不是为了促进来访者的成长，我们就没有那么真诚了。这种情况会不时发生，尤其是当我们与来访者工作了一段时间、对来访者越来越熟悉的时候。在照顾来访者的同时，我们也会尽量照顾自己。这有时是应来访者的邀请，有时则是我们自己的主动行为。

与来访者道别是一件苦乐参半的事情，许多治疗师都难以释怀。当一段治疗关系结束时，有时治疗师会真的开启一个哀悼过程，并且因为各种原因而产生丧失感。现在，治疗师的日程表上出现了一个空缺，而填补这个空缺的人很可能不那么有趣、不那么合作。这可能意味着收入的损失，但最主要的是，治疗师会由衷地怀念那些已经变得非常舒服的对话。来访者已经很好地吸取了经验，完成了目标，消除了痛苦，并且（我们希望）已经在这个过程中摆脱了对治疗师的依赖。他现在感到强大、自信、有觉察，而且有动力继续接下来的生活。同时，他也非常感激治疗师，并对结束这段关系感到悲伤、紧张和矛盾。即使结束治疗符合来访者的最大利益，当决定结束这段关系时，治疗师也可能真的会担心来访者复发和缺乏支持。

也有人出于自身利益的考虑，让来访者尽可能长时间地接受治疗，以保持机构或自身的稳定收入来源。此外，换掉一个"好"来访者也会带来不便，因为她已经知道了规则，对时间和金钱的要求也不高。

我们都认识一些从业者，他们会让来访者常年对他们上瘾。他们培养了来访者对他们的依赖，让来访者需要每周或每天固定接受治疗才能正常发挥功能。当然，有些问题非常严重的病人终其一生都需要接受治疗，才能避免住院。但在这里，我们指的是那些长期留住来访者，而没有给他们带来什么益处的治疗师。我采访过一位这样的精神科医生：几十年来，他每周都要为同样的 20 位来访者看诊 2~4 次。他的来访者都很有钱（他也不愿意失去收入），乃至当他每年安排去加勒比海度假时，他都会预订汽车旅馆的侧楼，这样他的来访者就可以过来和他继续治疗。在他看来，没有医生在身边的两周时间里，他的来访者根本无法正常生活，而他的来访者也欣然同意了这一点。

任何私人执业的临床工作者都会纠结于何时让来访者离开的问题，只不过程度较低。我们很容易说，只要来访者坚持来做治疗，他们就一定从中得到了什么。之前我在一家公立机构工作时，与来访者见面的最长时间是 10—15 次治疗。当时，我认为自己的工作非常出色。当我转向全职私人执业时，我的生计取决于我是否有能力把我的日程排满，于是我见来访者的平均次数从大约 10 次跃升到 30 次，而这几乎不可能是巧合。我很自然地说服自己，更长程的治疗对来访者更好；它强度更大、更全面、更优雅、更令人满意、更有效。是的，也更昂贵。

即使是在管理式医疗时代，在短程治疗和远程医疗越来越流行的时候，从业者也会根据不同的环境做出不同的治疗决定。如果你在公立机构或学校工作，要面对数以百计的个案，那么你的临床决定很可能不同于那些靠私人收入谋生、日程表上有空余时段的同事。

有一位私人执业的心理学家想要实现经济独立，但同时非常热衷于帮助他人。他非常不安地承认："当我告诉自己一天可以见 13 个来访者而不会影响工作效果时，我是在撒谎。我催眠自己，让自己相信这一点，这样我就能继续执行这个高强度的日程安排。尤其是，每当我说我做这份工作不是为了赚很多钱，我都是在撒谎。因为我就是。"这当然是许多私人执业治疗师的一部分动机——不仅是为了享受自由，也是为了积累财富、获取经济保障。这种态度影响着治疗师的工作节奏和风格。

关于治疗师的评价有很多，比如知识渊博、富有奉献精神和同情心，但从历史上的评价来看，我们的方法并不是立竿见影的。即使是在短程疗法和手册化治疗流行的情况下，我们也会慢慢地深入问题的核心，用诗歌和故事来润色我们的觉察，有时要费一番周折才能发现来访者潜在的恐惧。当我们告诉来访者我们会尽快消除他们的症状时，我们是在欺骗来访者，也是在欺骗自己。即使是一年级的实习生也知道，如果你太快地消除了来访者的表面症状，他就不会留下来体验最精彩的部分了。

绝对化

一位心理学教授透露："很难承认我说过谎。我实在想不出有什么……好吧，或许有一个。我告诉学生要相信人类有康复的能力。我把它说得很绝对，但实际上并非如此。对于很多人，我都不相信他们能照顾好自己。他们的直觉都是错的。"

我们的理论与实际行为之间存在着巨大差异。面对公众、来访者和同事时，我们会展示简洁明了、条理清晰的小模型，以说明我们工作的原理。大多数从业者只需稍加提示，就能相当详细地阐述有关人类发展、心理病理、人格发展和心理治疗的理论。除了这些理解模式，我们还认同特定的逻辑、道德和认识论体系。最后，我们给自己冠以各种头衔，用于概括我们所信奉的概念框架，而这其中就隐藏着谎言。

实际情况是，临床工作者在治疗过程中并不总会使用他们的正统理论，而且他们这样做是有充分理由的。任何一个人一旦使用了别人设计的方法，它就完全变成了另一种东西。每个治疗师都是独一无二的，都有自己独特的价值观、个性、举止和声音，不可能完全像另一个人那样工作。此外，无论我们接受过何种培训，与来访者的互动都会迫使我们即时地、本能地进行思考。如果我们停下来思考，对自己的理论进行反思，就会影响我们顺利开展行动，也会导致自己因情况过于复杂而陷入瘫痪。换句话说，我们的工作并不像我们说的那样，甚至也不像我们所认为的那样。

不管我们的职业称谓是社会工作者、心理学家、咨询师、家庭治疗师还是精神科医生，也不管我们认同哪种理论，我们都会根据来访者的需求和自己当时的直觉来行动。我们声称自己信奉的大多数准则和规矩，只有在适当或方便的时候才会使用。最不具指导性的治疗师偶尔也会提供建议。最正统的分析师也会流露出明显的个人特点。最严格的认知治疗师也会帮助人们表达和尊重自己的感受。最热衷于叙事的治疗师也可能关注主要故事和例外结果以外的其他因素。还有一些职业上的绝对原则，是我们有时会忽视的。

- "不要提建议。"如果来访者要做一些我们认为非常愚蠢或自我破坏的事，我们总是会提建议。
- "不要直接回答问题。"但当我们厌倦了玩游戏，或者我们知道答案并且迫不及待地想告诉别人时，我们会回答的。
- "不要谈论自己。"这条禁令或许是可取的，但它太理想化，并且不可能真的做到。
- "相信来访者康复的能力。"如果来访者有良好的判断力，知道什么对自己最好，他们就不太可能来做治疗了。
- "不要卷入来访者的生活。"只有当你在治疗中从头睡到尾，才有可能做到这一点。
- "你必须喜欢你的来访者，才能帮助他们。"有些来访者真心不讨人喜欢。
- "把超出你专长和专业范围的来访者转介出去。"如果这样做，我们的发展就会非常缓慢，来访者也会所剩无几。

每条规则都有例外。就许多规则、公认的执业标准或伦理规范而言，有时我们必须为了来访者的最大利益和福祉而做出自己的决定。

中立的神话

我们工作的基础之一，在于我们是专业人士和专家，就像法官或仲裁员一样，自称客观、超脱、没有偏见和成见，并且在道德上保持中立。一代又一代的治疗师和来访者，都受骗相信了助人者中立性的神话，认为中立不仅是可取的，而且是有可能实现的。我们被告诫要警惕暴露出自己的真实情感、偏见、信仰和价值观，以免将个人信念强加于他人。

神职人员和牧师顾问毫不掩饰自己的道德目的，而非宗教的从业者也有自己强烈的价值观。它可能涉及某种生活方式、思维或感受方式、政治取向，或者对特定观点的偏爱。但从根本上说，我们想要推销的价值观是健康、诚实、情绪健康、自主、独立和社会正义。这些价值观被认为是"好"的，因此它们不受中立禁令的限制。但"坏"的价值观（比如依赖）就不应该被传播，即使我们有时会想，两个人心满意足地沉浸在融合、寄生的婚姻中是否有什么大问题。这里有很多哲学争论的空间，而这正是问题的关键所在。由于治疗师对爱情、婚姻、承诺、性和人际关系的感受不同，他们在治疗过程中的工作方式也会不同。有些来访者确实理解这种现象，所以他们对我们的谎言置若罔闻。

> 电话铃响了。
>
> "你做婚姻咨询吗？"
>
> "是的，我做。"
>
> "你支持结婚还是反对结婚？"
>
> "这取决于婚姻状况。"
>
> "让我换个问法。你治疗过的大多数夫妻是继续在一起还是离婚了？"

有些敏锐的来访者提的问题很有针对性。事实上，有些治疗师强调承诺胜过离婚，禁欲胜过性探索，性活动胜过无聊，宗教胜过教育，旅行胜过园艺，锻炼胜过看电视，茶胜过咖啡，糙米胜过甜甜圈。即使我们尽量不发表意见，也很难保持中立。我们几乎对来访者的一言一行都有自己的看法：我应该辞职还是坚持下去？你觉得我的在线交友资料怎么样？你不觉得我妈妈太不讲道理了吗？这其实不是我的错，你同意吗？你觉得我的新发型怎么样？在我们摆出所谓的接纳、无条件积极关注和中立的姿态时，我们有时会想：我希望你不要这样。

不管这样的神话怎么说，治疗师都很难做到价值无涉、客观或中立。事实上，他们是自身信仰的道德主体。作为一个人，也是社会的一分子，治疗师对自由、独立、责任和生产力的本质持有鲜明的看法。此外，许多从业者认为，我们的部分职责，就是提倡某些更有益的信念。

对有些个案来说，我们应该更有力地表达我们的价值观，而不要在道德上保持中立，或者至少要摒弃很多伪装。如果一位有自杀倾向的来访者来到我们的办公室，我们会尽力说服他尊重生命。如果来了一个靠耍小聪明生活的人，比如一个爱冒险的赌徒，或者一个不计后果追求刺激的人，那么我们可能会教导他要对生活更负责任。我们推荐的书也是最符合自己的人生哲学的。在我们的内心深处，我们相信对自己有益的东西对每个人都有益。喜欢旅行的治疗师会鼓励来访者多去旅行。那些在乡间小路上跑步或在教堂里做礼拜时感到平静的人，可能会希望他们的来访者也能这样做。如果我们选择不传播特定的价值观，那么我们就会推崇更宏大的价值观，比如价值观是个好东西，或者治疗是一种奇妙的体验。

如果我们在工作中确实投射了自己的价值观，那么这对来访者和治疗师个人会产生什么影响呢？我们不仅要依靠自己的临床判断和专业技能，还要知道，来访者会接受我们的许多个人信念。我们真的确定，自己的生活方式对世界上的其他人也是最好的吗？我们有理由担心，采用一个治疗师的典型价值观是否对任何人都能带来最大好处。一些来访者来做治疗时只是普通人，天真淳朴，受到庇护。他们在离开时可能得到了启发，但这是以牺牲他们的纯真为代价的。

治疗师的个人技能

前面列举的一些没有被严格遵守的绝对原则，表明了我们说与做之间的差距。从历史上看，这种情况最常见的表现是：我们所信奉的理论方法，与我们在治疗室或者线上咨询中的实际行动存在脱节，我们的行动远比我们所声称的更加兼收并蓄和整合（Finnerty & McCleod，2019；Norcross & Goldfried，2019）。这些扭曲可能会进一步加剧治疗师感觉到的压力和困惑，因为很多时候我们实际上并没有遵循给定的模板。或许这就是我们最大的虚伪之处：当我们推动来访者拓展潜能、力求更加坦诚、提高个人效能时，我们有时却继续过着自满的生活。在治疗会谈中，我们是明星——精力充沛、能力出众、富有创造力和力量。然后，当我们收拾好东西走向治疗以外的世界时，我们却成了虚假的英雄。

来访者所了解和喜爱的我们，与我们向治疗以外的世界展现的样子之间，往往存在着巨大差距。我们被告知，在社交场合与来访者偶遇时要保持距离——据说是为了避免来访者感到尴尬，因为我们对他们的生活有如此深入的了解。但需要保持距离还有一个原因，就是为了避免他们失望地发现我们其实是普通人，这会让我们感到害羞和无能。在我们的专业领域之外，我们并不那么机智和高明。

尽管如此，我们还是知道如何延续个人能力的神话。当来访者抱怨一些自我挫败的行为或其他行为时，我们会露出会心的微笑，心里想着，甚至直接问来访者："既然你的问题这么严重，那你是怎么生活的呢？"但有多少次，我们要求来访者学习一项我们尚未掌握的技能，或面对一个我们仍未解决的问题？一位富有魅力的治疗师透露，他最痛苦的谎言就是，他要求来访者做的事情与他自己在生活中能够做到的事情并不一致。"比如在人际关系方面，我鼓励他们与配偶沟通时少些防御，多些同理心，但我知道自己在生活中完全没有这样做。"他指出，他的个人自我和职业自我之间存在巨大的分裂；相比前者，他更喜欢后者。"我努力想把自己的两个部分整合在一起。如果我不是一名治疗师，我会过得很好，因为我会离那个我想成为的理想自我更远一些。但我是一名治疗师，我就得非常努力地让自己更像做治疗时的样子。"

另一位治疗师谈到了她的虚伪之处：她教别人的东西，自己在生活中却做得不好。她回忆说，她20岁出头时开始从业，那时她刚刚离婚，带着一个3岁的孩子。"我想专攻亲子关系问题，以此开始我的事业，因为这个领域似乎有很多问题，却很少有专业人士来回答。我开办了自己的积极育儿脱口秀节目，并设法说服当地的一家报纸，让他们相信自己需要一个亲子教育方面的专栏作家，也就是我。哦，见鬼！我那时对育儿知道什么呀？"

她的事业在她的国家发展迅速，她因此被誉为全国最重要的育儿专家之一。后来，她再婚了，新任丈夫有两个在上学的孩子。她再次遇到了一个悖论：作为这个领域的专家，她却无法将知识运用在自己的生活中。

> 突然之间，我的家里有了三个孩子。我们绝对不是布雷迪一家。我这个新家庭的例子说明了两个家庭融合在一起时不应该做什么。我最大的成功就是让我的家庭远离公众视线。我甚至没有对最好的朋友透露我的失败感。尽管我觉得自己是个骗子和伪君子，但我还是继续做着这个赚钱的行当，并且不断扩大我的事业。在养育孩子的那些年里，我去看了很多心理治疗师，最后得出的结论是，我就是那种被治疗师称为失败者的来访者。

她希望自己的来访者能透露一些成功的经验，借此找到她一直寻求的答案，但事与愿违。时至今日，这位治疗师充满羞愧，因为她觉得自己不是个称职的母亲，但她还是在向他人传授育儿技巧。

最后一个缺乏一致性的例子，体现在我们对来访者的专注不同于我们和亲友的典型互动方式。通过身体姿势、眼神交流和其他关切的行为，我们对来访者所说的一切都表现出浓厚的兴趣。这一切非常美妙：来访者会感到被欣赏、被理解，而这种感觉在其他任何地方都不会有。但几个小时后，你会坐在家里一边做填字游戏，一边和最好的朋友通电话。你的母亲打来电话，你一边打开邮件一边分一只耳朵出来听着。当你坐在电视或电脑屏幕前，你的孩子、室友、配偶或伴侣会争夺你的注意力。你一边心不在焉地听他们说话，一边给别人发短信或电子邮件。你愿意把专注的兴趣卖给来访者，却不会把它留给最重要的人。

对自己和他人的同情

无论来访者多么怪异、多么恶言相向，我们通常都会选择宽容。我们带着完全的关心和同情，设身处地体会来访者的感受。因为我们努力理解他们的痛苦，所以我们能够对痛苦做出更有同情心的、非防御性的反应。我们可以回避愤怒，压抑自己的挫败感而不去反击。

一个学生来找我，他对自己的论文分数很不满。他气得发疯——或许是因为他的分数，又或许是我的评语激起了他的情绪。他冲我大吵大嚷，让我明显感到畏缩。他指责我，说我一文不值、没有能力、对他有偏见。我全都接受了，尽可能平静地听着，不为自己辩护。我没有做任何回应，只是点点头，让他知道我在听。突然，他瘫坐在椅子上开始抽泣。

在整个交流过程中，我一直克制着想要反击、想让他尊重我、想让他停止言语辱骂的冲动。我之所以这样做，是因为我立即理解了当时在发生什么（当然，并不是每次都能理解）。我意识到，他的爆发其实与这篇论文无关，甚至与我也无关。因为我是一名治疗师，所以我能够让事情自然发展，然后再尝试建设性地解决问题。

在对自己帮助的人做出善举之后，我们都会感到自我满足。我们表现出了平静、清晰和自律。我们克制住了惩罚别人、为自己辩护的冲动。然后，在我们开车回家的路上，有人在高速公路上开车插到了我们前面，不知道是出于什么原因。于是我们大声喊着脏话，做出粗鲁的手势，还开车尾随这个冒犯我们的人以示报复。

我们对他人的同情心比较少用在自己身上。内夫（Neff, 2015）指出，某些错误观点可能会让我们难以像宽容来访者那样宽容自己。人们普遍认为，同情自己在某种程度上是自私或自恋的表现，或者意味着自满、自怜或软弱。恰恰相反，她说："当我们在面对痛苦时温柔地关爱自己，我们的心就会敞开。同情心能激发我们的爱、智慧、勇气和慷慨"（p. 47）。我们要善待自己，就像我们善待其他许多人一样。

耐心

治疗师能连续几小时坐在椅子上不动，但可能在排队时很不耐烦。或许我应该承认这一点：我可以坐在自己带领的治疗团体里，等待其他成员领悟一些我很早以前就领悟到的东西。我可以等上几个月，甚至几年，直到来访者找到做出必要改变的动力。我可以在椅子上一坐就是几个小时，有时甚至连续做5节治疗都不休息，还能维持大部分注意力和耐心。然而，一旦走出办公室，我在排队时就像个疯子。在交通行驶缓慢时，我就会变得不耐烦。我拒绝在餐厅等位超过10分钟，也不会排队看电影或听音乐会。这又是为什么呢？

因为我们在工作时必须耐心等待，所以在自己的时间里可能就不愿意这样做了。在我们必须拥有的所有品质中，耐心是最难培养的：等待人们按照自己的节奏前进，有时要等上好几年才能看到来访者的行为有明显改变。然而，把这位"等人"专家放在一个挤满人的房间里，她会用手肘开出一条路来——即使不成为众人瞩目的焦点，也会排在队伍的最前面。

一位治疗师在办公室里的表现与生活中的表现脱节，因此深受困扰。"我曾经为了磨炼自己而尝试在沉默时等待来访者更长的时间。现在我认为，我作为一名治疗师最大的长处就是，我能允许病人按照他们自己的进度来。我的诠释通常是微妙而朴素的。我等待来访者在他们准备好的时候听到我的诠释……如果没有［耸耸肩］，那我们就只能交给时间了。"

让他感到奇怪的是，不断有人告诉他，他让别人感到紧张，因为他总是行事匆匆，是典型的A型人格。"在治疗室之外，我只有一种速度——风风火火。打电话时，我不会等待超过一分钟。这是我的原则。我宁愿挂断电话，做点别的事情。我有个坏习惯，就是在治疗会谈中看表。我到哪儿都要计时。人们认为我是最没耐心的人。只有我的病人知道我真实的样子。"

其实，当我们把自己分裂成了两个非常不同的人时，我们就很难说自己"真正"是什么样了。这取决于计时器是否在运行。比较一下我们在工作时和下班之后的行事方式，确实是一项有趣的练习。

掌控自己的生活

　　这一章是我写起来不太舒服的一章，也可能是你读起来不太舒服的一章。我们有绝佳的机会，可以将我们与他人所做的事情应用在自己的生活中，而且可以更系统、更持续地做到这一点。我们对自己撒的谎并不是可怕的自我欺骗，而是我们在使用策略，让自己能够在这个充满矛盾和复杂性的领域内进行工作。

　　治疗师的自我控制能力是显而易见的。我们会无视咕咕叫的肚子、打哈欠的冲动，以及"我，照顾我"的抱怨声。我们要克制拥抱、摇晃、亲吻或殴打来访者的冲动。我们一坐就是几个小时。

　　那么，我们如何为自己在家或在社交场合中经常缺乏自控力的状态开脱呢？控制饮食的意志力消失了，克制自己脾气的能力消失了，坚持节食或锻炼的决心不见了。几个小时前还表现得那么明显的自制力去哪里了？我们以太累了或者想要逃避控制为由请求放过——是时候在电视机前吃一碗冰激凌放松一下了。

　　还有许多其他事情，我们在工作时经常做，而在自己的休息时间里却不会（或不愿）做。也许没有其他方式了。谎言不在于我们的前后不一，不在于我们的懒惰和放纵，而在于我们维持着自己刀枪不入的神话。从很多方面来说，来访者相信这个神话是有帮助的。它增强了我们作为榜样的作用，并且能维持来访者的注意力、激发他们的希望和信心。但这也让治疗师非常困惑，因为他们必须过着双重生活，掩饰自己的秘密身份。

　　在为本书写作而进行的一次长时间访谈中，一位治疗师在我问及他的谎言和自我欺骗时被吓了一跳。经过几分钟的思考，他耸耸肩说，他实在想不出自己有什么自我欺骗的行为。他是一个非常诚实的人，而且经过多年的治疗和督导，他觉得自己非常清醒和自知。但当我关掉录音、开始收拾东西的时候，我听到他清了清嗓子，低声说道："我刚刚对你说的所有东西都是在说谎。听起来和看起来很好对我来说太重要了，以至于在某种程度上我总是怀疑自己。我已经尽了最大努力，但我仍然无法克服自己的需求，想要说别人认可的话、做别人认可的事。每当我装作知道自己在说什么的时候，我就特别像个骗子。就连我现在所说的也是谎话。"

这段自白让我觉得似曾相识。我意识到，我对这个职业的同行们过于苛刻，暗示我们的透明和诚实在某种程度上值得怀疑，因为我们并不总是对自己和他人完全诚实。当然，我们并不是无懈可击，也不是完美无缺；为了工作和生活，我们有时会对事实稍加遮掩。然而，我们中的大多数人也致力于自己的成长，就像我们致力于来访者的成长一样。

·第十二章·

在自我照顾方面成为来访者的榜样

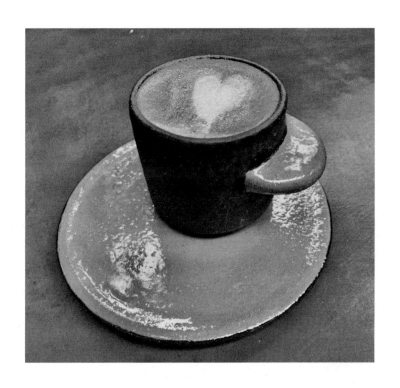

　　治疗师的成长需要许多技能和知识基础，其中包括心理治疗理论总论、不同主题和流派的课程，以及与之相关的临床经验。这些基础训练是初学者接触心理治疗行业中的研究、理论和实践的第一步。因此，成长和学习中的治疗师需要发展多方面的能力，包括诊断系统、治疗模式、文化胜任力和研究方法等方面，同时需要应对各种复杂且令人困惑的、自相矛盾的理念和干预措施。然而，有一个关键主题经常被忽视，而且这个主题对保持清醒的头脑和工作热情至关重要。除了寻求个人治疗（如果他们有时间、资源、机会和意愿这样做）并和督导师工作之外，初学者通常需要独自摸索如何应对伴随学业、个人发展和职业发展而来的巨大压力。之所以出现这样的现象，其实是因为自我照顾这个主题的课程非常少，这使得初学者在面对工作中不可避免的压力时既感到惊讶又毫无准备。这些压力可能包括人际纠纷、资金不确定性、日程负担、令人不快的工作环境、虐待治疗师或不知感恩的来访者、不称职或疏忽的督导、糟糕的管理模式或过多的文书工作和文件记录……这些仅仅是治疗师工作中的一部分挑战。

治疗师面临的其中一些问题是长期实践所带来的可预测结果；有一些问题则源于自我欺骗和自我毁灭；还有一些是当治疗师所不可避免的副作用。当然，治疗师还需要面对每个人都会遇到的正常危机：各种人际冲突、自身的不安全感、情绪波动、焦躁不安、健康危机、财务压力、家庭问题、犹豫不决、停滞不前，以及对爱、死亡和生活的恐惧。但与大众不同的是，治疗师有时非常擅长回避治疗性的体验——无论这涉及给自己咨询还是从其他地方寻求帮助。在全球大流行病的余波中，伴随着政治动荡，我们许多人出现了一种"道德压力"或"精神绝望"。我们最珍视的一些与倡导、社会正义和不平等相关的价值观被贬低，甚至被彻底否定。

那些确实将个人成长作为主要生活优先事项的治疗师，实际上可能只是以走过场的方式处理这些问题。例如，对于寻求更高的自我觉察和清晰度的治疗师而言，过去最受欢迎的选择之一就是接受作为其培训一部分的精神分析。不幸的是，总的来说，很多治疗师都是糟糕的来访者。因为，当涉及探索和改变自己时，治疗师是非常擅长伪装和表演的。

照顾自己真的不是可有可无的，而是伦理守则所要求的。众所周知，如果我们不能以最佳状态运作，就很难为他人提供有效的支持。无论治疗师是否从正式的督导、支持团体或心理治疗中寻求启发，大多数人都会做自我咨询，尽管不一定成功。我们不可能整天和人交谈，而不去听听自己说的话。我们无法教别人如何以不同的方式与自己对话，而自己却不这样做。

自我照顾中的挑战与徒劳

我们不妨用一句坦白来开启这次讨论：自我照顾计划大多数时候效果并不好。在大多数治疗师已经感到不堪重负的时候，它们增加了额外的负担和义务。尝试开始运动、节食、打扮或有意识地放松和滋养身心的努力通常不会持续很长时间。这也是为什么 80% 的健身会员从未去过一次健身房，即使他们会继续缴纳会员费来激励自己。人们通常会至少连续 10 年宣告同样的新年决心，即使这些承诺似乎从未兑现。并且前景也不容乐观，因为人们（包括治疗师）有一种错误的信念，认为如果他们接受按摩、点香薰蜡烛、泡澡、减掉几千克体重或去度假，这些事情就会以某种方式校正所有有关时间安排的糟糕决定、慢性压力、过度工作和不断累积的负担。这类关于自我照顾的文章通常每周都会出现在杂志和网络平台上，其中一篇恰好收录于一本名为《简单生活》（*Real Simple*）的刊物中。文章里提到，为了自我照顾和"为成功做好准备"，你所需要做的就是吹泡泡、升级你的衣橱、敲锣、清理冰箱或领养一只小狗（Newman，2021）。如果真的这么简单就好了。

当然，几乎没有任何合理的证据可以支持做这些事情带来的效果，这些表面功夫几乎从未能长期坚持下去（Kottler，2021）。尽管如此，自我照顾软件本身就是一个价值 500 亿美元的生意，每个人平均花费其可支配收入的 20% 来处理自己的压力、焦虑和个人议题。想象一下，当我们安装了生物传感器，并结合可以读取内部状态的视网膜扫描，持续监测内部状态，然后通过远程医疗获得治疗方案时，会发生什么。这样一来，我们不禁会想：一旦人们尝到了自我管理干预的好处，这是否会让我们所有人都失业？

现在，我已经把心中的话说出来了，我们可以深入挖掘一些持续的、规律的、自我提升的且可以内化的习惯。毕竟，我们为来访者做的最重要的事情之一就是帮助他们在生活中做出改变，以实现完全发挥功能的行为模式；因此，在我们自己的生活中实践这些改变也是合情合理的。

自我照顾风潮（显然已成为一种执念）在一定程度上受到自助现象的影响，这种现象已经占据了图书销售、博客和教学视频的市场。鉴于 98% 的美国成年人在经历物质滥用或心理健康障碍时从未接受过任何治疗，那些易于获取、自己操作、据称快速见效的疗法如此盛行也就不足为奇了（Edwards-Stewart & Norcross，2019）。曾经，许多治疗师认为这种自助选择不过是江湖骗术和快速致富的骗局（它们往往确实如此），甚至会削弱专业治疗的效果。然而，这些辅助手段如今被接受为预防复发的潜在有用工具。支持团体和"十二步团体"（如匿名戒酒会、匿名戒食会和匿名戒毒会）的日益普及证明了对替代方案的大量需求。当然，这些选项的质量和效果差异巨大。它们的疗效通常取决于这些建议或策略为了以最佳方式适应个人需求、风格和偏好所采取的个性化和定制化程度。

如果你回顾一下为什么来访者、治疗师或其他任何人，一边明确表示，由于职业生活所带来的附带伤害，他们需要更好地照顾自己，一边不兑现这些承诺，你就会发现其中有一些共同的主题。

期待即时缓解

喝一杯蔬果奶昔。去散步。安排时间做指甲。自我照顾产品以及特定的技术和策略被过度强调了，它们据称能带来显著变化。当然，它们通常效果不大——至少不持久——尤其是当我们回到我们熟悉的环境中，受到我们无法掌控的力量影响的时候。就像生活的其他方面一样，很少有快速解决方案、工具或技术能带来显著、持久的影响。

不切实际的期望和不可能的目标

我们首先学到的是，帮助人们设定可以实现的目标——或者至少是努力一下就可以够得着的目标——是多么重要。当我们要求自己（或他人）做一些还没有准备好的事情时，常常会导致沮丧和挫败。

自我照顾需要我们诚实而彻底地承认困难

正如我们有时不太准确地评估我们在助人关系中的进展情况一样，我们倾向于忽视自己身上令人恼火和不愉快的症状。我们一厢情愿地期待着，只要给的时间足够长，事情会自行改善。我们告诉自己要有耐心，即使这很明显是为了避免采取果断行动的借口。

自我照顾意味着某些地方出了问题

面对现实吧：某些地方可能真的出了问题，因为目前的做法并不奏效。但我们应该是专家，是高效能的典型代表，象征着个人效能的理想状态。可以理解的是，我们可能不愿意向他人（更不用说向自己）承认有些事情已经失控了。

更深层次的问题

往往有一些潜在的问题在起作用，导致或加剧了压力反应。自我照顾策略也许可以解决最明显、最烦人的症状，但不能解决让问题更加复杂的长期存在、根深蒂固的模式。这些可能是过去未被承认的问题（创伤、虐待、忽视）、慢性健康问题、家庭关系问题、人际冲突、性格特征、成瘾或物质滥用，或者更模糊的存在主义问题，如在工作和生活中失去意义感。

矛盾和混杂的信息

尽管有人反对这一点，但是停滞不前可能带来一些次级获益。在一定程度上，不为自己的痛苦负责，因为不满而指责他人或自己的环境，可以给人带来安慰。就像我们的来访者一样，我们可能会采取受害者心态，或找到分心的东西，这样我们就不必解决那些可能更令人不安的问题。

系统性和情境性问题

最重要的是，工作环境既是压力反应的源头，也是其解药。在各种工作环境中，员工最常见的三个抱怨是：（1）太多毫无意义的会议，完全浪费时间；（2）领导和监管不称职或疏忽；（3）组织内部的有毒文化（Kottler，2018b）。冲突、诽谤、缺乏资源和支持以及感觉被低估，都使情况变得更糟。

自助的局限性

如果没有他人的帮助、支持和指导，尤其是专业人士的帮助，我们能为自己做的事情是有限的。我们可能会毫不犹豫地把车送去维修或在马桶需要修理时叫水管工，但当我们无法处理自己的事情时，有时却不愿意且抗拒寻求帮助。除了上述问题，有时我们被工作责任和生活经历淹没，感到不堪重负，以至于尝试用过分简化的办法或象征性的努力来减少痛苦似乎是徒劳的。

正如我们已经非常熟悉的，当来访者寻求我们的支持来解决棘手的、长期存在的问题时，情况所造成的损害已经是普遍且持久的。这让改变功能失调的模式变得更加困难。治疗师和其他人一样，似乎只在压力水平令人感到难以为继之后，才想到要更好地照顾自己。正如我们告诉来访者的那样，自我照顾在侧重于预防而不是恢复时效果更好（Rupert & Dorociak，2019）。目标是建立韧性、复原力和稳定的支持系统，以抵御生活中突如其来的冲击，并防止我们由于处在令人不快的环境中或由于遭受冲突和对抗而变得心灰意冷。

所有这些都取决于治疗师是否愿意首先承认存在一些困难。即使我们发现自己不一定对现状非常诚实和清晰，这种自我意识也是绝对必要的。

治疗师的发展变化

正如我们的来访者会在人生中经历一系列的发展阶段，治疗师在职业生涯中也会经历一系列可预测、循序渐进且合乎逻辑的变化。通常我们是以渐进的方式经历这些阶段，几乎没有注意到自己正处于发展危机的紧要关头——至少直到症状变得明显且令人烦恼为止。有时，这些变化可能是突然的，由危机、丧失或其他改变人生的事件所引起。

一些关键因素普遍影响着治疗师的发展，其中包括从业者最初进入这个领域的原因和动机。如前所述，在公开宣称的动机（某种"拯救世界"的意图）与私人的（也许是无意识的）原因（某种"拯救自己"的意图）之间，通常存在差异。自研究生时期起，我们每个人都有一些模糊的个人动机。这些动机对应着我们内在的力量，这种力量推动我们去帮助他人。这个动机可能是模仿我们在原生家庭中熟悉的救助者角色，或者是在不费时间和金钱的情况下自己给自己做治疗。除了利他主义和改变世界的愿望之外，还有其他经常被提到的动机，例如享受窥探他人最私密世界的乐趣，需要拯救他人以使自己感觉良好，或者做一个受他人钦佩和尊重的"万事通"。

我们中的许多人在自己的家庭中长大时，就已经接受了最早的"治疗训练"，在家充当中间人、冲突调解人和助人者。"当父母争吵时，我们维持和平；当家人生病时，我们照顾他们；我们帮助家人避免面对他们的痛苦"（Anderson，1987，p. 19）。尽管不是每一位从业者都有这种经历，但被选中充当救助者的情况十分普遍。

在实习期间，实习生通常会经历剧变，其中只有一小部分涉及理论和技能的掌握；大多数变化涉及思维和自我概念的剧变。新手治疗师会接触各种正面和负面的榜样。我们希望她能在导师的庇护下找到归属，并在与她产生共鸣的书籍中找到安慰。她会努力赢得同行和导师的认可，并且在这个过程中，可能会形成对外部认可的依赖。在她的一生中，她可能会与由多年追求成绩和认可所造成的束缚做斗争。不论她变得多么优秀，她或许仍旧渴望那种她在年轻时依赖的认可。她可能会通过来访者的反应来评判自己做得如何，或者通过收入或预约量来衡量自己的成功。但她或许永远都会与寻求肯定的需求做斗争。这是她的导师们给她的礼物，导师们教会她依赖他们的打分、评估、评论和认可，以便知道自己表现得如何。

除了对外部肯定的需求，治疗师还会经历许多内部变化。没有什么比头发变白、肠胃变得挑剔、睡眠习惯改变或记忆变得不可靠更能促进生活哲学、价值观和治疗风格的改变。日复一日地帮助他人应对身体健康下降、活力减退和发展危机的状况，理应能够帮助治疗师更好地做好准备，以应对自己的问题。然而在某些方面，情况可能会变糟，因为作为治疗师，我们必须成千上万次经历别人的中年危机。我们反复体验来访者所诉说的更年期或前列腺问题，尽管是间接的。我们经历空巢综合征、青春期孩子的叛逆和婆家的干涉，次数多到数不清。直到我们必须亲身面对这些问题时，我们已经感到疲惫。我们知道会发生什么，但仍然无法找到预防父母和孩子之间的常见冲突以及处理其他议题的方法。

我们面对着重大议题：死亡、对发疯的恐惧、死亡，还是死亡。而且，焦虑总是潜伏在周围，时不时催促、拉扯和笼罩我们。焦虑是为了启迪更有生命力的生活而产生的恐惧。如果没有某种形式的持续治疗和自我照顾，持续的焦虑会感染心灵、头脑和精神，使受害者陷入永久的幻灭状态。然而，正是这种一次又一次地直视死亡的机会最终鼓励我们直面自己的死亡，以及更加专注和充满激情地活着。

我们必须通过那些"老百姓"可以轻易逃避，但治疗师必须每天面对的存在主义议题来给自己做咨询。自我督导是治疗师专业工作的一部分，也是治疗师发挥职能不可或缺的一部分。这当然不能代替从更有学识与经验的人那里接受督导和个人体验，但治疗师受训的一个明显优势是，能够将我们与来访者一起做的事情，应用在自己的生活中。这是我们展示自我照顾的关键手段。

自我督导和自我监测以多种方式进行。每天与来访者讨论他们的自我挫败行为时，我们都不禁审视自己的行为。每次会谈都让我们头晕目眩，我们可能会想到在将来可以采取的各种不同做法。每次写案例笔记时，我们都不禁反思自己的临床决策和干预选择，对策略或方向进行调整。除此之外，我们还必须不断监控自己的个人偏见和成见、未解决的个人议题，以及我们努力提升的临床技能。与明智的督导师一起工作至关重要吗？当然了。个人体验有助于帮助我们审视可能妨碍我们专业工作的议题吗？肯定有。但是，内化导师和督导师的指导，才能将我们学到的应用于我们每天、每分钟的工作和生活中。

治疗师如何自我照顾

正如来访者在花费金钱、时间和精力去寻求治疗前会尝试其他各种手段一样，许多从业者也会将其他方法作为首要选择。在许多方面，我们理应具备这种自我照顾的能力，因为我们的培训旨在促进他人成长。自我照顾可能包括每天与伴侣、同事或亲人交流；在持续的督导和个人治疗中勤奋工作；或者通过体育锻炼、正念活动或个人娱乐培养平衡感和控制感。一些治疗师依靠旅行来激励自己，或者通过学习乐器、园艺、冲浪等保持内心的平静。

这些多样的选择为专业助人者设定了自我滋养的可能性，不管采取的形式如何。治疗师采取各种方式减轻焦虑，并且设法完成一些转化，这些转化是助人生活方式中的一部分。像对待来访者一样，与自己进行自我对话是最直接和最有效的疗法。这种自我治疗在我们担心来访者或难以与他人分离时特别有益。如果我们发现自己在一天中不经意的时刻或躺在床上时无法放下工作，我们可以进行以下自我对话：我如此担心来访者的福祉，对他们有何帮助？如果对他们没有帮助，那么这种行为对我有什么作用？是夸大了我的重要性吗？还是在用魔法思维预见悲剧，从而防止它发生？或者是在转移我对某些问题的注意力？

与以认知或叙事为基础的方法原理一致，治疗师在心烦意乱时可以与自己对话，无论是自我安抚还是挑战不理想的假设、信念或思维。在更广泛的范围内，那些对来访者的行为产生显著影响的面质、解释和挑战，也会对我们产生同样的影响。毕竟，我们是专家，能够用口才帮助人们摆脱痛苦。我们鼓励来访者克服恐惧，挑战无用的信念。我们教导来访者与自己对话，这样他们就可以随时随地带着我们的声音。当他们犹豫不决时，我们的鼓励之词回荡在他们耳边。我们反复使用的自我对话策略已经成为我们的个人祷告，在遇到压力或困难时，它们会回荡在我们耳边。对于一个治疗师来说，最不舒服的事情是发现自己感到自怨自艾，并听到自己重复着在类似情况下会对来访者说的话。

正是通过在自己身上测试特定的干预方法，我们才首先发现了这种方法在治疗过程中的潜在效用。当治疗师因为一位困难的来访者而恼火时，她提醒自己"这就是我得到报酬的原因"，然后她的情绪得到了很大的平复。这种提醒不仅帮助她平静下来，而且使她后来能够鼓励同一位来访者使用同样的策略："当顾客抱怨时，你会感到愤怒，并将敌意转移到我身上。但在做公关工作时，你预期会听到什么呢？顾客肯定会向你大声抱怨。每当他们的牢骚让你受不了时，只需记住，他们的工作是抱怨，而你的工作是在不处于防御状态的情况下倾听。"

当我们将自己的干预应用于自我对话时，我们展示了自己所教的内容的有效性。对自己说了这些话并注意到效果后，我们对自己向来访者说的话更加有信心。这再次强调了作为治疗师，我们生活中的个人部分和专业部分之间的相互作用。当我们在会谈中找到一种表达动机或洞察的方式时，我们兴高采烈，因为知道我们可以将其用于其他来访者身上，尤其是自己。在社交对话中，在观看电影或在树林里行走时，如果遇到特别诗意的表达，我们会在内心微笑，并将其储存起来以备后用。

在任何领域中，没有其他专业人士像治疗师一样，与建设性的思维过程如此紧密合作。治疗师作为应用哲学家，不仅了解逻辑、伦理学、形而上学和认识论的复杂性，还能够随时运用这些知识解决日常问题。我们教导人们如何更理性地思考，更恰当地感受，并采取更具有建设性的行动。我们能够处理情绪混乱，简化突出问题，搁置干扰，并且专注于核心问题。我们擅长根据任务与预期目标的相关性对优先事项进行排序，并在推动行动计划的同时应对不同的问题，然后回到任何剩余的相关主题上。

我们不仅是演绎和归纳推理的大师，是能透彻理解问题核心的实用主义哲学家，也是受过训练的科学家。我们使用实证方法客观评估任何变量或干预措施的效果。在会谈中，我们精确地测试假设。我们系统地收集与特定案例相关的数据，将相互关联的行动计划区分开，并灵活又坚定地尝试各种治疗方法，同时评估它们对来访者、我们自身以及会谈的连贯性和进展的影响。

我们能够将多种技能和知识体系整合到一个完整的问题解决系统中，这证明了我们实现理想的健康生活的潜力。如前所述，挑战在于将我们用来帮助来访者解决问题的能力应用在解决我们自身的问题上。尽管我们有自己的防御机制和主观性，尽管将自身作为自我研究对象时会有一定局限性，但我们能够做到的仍比大多数人更多。

一名社会工作者感到自己陷入了工作的困境，找不到出路。他曾试图与朋友谈论自己的担忧，也尝试过一段时间的治疗，但除了为避免改变找到更多借口外，几乎没有什么效果。他承认："有时候我讨厌自己是治疗师，为什么我不能更天真、更信任生活——只是让事情发生，而不是分析一切呢？"

他一度几乎放弃，失去了希望，接受自己是个失败者。但在他决定放手、臣服于自己的感觉时，转折点出现了。他说："我以前多次这样对待来访者。当他们反抗或变得防御时，我就放手了。我告诉他们，如果那么喜欢痛苦，就继续吧；他们只是还没准备好改变。上个月，当我第四十次对一个来访者说这句话时，我意识到我也可以对自己这样做。然后我这么做了。这就是我找到新工作的原因。"

这位社会工作者将他对来访者的处理方式应用于自己的生活，而我们也可以选择这样做。这是普通人难以做到的。我们了解大多数人不知道的事情，理解大多数人不理解的道理，能做到大多数人无法做到的事。我们自身与心理韧性相关的品质，以及从逆境中继续学习和成长的承诺，能够使这些知识与技能得到增强和赋能（Hou & Skovholt，2020）。

更好地照顾自己的策略

更好地照顾自己的策略已经得到了高度关注和推崇，其中大部分强调了持续的督导和个人治疗的重要性（Callan et al.，2021；Hou & Skovholt，2020；Kottler，2012，2021；Norcross & VandenBos，2018；Rupert & Dorociak，2019；Skovholt & Trotter-Mathison，2016；Ziede & Norcross，2020）。正如前文反复强调的那样，在所有可能的照顾自己的方法中，没有比拥有导师、督导师或治疗师更具建设性和更有帮助的了。他们不断挑战我们的思维，鼓励我们采取更健康的行为，以抵御工作压力。有那么一个人要求我们对自己的工作负责，也是很有帮助的。

事实上，接近 90% 的治疗师都热切地认为，定期以来访者的身份进入治疗是照顾自己的极佳方式，也有助于更新和激活我们的工作（Ziede & Norcross, 2020）。这对学生、实习生和初学者尤为关键，无论他们选择的是哪种方法。实际上，做什么似乎并不重要——几乎任何努力都可以帮助减轻与学习或工作相关的压力——只要持续一段时间。这类似于现在推荐的健康锻炼计划：忘掉每天步行一万步，或每周进行 3 次 30 分钟的锻炼——只要有所行动，就比什么都不做好！

写日记

许多著名作家，如阿内丝·妮恩（Anaïs Nin）、约翰·斯坦贝克（John Steinbeck）、托马斯·沃尔夫（Thomas Wolfe）、弗吉尼亚·伍尔夫（Virginia Woolf）、安德烈·纪德（André Gide）和阿尔贝·加缪（Albert Camus），一生都保持着写日记的习惯，作为在工作中投入了大量心血之后保持理智和清晰的一种方式。卡尔·荣格第一个意识到日记对从业治疗师的价值。在他的著作《黑书》（Black Book）中，他首次发展了自己的理论，分析了自己的梦和幻想，记录了生活中的事件，并与潜意识进行了想象性的对话。雷纳（Rainer, 1978）发现荣格的例子具有启发性，尤其是与阿内丝·妮恩的创造性自我疗愈方法相结合时。妮恩作为一名女性、治疗师和作家，一生致力于探索心理主题。其他著名治疗师，比如卡尔·罗杰斯，一生都在写日记。这为我们打开了一扇窗户，用以窥视他们最私人的挣扎。

给同事和朋友写信或发信息也是治疗师自我治疗和宣泄的一种形式，尤其当治疗师正在努力理解新的想法和见解，或正在经历个人痛苦时。弗洛伊德启动了与他最好的朋友威廉·弗利斯为期 5 年的通信，以探讨他正在形成的理论并促进自我分析。他与像荣格这样值得信赖的同事也是如此，直到他们之间的冲突变得不可忍受。这些早期的先驱很快发现，在作为他人的知己这一角色中，他们必须为治疗师创建一个结构，让他成为自己的知己。系统性地写日记以几种不同的方式发挥着这种功能，它可以帮助治疗师在处理特定案例中的困难时进行自我督导，并探索令人陷入困境的动力。这是弗洛伊德最先提倡的另一种自我反思和分析，用于理清他最令人不安的感受。

> 我的分析仍在进行中，这依然是我的主要兴趣。一切仍然是黑暗的，甚至包括问题的性质。但与此同时，我感到放心的是，人只需要把手放进自己的储藏室就能够提取——在适当的时候——他所需要的东西。（Freud, 1897/1954, p.227）

如果有某个储存想法和感受的地方，那么提取所需就变得简单得多。日记成了倾诉心声的地方。它是探索隐藏动机、无意识欲望和未解决的内心斗争的地方。它是宣泄和自由联想的地方；在这里，梦得到表达和分析，生活的结构和模式变得更加明显。

除此之外，写日记、通信或写博客也是发展和记录重要理论、研究或个人见解的有效途径。每位从业者都是理论家，我们都怀揣着对世界运作方式以及疗法实践的独特看法。不论我们属于哪个学派，我们都有自己关于最佳工作方式的理念。日记是表达这些想法、构建理论并促进思维成长的理想场所。同时，它也是记录生活中的重要事件和经历的地方。这些事件构成了我们生命中的里程碑，包括我们的痛苦和成长、成功和失败，以及塑造我们成为现在的自己的关键时刻。

体育锻炼

治疗师通常坐在椅子上，凭借自己的智慧和声音进行工作。尽管我们的大脑在进行诊断和推理时保持活跃，但我们的身体往往处于不活动的状态。有些身体部位因此而劳损，而其他部位则长出多余的肉。因此，我们中的许多人通过体育锻炼来找到解脱。

治疗师加入锻炼的队伍并不奇怪。我们深知全面的健康需要身心相互配合。我们目睹了生病的大脑如何损害健康的身体，以及不良健康状况如何耗尽一个人的意志力。因此，我们致力于滋养我们整体的存在。无论锻炼的主要目的是做有氧训练、美观、娱乐、康复还是分散注意力，定期的运动计划都能满足治疗师的需求。治疗师启动这种计划的动机可能与广大民众一样多样化：控制体重、改善睡眠、增强自尊心、减轻压力、增加自律性和延长寿命。然而，我们锻炼的其他原因包括参与非言语交流，并为自己创造一些觉悟状态下的静默时间——用于处理一天的事情、平静下来，并开始或结束处理他人问题的一天。

但你可能已经听过这些话很多次了——呼吁每个人通过运动来照顾身体的警钟已经多次敲响。人类的身体从来不是为了坐在椅子上而设计的。我们的身体进化成了终极的耐力运动员。在全球气候变化和食物短缺之后，我们的祖先离开了森林，用双腿狩猎。我们没有锋利的牙齿或爪子。我们跑不快。我们也不是特别强壮。但我们可以在长距离上跑赢这个星球上的任何其他生物。事实上，在失去毛皮后，我们能够以某种方式控制呼吸和汗腺，以至于我们可以在很长的距离上追赶上任何猎物，甚至可以说是将猎物累死。

当我们将当代的生活方式与过去进行比较时，我们很容易看到：我们相对缺乏运动和锻炼，再加上吃加工食品，这其实对我们的健康造成了可怕的影响，导致了一系列以前从未存在过的疾病。放弃了狩猎采集者的生活方式并发明了农业后，我们不仅享受了更大的便利和更容易获得食物的方式，还面临了意想不到的后果。我们与家畜的密切接触导致了许多传染病和大流行病的暴发，包括斑疹伤寒、白喉、流感、麻风病、结核病、黑死病等。饮食习惯的剧变（食用过度加工的食物）导致了以前从未存在过的其他疾病，如过敏、肥胖和糖尿病。而我们在椅子上坐着的时间——参加会谈、看电视节目或电影、做生意以及读像这样的书——导致了慢性背痛和其他结构性困难。唯一的解决方法就是，按照我们身体的设计方式去使用它。

一位治疗师说："当我骑自行车时，风吹过我，把我洗净了。在之前几天所吸收的一切，所有的抱怨、痛苦和压力都从我的毛孔中渗出。当我爬坡时，我只感受到腿部和肺部的疼痛，并疯狂地蹬着车。然后我尽可能快地骑下坡，永远不知道下一个转弯处有什么。"对他来说，至少有几个小时，他不再是——

"一个供其他人倾倒苦难的容器。没有人在自行车上将我抓住。没有时间思考，否则我会掉进路上的坑洼里。我需要太多的注意力来观察交通、调整自己的节奏、调变速器、学习技术、节省体力和缓慢呼吸，考虑不到身体之外的任何事情。经过乡村骑行后，我感觉我再次准备好面对我的来访者、我的过去和我不确定的未来了。"

我们总会敦促来访者丰富自己的生活，这样可以有多个让自己充电的来源；同样，治疗师也需要通过各种渠道从繁重的工作中恢复精力。这些渠道不依赖于相同的体验模式，并且能够激活与身体（而不仅仅是心灵）相关的其他内在过程。无论是参加动感单车或瑜伽课程，还是开始跑步、散步、远足或骑自行车，目标都是消耗多余的能量并使自己更好地保持专注。

团体支持

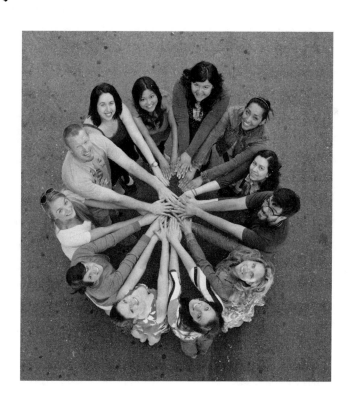

除了尝试某种形式的自我疗法以促进平静和启迪之外，治疗师还可以做出一些改变，使生活更加轻松而又更有意思。例如，如果团体成员制定了某些规则，严格限制无休止的抱怨或批评（就像许多教师休息室中的氛围一样），非正式的团体则可以提供一种特殊的能量来源。许多人认为团体支持是一种巨大的治愈力量，因为其中存在一种分享和社区的感觉，有带来滋养的关系，以及一种普遍的、动态的、聚焦的能量——每个人都可以将这种能量吸纳至内心之中。这当然还包括团体的常规转化力量，在其中，凝聚力与亲密性的力量在创造社区感、归属感和相互认同感方面起着重要作用。大多数人认为，这样一个转化性团体应该包含一些关键要素：几个在多方面具有智慧的人，有利于启发过程的设置，参与者致力于表现出旧有模式并相互信任和陪伴的承诺，以及爱与善的注入。

这样的支持团体，可能会以某种形式在机构中自发形成。一个房间、一棵树或一张长凳可能会被指定为治疗师在休息或会谈之间可以聚集的非正式场所。这个庇护所是一个可以得到心灵按摩或讨论案例的地方。这是一个安全的场所，治疗师可以卸下并释放在之前的会谈中积累的负能量。独自工作的治疗师通常会在办公室之外组织一个心心相印的每周会议。随着 Zoom 会议和其他虚拟会议软件的出现，组织由失散多年的朋友、住在遥远地方的家人或珍贵的同事组成的团体，比以往任何时候都要容易。

我们都需要一个地方，可以净化自己、讨论自己的问题并调整我们的心理和情感功能。我总是告诉我的学生和受督者，他们不是唯一在接受培训的人——他们的家人也在接受培训。除非我们准备好让家人了解我们的挣扎，让他们成为我们的治疗师旅程的一部分，否则他们将被排除在外，无法参与我们的成长之旅。

冒险与逃避

"冒险与逃避"是许多从业者喜欢的充电方式之一。这可能涉及间接或实际的冒险，例如在野外的大型电影放映现场露营一晚，或在电影院沉浸于一部

2 小时的电影中。这些方式使人们得以放空大脑、只是坐着，并让其他人提供娱乐内容。对于一些治疗师来说，小说是一个更好的选择，因为书籍需要更长时间才能读完，而且这样的"小说治疗"可以根据需要自行进行。据我估计，小说作家拯救了不少治疗师，让他们免于无聊或绝望。

对于爱看能够展示我们专业工作的影视作品的治疗师来说，存在着一个类似现象。这不仅包括以治疗师为主角的电视节目或电影，还有那些与我们的工作主题契合的作品，或者让我们能够尽可能远离这些问题的作品。当然，我们也可以直接将此应用在我们可能为来访者开的电影"处方"中，帮助他们思考生活中最突出的议题。

许多治疗师喜欢通过旅行来参与更积极的冒险和逃避。远离我们的办公室、家庭、来访者和同事，我们能够重新看清什么是重要的。最终，总有一天，我们会厌倦一直在路上的生活，并且感到准备好（甚至渴望）回到我们的工作中。与此同时，某些形式的转化性旅行具有与良好疗法相似的元素，并可能产生更持久的影响（Kottler，1997；Kottler & Marriner，2009；Schaler，2009；Wilson & Harris，2006）。正是在到达新地方的旅途中，我们摆脱了日常惯例，鼓励自己探索新的机会，或以另一种方式满足我们的需求。我们的意识进入了更加高涨的状态，我们的感官更加敏锐地感知周围的环境。在遇到怪异或新奇的经历时，我们直面恐惧，并渐渐变得更加有韧性和适应性。在路上，远离了家的舒适和便利，我们会被这种状态中一些独特的东西所触动。

在花了大半生探索这些主题后，我开始重新思考如何通过协助治疗师及其他专业助人者规划和实施转化性旅行，为他们的生活和职业注入新的活力。几十年来，我一直带着一群治疗师、学生和志愿者去尼泊尔的偏远村庄（我们在那里为低种姓、处境危险的女孩提供奖学金），去中东的难民营，或者去城市里的无家可归者收容所。尽管明面上的目标是为边缘化的儿童和家庭发声，但团队成员的生活以一种引人注目的方式在这一经历中得以转变，这总是让我感到惊讶。一些治疗师旅行回来后，已经准备好在工作、生活方式、人际关系以及他们对自己和世界的看法方面做出重大转变。这些旅程对我影响深远，以至于我已经重新构思了我作为一个变革推动者所做的事情的基础，将疗法中的概念应用于一个完全不同的领域。

有趣的是，我们许多人从疗愈之旅中发现的一件事是，当事情出了问题，或者你需要应对超出你过往能力范围的新挑战时，这趟旅程往往会发挥最大的力量和影响。这些时刻通常是成长和学习发生的时候，特别是在这些经历的结构与我们在更传统的设置下对工作的思考方式一致时。这意味着明确鼓励自己（或来访者）走出舒适圈，去探索最可能以新的方式考验我们的地方。这意味着尽可能"入乡随俗"，即适应当地习俗，并完全沉浸在这个新奇的世界中；同时，当事情变得不同和陌生时，暂且搁置通常的批判性判断。

参与转化之旅的治疗师经常报告的结果之一是，他们在回来后会对如何利用时间做出新的决定。通常，我们需要远离常规的环境和影响，才能看清楚什么是最有意义和最重要的。一个共同的认识是，设定我们以前没有引入或执行的界限十分重要。

设定界限

到目前为止，本书提供的许多选项都涉及承诺持续地做某件事情——另一种义务——无论是锻炼、投入人际关系、自我对话、休息还是其他任何事情。然而，对于那些被过度刺激和不堪重负的人来说，关键是明确界定自己愿意做和不愿意做的事情。这始于了解自己的限度，然后确保自己不要超出范围。有些治疗师每周可以轻松地见 15 位来访者，而另一些治疗师则可以见两三倍的来访者而不会倦怠。

私人执业的治疗师因为担心没有新的来访者，所以总是很难拒绝任何新的转介。而在公共部门工作的治疗师，有时在工作量方面别无选择。尽管如此，重要的是尽我们所能，为恢复精力、反思和重整旗鼓创造更多的空间。这意味着拒绝非优先事项的新转介、新机会或新请求。这意味着减少与来访者接触的时间并在会谈之间腾出更多休息时间。这意味着在下班后限制自己对来访者和同事的响应度。这还可能意味着削减支出和开支，以便自己有更多的自由来减少工作时间。在他人与你的联系方面设置界限也很有帮助，比如有时关闭手机，选择不立即回复消息或接电话，并给自己一些远离打扰的休息时间。

反复出现的主题是调节你在个人生活和职业生活中的控制程度。对于那些边界过于模糊的人来说，这可能意味着加强保护墙，以便有时间进行更多的自我照顾；对于边界过于僵化的人来说，发展灵活性可能是合适的解决方案。无论是哪条路径，我们都清楚地认识到，如果没有专业的指导，根深蒂固的模式很难改变。

现在该怎么办呢？

自我照顾计划的关键之一是囊括多种选择，因为我们在工作（和生活）中经常遇到不同类型的压力和逆境。自我照顾消费市场如此泛滥的一个原因是，它们并不总是非常有效，或者至少不会持续很长时间。要产生持续的影响，需要坚定的努力和投入，以及多维度的计划。这包括关注如下几个方面：（1）内心的混乱和干扰因素；（2）增强或破坏内心安宁的生活方式选择；（3）环境中的有毒影响；（4）身体活动和刺激；（5）认知监控和情绪调节。

我们做这些努力不仅是为了自己的健康和理智，也是为了向来访者和受督者证明，我们在自己的生活中实践着我们向他人推崇的东西，以及我们认为对他人来说非常重要的事情。另外，这里有一些提醒，是我们在来访者着手实施自我照顾计划以稳定个人成长和收获时对他们说的话。

1. 无论你试图在自己的个人领域做什么，都会面临同样的功能失调及有害的影响和力量，它们可能会破坏任何承诺或进步。
2. 接受你无法改变的变量、因素和个人，并做你能做的事。停止抱怨，做一些不同的事情。
3. 尽可能地让自己免受令人沮丧的负面影响。
4. 确定一些你知道无论如何都可以坚持的事情：没有借口，没有抱歉，没有例外，无论如何都要坚持！

5. 做出公开承诺，以便你承担相应责任。寻求支持以维持这种努力。

6. 记住，需要不断地重复（平均 60 次！）才能让改变持续下去并养成习惯。

7. 为故态复萌做好计划，并预演在你不可避免地"忘记"坚持到底时，你将如何恢复并继续努力。

8. 当一切都失败时，是时候为自己和未来考虑其他选择了。你没有被困住，只是你感觉如此。

　　当然，所有这些观点对我们来说都不陌生，因为我们每天都在告诉其他人这些事情。让我们对持续自我照顾的前景保有现实态度：这并不令人乐观。故态复萌和对承诺的忽视一定会出现。我们总是对自己做出承诺，却没有遵守。为什么这次会不同呢？

　　嗯，答案是，作为一名治疗师，你茁壮成长的能力倚仗于你愿意并且有能力保持自己的新鲜感、参与感、满足感和对工作的兴奋感，尽管你面临挑战。如果你真的想在这个行业中茁壮成长，并感觉选择这份工作是撞了大运，那么你必须找到一种方法让自己保持平衡。几乎所有的从业者都认同这样一个观点，即尽管工作带来了负担、压力和烦恼，但帮助他人所带来的回报远远超过了其代价——如果我们提醒自己，要为自己的成就感到自豪并原谅自己的过失，我们就可以加倍努力地向前迈进。

当其他方法失效时

　　对于专门帮助其他治疗师应对个人逆境的挑战并做出调整的治疗师来说，在维持边界和澄清各种令人困惑的角色背后的期待方面，确实存在一些明显的挑战。从事治疗工作的来访者更倾向于提出批判、分析和挑战，希望拉开窗帘看看背后有什么魔力。在某些方面，他们是理想的来访者，因为他们较为成熟，并且与治疗师使用相同的语言；而在其他方面，他们可能表现出相当大的阻抗，并且难以捉摸。有趣的是，一个人对于自身问题的开放程度和寻求帮助的意愿，与其所选的治疗方法直接相关。毫不奇怪的是，90% 的心理动力学和人本主义取向从业者愿意接受治疗（并且已经这样做了），而仅有约一半的行为治疗师会寻求同事的咨询以解决个人困难（Norcross & VandenBos，2018）。

我们只能想象，有多少从业者拒绝为自己寻求治疗，即使他们正在努力应对自己无法独自处理的问题。我在撰写本书时采访的几位治疗师拒绝就自己解决问题的方式发表评论。就在突然终止采访之前，一位受访者充分展现了这个问题可能引起的敌意和防御性："你问我在遇到个人问题时会做什么。我绝对不会去找另一位治疗师。我可能会先试着自己解决，然后与我的妻子交谈，但我绝对不会去找别人。我就是不相信其他专业人士。即使我相信，我也从来没有理由去找他们。"

尽管这种回答并不典型，但它发生得足够频繁，值得我们更加深入地讨论。我们可能并不像上面这位治疗师那样死板、感到被威胁和不信任他人，但有些从业者似乎认为治疗是为他人而不是为自己而设的。至少有十几位治疗师在被问及个人问题时做出了简单的回答："我想不出任何问题。"

起初，我想知道我们中是否有些人真的已经达到了涅槃的境地，成了情感上和行为上运作良好的完美典范，超越了凡人的问题。然而，更有可能的是，那些要求治疗师审视自身弱点的问题，会引发与来访者一样的反应。我们否认自己有问题。对于勉强承认的问题，我们认为自己能够解决。我们变得防御和易怒；我们更喜欢幻想自己很伟大。

因为我们既知道这一行的内幕，又生活在其中，所以我们在自己的心理治疗中可能会成为特别具有挑战性的来访者。我们几乎无法容忍那些可能对心思较单纯的来访者起作用的常规做法。我们的意识中有一个部分总是批判性地观察治疗方法，命名技术，思考治疗师所做的选择，并且在过程中充当观察者和参与者的角色。此外，如果我们真的想玩自欺欺人的游戏，那么没有人比我们更擅长这样做了。

几年前，我对自己的生活轨迹和职业感到非常不满。我陷入困境，不知道如何摆脱。像大多数人一样，我首先尝试自己处理，找出各种借口，说我没有时间、支付不起治疗费用，或者永远找不到符合我的标准并能看透我的伎俩的专业人士。

我并不满足于只咨询一个治疗师。我是一个如此挑剔的消费者，以至于我在同一个星期安排了与三个从业者的预约。我对工作感到筋疲力尽，也因生活处境而沮丧；我感到陷入困境，无法做出任何改变。像大多数潜在的来访者一样，我已经耗尽了个人资源和本章提到的应对策略。没有什么是有效的：我感到绝望和无助。在短时间内发生了两次严重车祸之后——这两次事故似乎都不是我的错——我意识到我必须寻求帮助。

我咨询的第一个治疗师是一个刻薄的家伙——直率、毫无感情（在我看来）。这只是我们的第一次会面，然而他在挑战和面质一些他只是稍微听说的事情方面非常残酷。我含着泪离开了他的办公室，决定再也不回去了。幸运的是，几天后我又安排了另一次会面，这位治疗师正好相反——善良、温暖、温柔、具有支持性，但令人略有些恼火的是，她避免在任何方面推动我。她完全同意我说的话，认为第一个治疗师的行为出格了。对我来说，很明显她几乎会同意我说的任何事情，所以我也没有跟她继续工作。

如果说第一个治疗师太冷淡，第二个太热情，那么第三个就刚刚好。也许问题不在于他们，而在于我愿意做一个好来访者的程度。我能听到我心里回响着这本书中反复出现的关于虚伪的告诫：我是怎么了，为什么我如此热切地相信来访者是来寻求帮助的，而我自己对此却如此抗拒？或者，我寻求帮助的方式是我自己永远无法接受的。

在生活中的某些时刻，我们每个人都会面临超出自身能力的挑战。当一些来访者表达出对我们所做事情的极度厌恶和不情愿时，我们感到困惑不解——他们执拗地不愿寻求帮助，然而他们又迫切地需要帮助。但是，毫无疑问，我们自己的能量库随着每一次会谈在慢慢消耗，直到我们自己也需要一些补充。

尽管存在夸大和无依据的说法、只为赚钱的传销，以及大量的江湖骗术，但治疗师要想生存下来（更不用说想要蓬勃发展），某种形式的自我照顾不仅是可取的，而且绝对是必不可少的。大量的实证证据表明，保持最佳体重、多吃新鲜水果和蔬菜、定期锻炼、戒烟或限制饮酒不仅有助于我们过上充实健康的生活，还能够将过早死亡的风险降低75%。

无论你是在寺庙、剧院、花园，还是在体育场或旅途中找到内心的平静，都无关紧要。重要的是为自己做点什么，这样你就可以不那么情绪化地对待事物，将期望值调整到现实水平，在需要时进行抽离，并像对待来访者一样与自己交谈。最重要的是，通过为自己做点什么，你证明了你对自己的成长和对待来访者一样认真。

·第十三章·

进行治疗的非传统方式

答案是 17 年。那么，问题是什么呢？

这个 17 年是指，新的健康政策、医疗程序、药物或其他健康实践完成研究并首次传播后被广泛采用所需的平均时间（Hanney et al., 2015; Morris et al., 2011）。19 世纪中叶，婴儿保育箱发明后，经过了 50 年才获得广泛应用。可怜的伊格纳茨·泽梅尔魏斯（Ignaz Semmelweis）——他是首位建议医生在开始手术前洗手以预防细菌感染的医生。这一建议最终将死亡率降低了 90%，但不幸的是，这位医生被关进精神病院，并在那里反复遭受殴打，几周后去世。医学界对许多其他创新也存在类似的抵制。这些创新需要时间才能被接受，比如血管成形术、癌症免疫疗法，或者对体育运动中创伤性脑损伤的认知。

创新的演变及其面对的抵制

工业革命推动了人类文明的迅速现代化，共经历了三个显著阶段，目前我们正处于第四个阶段。第一次变革发生在 18 世纪，当时手工劳动开始被工具、机械和蒸汽机取代。第二次工业革命以电力的广泛使用为标志，显著提高了生产速度和规模。第三次工业革命是由制造业自动化的发展推动的。现在，我们正处于一场新的革命浪潮中，它由技术的普及引发，目的是提高产品效率和生产力，同时改进教育和心理治疗等服务。随着 3D 打印、纳米技术、量子计算、云计算、虚拟现实、人工智能、机器人技术、生物植入物和嵌入式传感器的出现，世界即将发生翻天覆地的变化，尽管一些颠覆性技术可能会遇到阻抗。

正如我们的来访者一样，我们有时不愿意接受需要自己做出改变才能接纳的新事物。在许多更小的方面，我们对这种现象相当熟悉。在相对短暂的时间内，我们已经从光盘、迷你光盘、数字影音光盘、蓝光光盘过渡到云存储，每种新技术都要求我们掌握新的、截然不同的思考方式和工作流程。但同时，我们也不想盲目幼稚地跃入所谓的"更好的事物"中，而不考虑其中的风险、伦理议题和未被证实的部分。

在心理治疗领域内，不难想象，新技术、突破或创新程序需要 10 年甚至更长时间才能被广泛采用。即使是心理健康专业人士，也常常难以放弃那些早已被证明无效甚至危险的方法，如前额叶白质切除术、颅骨钻孔术、颅相学、拔牙、胰岛素休克疗法和水疗法。这些方法的淘汰似乎需要更长的时间。因此，这一现象更显得非同寻常：在全球大流行病开始的几周内，我们被迫重新发明我们的工作内容和工作方式。在这场危机之前，虽然曾有一些对远程治疗和远程服务系统的尝试，但也有许多怀疑者因各种难题而不愿放弃面对面的会谈。然而，无论有何种犹豫或阻抗，到撰写本文时，几乎所有临床工作者和健康专业人员都至少尝试过远程治疗，无论是通过电话、平板电脑、计算机，还是在室外进行社交隔离。

也许最令人惊讶的是，我们已经接受了远程治疗的工作与在治疗室所做的工作是相似的。这两者可能的确是等效的——但绝非相同。

在调查中，值得注意的是，在相对较短的过渡期内，三分之二的临床工作者报告称他们对远程治疗感到舒适、自信和满意。同样，大多数来访者也表示这是一种"总体上积极的"体验（Békés & Aafjes-van Doorn，2020）。然而，不出意料，大多数抱怨都表示这种模式更耗费精力，以及人们难以长时间专注在屏幕上。

亲爱的治疗师，

叨叨叨叨叨叨叨叨叨叨叨叨叨叨叨叨叨

叨叨叨叨叨叨叨叨叨叨抑郁叨叨叨叨叨叨

叨叨叨叨叨叨叨叨自杀叨叨叨叨叨叨叨叨

叨叨叨叨叨叨叨叨叨叨叨叨叨叨叨叨叨叨

叨叨叨叨叨叨叨叨叨叨叨叨叨叨叨叨叨叨

……

治疗师对远程治疗的看法，包括其优点和缺点，很大程度上取决于他们对改变与适应的接受程度。有些临床工作者不断探索和改进他们的方法，而另一些人则多年来保持不变。治疗师对技术的熟悉程度和运用技术的自在度，以及他们与来访者互动的风格等变量，都是决定他们是否会探索和改变治疗方法的因素。显然，那些专注于心理剧和身体工作的治疗师，比那些遵循手册化、结构化的认知行为疗法流程的治疗师更难适应远程治疗。

目前有各种术语用于描述替代治疗的系统，如基于距离的治疗（distance-based therapy）、远程医疗（telehealth）、互联网治疗（Internet therapy）、在线咨询（online counseling）、电子疗法（e-therapy）、Zoom 疗法（Zoom therapy）、虚拟疗法（virtual therapy）、移动疗法（mobile therapy）、视频治疗（video therapy）、远程心理学（telepsychology）、音视频同步治疗（audio-video synchronous treatment）或远距离治疗（distance therapy）等。在这里的讨论中，我会使用"远程治疗（teletherapy）"这个通用术语。

当身体距离拉近了人们之间的心理距离

考虑到当前技术的迅速发展，本章所描述的内容在未来几年内可能会变得过时。事实上，我们面临的一个主要挑战是，"技术变化的速度如此之快，研究成果可能一经公布就已经过时"（Hanley，2021，p. 493）。到目前为止，远程治疗中使用的培训、技术、工具和策略都相对简单且未经充分测试，许多从业者仍对这些新选择持抵制态度。显然，远程治疗提供了独特的机遇，但也带来了需要解决的限制。

首先，远程治疗、在线选项和远程服务系统确实扩大了我们服务的范围，使得那些历来被排除或忽视的人群也能得到帮助，包括美国原住民和其他边缘化群体，如残障人士。正如之前讨论的，世界上大部分地区很难获得任何形式的心理健康援助。对于生活在偏远地区或农村地区、缺乏交通工具的人，以及居住在美国超过 60% 的没有精神科医生或专业人员的县的人来说，这种情况尤为严重。

除了远程治疗伴随的更大的便利性和可获得性，潜在来访者还能够省去旅行费用和摆脱时间限制。这些限制使得线下会谈变得不切实际，甚至不可能。一些贫困的来访者可能会使用不可靠的公共交通工具，依赖他人提供交通，或者根本支付不起相关费用。远程治疗不仅让选择变得更为容易和多样化，而且降低了成本。一旦治疗师减少了自己的开支和运营成本（因为他们可能不再需要一个配有所有支持设施的办公室），他们还可以降低费用，以使服务更加经济实惠。

除了这些明显的变化，最有经验并成功转向远程治疗的治疗师报告称，他们的工作性质发生了显著且多为积极的变化。这些"真正的支持者"谈到了与来访者建立的独特关系，以及来访者如何更愿意谈论以前觉得禁忌的话题。对于一些人来说，隔着屏幕的物理距离让他们更容易讨论以前因羞耻而无法谈论的事情。他们还乐于通过视频看到来访者的私人空间、家人或室友，从而更好地了解他们的家庭生活。同样，来访者也很高兴能看到至少一部分治疗师的个人领域。许多从业者表示，他们与来访者甚至建立了比面对面工作时更紧密、更牢固的联系（Chen et al., 2020）。

在对急切投身于远程治疗的临床工作者的一系列采访中（Gopnik, 2020），一位心理学家评论道："这是完全不同的，但又是相同的。"当然，在家里最喜欢的椅子上，被所有常见的舒适（和干扰）包围着，感觉确实不同。另一位治疗师说："你要面对面地交流 45 分钟。这会给本就紧张的局面增添一些紧张感。"

来访者和治疗师提到了他们更喜欢远程治疗而非传统治疗的一些原因。

- 没有交通、停车问题、拖延和其他生活干扰的借口，定期参加治疗会容易得多。几乎任何人都可以承诺花一小时的时间，只要打开手边的任何设备即可。即使人们生病或感觉不舒服，但只要有意愿，他们仍然可以参加治疗，而不必担心把感冒传染给他人。
- 来访者可以在全球范围内任意选择治疗选项，或至少可以选择他们所在的司法管辖区域之外的治疗服务（根据法规和法律）。
- 儿童和青少年来访者很容易迅速适应技术，他们常常把这些工具当作好玩的游戏，并乐于使用它们。
- 治疗师可以在工作中获得更大便利，在工作安排和生活方式上有了更多选择，并且减少了自己的花费。我们在做什么以及如何做等方面变得灵活得多。来访者在决定何时以及如何寻求治疗方面也有了更多选择。显然，某些来访者、特定的障碍和困难确实更适合远程治疗。所以拥有这些选择确实很好。
- 治疗师还可以向比自己所在地域更广泛的市场提供服务。
- 利用新的技术工具和远程治疗选项，预防复发、进行后续跟进并定期监测进展变得更为容易。
- 通过软件管理系统，账单、付款、预约提醒、案例记录、家庭作业以及后续跟进等方面都可以得到自动化处理和简化。
- 在某些情况下，当来访者无须在等候室内被别人看见时，他们的隐私更加有保障（很大程度上取决于家中的空间）。
- 由于只需打开一台设备就可以方便地联系他人，来访者倾向于更早地寻求帮助。
- 在各种形式和结构中，远程治疗显然更高效。虽然与面对面会谈相比，远程治疗的效果还不确定，但我们似乎能在更短的时间内接触更多来访者并帮助他们。

远程治疗固有的随意性开启了许多以前不可能的新仪式和程序。来访者和治疗师倾向于穿得更随意，甚至可能不穿鞋子（甚至是裤子！）。那么零食和饮料呢？在这些电子设备出现之前，我们从未考虑过这些事情。我们现在可以根据心情和隐私问题在室内或室外重新安排设置，这一切都可能激发对话，并将其引向新的方向。

许多人都好奇，如果远程治疗如此方便和有效，那么它为什么在全球大流行病期间才开始普及呢？之前缓慢采用新技术的原因和其他医疗进展受到的障碍类似：法规、执行法规的限制以及官僚主义。在全球公共卫生危机之前，远程治疗不能通过美国联邦医疗保险和其他保险支付。州级执照委员会也将治疗的范围限制在本地司法管辖区内。一旦这些联邦、州和地方机构放宽了僵硬的要求，心理健康治疗就展现出全新的形式。

来访者经常说，在线治疗比面对面治疗更令人满意和有帮助，但这可能反映出他们享受更大的便利性和服务可及性。研究人员验证这一说法的一个典型例子是探究远程治疗在治疗广泛性焦虑障碍中的应用（Watts et al., 2020）。他们发现，与面对面会谈相比，来访者对远程治疗的满意度相当，并且来访者尤其享受在自己喜欢的环境中所拥有的更多掌控感。来访者喜欢随时能泡茶或拿零食，甚至可以按照自己的意愿结束会谈。这些感受对来访者来说很重要，但不一定对治疗效果有益。

云端亲密关系

我们最关心的是我们建立和维护的治疗关系的质量，无论其具体的风格、形式和结构如何。就像我们在其他方面做的一样，远程治疗的潜在价值取决于来访者对关系强度的感知。我们所有的工作都必须根植于治疗关系，这一关系建立在信任、尊重、诚实、坦诚、温暖等要素之上，这些要素通常被视为"共同因素"；此外，双方还需要就任务和目标达成一致意见（Andersson et al.，2019；Geller，2020；Kottler & Balkin，2017）。最终，我们想知道的是，什么导致了变化并且让变化能够长时间维持下去，不论变化发生在何种设置和背景下。这些都是过去广泛讨论的问题，用以确定对治疗效果最重要的因素，无论是成分、共同因素、微过程、中介变量还是元分析（Castonguay et al.，2019；Norcross & Goldfried，2019；Zimmerman et al.，2020）。

尽管远程治疗与面对面会谈在协商治疗规范和目标方面没有太大不同，但建立和维护的关系无疑会呈现出微妙的变化。正如前面提到的，技术挑战也需要解决，如不可避免的画面卡顿、音频或视频模糊、通话中断、低电量、断电以及使用软件系统时的困难。这些小问题可能不是主要障碍，但它们确实改变了互动的性质，而且这种改变还没有完全被理解。

与其问"在线治疗是否有效？"，不如考虑更有用的问题：在线治疗有何不同，以及我们如何以最好的方式利用其独特性和机会建立稳固的治疗联盟。这意味着必须审视和规划某些细节，其中许多可能是以前我们不用考虑的。

- 应该创造出一个怎样的"演播室"，才能呈现出一个没有其他因素干扰的专业形象？还应该考虑背景，以及任何传达温暖和舒适感的因素。
- 如何利用技术设备（如外置摄像头、麦克风、照明和座椅），让治疗体验更好？
- 哪些工具可以增强会谈效果（如游戏治疗工具、戏剧性元素、屏幕共享、视频、幻灯片、服装、虚拟形象、机器人和表演）？
- 我们需要讨论与解决哪些安全和隐私问题，以确保关系是安全和舒适的？
- 应该做出哪些调整来监控我们在注视来访者的脸时所看不到的内容？

除了之前提到的调整外，最重要的因素是我们采取的所有行动，以更清晰和一致的方式传达我们在对话中的悬浮注意力和积极响应性。如果关系质量是影响我们所有其他行为的主要因素，那么利用我们全部的能力来加强与来访者的亲密联结是非常关键的。坐在同一个房间里与某人交谈时能够很容易说清楚的事情，在通过屏幕或发消息交谈时并不一定会得到相同的解读。为了确保我们与来访者的体验协调一致，我们需要比平常更加关注互动的节奏、呼吸、速度、语气和模式。这意味着更频繁地点头、更加夸张地表达面部表情，甚至更深思熟虑地回应，以便来访者知道我们在认真地观察并且非常关注他们。

一些我们尚未完全了解或理解的怪事和局限

关于替代性治疗方式当前是否有用、有帮助甚至必要，几乎没有争议。然而，很多人担心治疗师是否具备提供这些服务所需的能力、经验和专业知识。一个比喻（Greenbaum，2020）有助于我们理解目前的情况。这就好像我们都接受了普通车辆驾驶培训，现在突然被要求驾驶半挂车（或者宇船飞船！）。我们可能知道交通规则，但并不一定懂得如何变换车道、停车或者装货。我们也没有处理紧急情况和危机的经验，因为这些情况我们从未预料过或练习过。实际上，我们甚至可能不知道自己对这些内容的理解是否不足。

有些治疗师在远程治疗时发挥得更好

有些治疗师支持这些新的治疗方式，并不仅仅因为他们懂技术或者对变化持开放态度。有些治疗方法比其他方法更适合远程治疗。目前的研究大多集中在结构化、教学性或系统性模型上，比如认知或行为疗法以及其他经过深入研究的方法，如"计算机认知行为疗法"（Hanley，2021；Schure et al.，2018）。例如，采用认知行为疗法的从业者比他们那些心理动力学取向的同事更愿意使用远程治疗。最重视关系中的联结的治疗师不愿意使用会改变这种亲密感的系统，是可以理解的。

一旦确定远程治疗对某些来访者和特定情况有效，甚至是最佳选择时，当下的研究就转向将这种模式应用于特定障碍治疗的专业方法（Andersson et al.，2019）。例如，已经有研究探讨了在慢性疼痛中应用接纳与承诺疗法（acceptance and commitment therapy）、在处理社交焦虑时使用在线支持团体，以及对场所恐怖症使用认知行为疗法的情况。随着时间推移，我们将逐步制订一种系统性的选择菜单，以确定针对患有不同障碍的来访者，如何以及何时以最有效的方式使用最合适的治疗方法。

进一步谈谈隐私问题

尽管许多来访者喜欢因为无须通勤或坐在候诊室而增加的隐私性，但同时面临着一些合理担忧，比如如何遵守《健康保险可移植性与责任法案》（HIPAA）的要求，以及在家中其他人可能会偶然听到（并录下）会谈内容。正因如此，与保密、隐私、安全相关的重大伦理问题也日益凸显（Stoll et al.，2020）。想象一下，来访者可能想要讨论她一直遭受的家庭暴力，但她的伴侣可能坐在隔壁房间无意或有意地听会谈的内容。有些人在家中没有非常安全、私密的场所，有时甚至只能坐在车内或者在户外进行治疗。

我们永远无法确定是否有人在偷听或观看我们的会谈。即使来访者声称他们是独自一人，我们也无法完全信任，因为他们可能有原因或者论据认为可以有见证者或者"白嫖者"。

消费者的冲动购物

与安排和参加面对面会谈相比，参与远程治疗需要的努力和动力更少，因此可能导致来访者对治疗过程的投入程度较低。通常来访者参加会谈的次数较少，甚至可能只有一次，之后就不再回来（出于各种原因）。由于开始治疗变得相对简单，因此突然或冲动地结束治疗也变得更加容易。由于参与所需的努力较少，因此当事情变得艰难时，退出也会更容易。

来访者常常提到，他们最喜欢远程治疗的一点是他们可以更好地控制自己的个人空间，而不是被迫进入治疗师的领域。这让他们感到更有力量，增加了舒适感和安全感。但同时，这也带来了一些挑战，因为如果事情不按来访者预期的方式发展，他们可以随时中断我们的连接、关闭视频或将我们静音。如果来访者因为感到失望、受挫、愤怒或者羞耻而决定突然消失，没有解释或没有机会解决问题，我们该如何应对？当我们可以如此轻易地被解雇时，会发生什么？

缺乏稳定的抱持性环境

我们的一些病得较重或有创伤的来访者，在某些方面可能通过远程治疗获得更好的效果。但对于一部分来访者来说，"稳定的抱持性环境"是治疗中最重要的部分，那么远程治疗就可能带来问题。想象一下，一个特别狡猾、操纵性强的边缘型人格障碍患者如何利用这个系统来制造一些我们从未想象过的、形式独特的混乱和破坏。此外，那些可能自杀、自残或对他人构成危险的人需要明确的安全措施，而当我们不在他们身边时，这些措施很难维持或执行。当我们隔着屏幕注视来访者时，如果来访者出现失代偿、崩溃、惊慌失措或开始失控地哭泣时，我们该怎么办？

在远程治疗中，显然还有一些相当独特且有趣的移情和反移情反应会发生。相比于面对面，人们在屏幕上看待彼此时更容易扭曲现实，因此这并不奇怪。就好像我们都是电视节目的一部分，扮演着某个角色，在这个既人造又真实的奇怪空间中互动。对于状态不太稳定的来访者，或创伤可能由我们难以预料的线索触发的来访者，这可能增加他们解离的风险（Svenson，2020）。

并非一刀切

当然，不是每个人都适合相同的治疗结构。通过远程治疗提供眼动脱敏与再加工（eye movement desensitization and reprocessing，EMDR）疗法的一位坚定支持者表达了一些担忧，并分享了有关受创伤的来访者的故事——他们可能会被基于屏幕的对话触发，并经历意外的负面后果（Laliotis，2020）。她分享了一个例子：她曾经与一位在童年时遭受性侵的女性在面对面治疗中取得了进展，但转到远程治疗后，来访者感觉这种治疗设置不再像之前那样安全。有趣的是，当治疗改为电话交谈时，来访者重新感受到了对她如此重要的亲近感和信任感："电话让她能够通过声音感受到我们之间的联系，并更容易获取她的记忆，尽管没有视觉提示（p. 22）。"最后，这位治疗师提醒道，来访者在选择远程治疗时，应该充分评估他们对虚拟联结的适应能力和在这种环境下取得治疗进展的可能性。

过去，我们通常会对新的来访者进行详细的访谈和评估，以确定最合适的治疗方式：是单独治疗、与配偶或家人一起接受治疗，还是参加团体治疗。我们会初步评估个案是做短程还是长程治疗，以及根据诊断、空余时段和共同商定的目标做出治疗方法的选择。现在，我们必须在这些选择之外，考虑面对面、电话、远程治疗、虚拟现实等各种选项，以确定如何最好地处理来访者的议题、担忧和偏好。

有限的数据

人们的姿势、身体位置，以及手势和脚的动作，都能传递重要信息。当来访者与我们面对面时，我们可以观察到许多额外的线索，如他们的瞳孔是否放大，呼吸中是否有酒精的气味，甚至可以感觉到他们的实时身体状态。然而，当我们只能远程交流时，我们获取的信息有限，就像来访者也无法获取我们的非言语反应信息一样。这种情况很容易导致我们做出不准确的假设或者做出考虑不周的临床决策。

当我们的互动几乎只限于盯着彼此的脸和倾听言语时，限制就显而易见了。有时候，适当的身体接触或碰触非常有帮助且令人安心——比如在问候时握手，在关键时刻轻轻碰一下手臂，甚至在一次特别令人疲惫的会谈后拥抱一下。

技术故障

尽管我们可能对新的远程治疗技术感到兴奋和期待，但我们也必须面对在会议和会谈中可能出现的现实问题。有些人会遇到困难，当设备出现故障或无法如预期一般工作时，他们会感到越来越沮丧。有时候，网络断开、电力故障、声音消失、图像模糊，或者视频突然无法显示，导致对话在关键时刻突然结束。这些问题可能会成为持续的挫折来源，特别是对于无法获得可靠联结或不愿意应对不可避免的干扰的人来说。

侵扰与分心

参与者在电话会议和在线课堂中认为他们在进行多重任务时很隐蔽。他们觉得我们看不到他们将手机放在大腿上发短信或在电脑上写报告。在多人会议中，有时候他们会简单地关闭视频，以便能够处理其他工作。

当来访者和我们在同一房间时，至少我们可以看到他们在做什么。但当我们只能看到他们的脸时，情况就不同了。一个令人难过的事实是，治疗师在会谈期间也常常进行多重任务，如回复提问或更改预约的信息。来访者可能没有注意到这些行为，或者接受它们是新的常态，并认为这已经成为可预期的一部分。

循证实践中的最佳实践是什么？

简而言之，对于"什么是循证实践中的最佳实践"的回答是——我们不知道。

我们最想了解的问题是远程治疗的实际效果如何，以及它与我们之前的面对面会谈有何不同。到目前为止，我们知道心理健康服务可以通过远程方式提供，但我们尚未完全理解这个过程的全貌。这引发了许多其他思考题。

- 哪些来访者最适合远程治疗，哪些来访者最不适合？
- 我们通过远程治疗获得了什么，同时又失去了什么？
- 哪些疾病和障碍最适合使用特定的治疗方式？
- 音频或电话会谈与视频有何不同？与面对面互动相比，它们各自的优势和局限是什么？
- 哪些治疗方法和模型可以最好地适应远程环境？如何精确地调整这个

过程?

- 在远程治疗中，移情是如何运作的（和面对面有何不同）？有哪些专门针对远程治疗开发的独特干预措施？
- 当我们通过不同方式（手机、电脑、短信或面对面）进行治疗时，我们和来访者建立的治疗联盟以及为他们提供的服务有何不同？

这些只是当前需要进一步研究的几个问题。到目前为止，我们只是初步探索了这些问题字面上的意义，没怎么涉及象征性意义。

美国退伍军人事务部（U.S. Department of Veterans Affairs）一直在比较远程和面对面进行的创伤后应激障碍治疗的效果，发现迄今为止结果是同等有效的（D. Murphy & Turgoose，2020）。同样，其他一些研究初步表明远程治疗在抑郁症、焦虑症、适应障碍和物质滥用治疗方面取得了积极成果（Greenbaum，2020；Varker et al.，2019）。当然，就我们在未来几年中将学习的内容而言，这仅仅是冰山一角。

小盒子里的生物

只需停下来片刻，回想一下全球大流行病初期，你的大脑在努力理解生活中发生的一切。暂不考虑戴口罩、社交距离、避免接触、担忧疾病和死亡，以及丧失和失望。数百万年来，我们通过面对面的交流进行互动，然后突然间，我们变成了屏幕上的微小影像。这种交流方式使得我们在许多方面失去了清晰度。尽管这一影响可能不易察觉，但由于时间延迟、图像模糊和缺乏非言语线索，我们的沟通变得令人困惑，让我们的神经元处于一种混乱状态。这看似不那么重要，因为我们仍然能完成工作和会谈，但我们的大脑却被迫经历一种通常需要数十万年才会出现的进化发展阶段。

这种突如其来的对适应的要求会产生什么后果？我们还没有完全了解。显而易见的是，长时间面对屏幕对心理、情绪和身体造成了认知负担。这不仅增加了压力和挫败感，因为我们的大脑在应对屏幕上发生的事情时过度工作，还引起了感官适应不良、眼睛疲劳和身体疲惫。由于我们无法获取手势、体态、呼吸等线索，我们习惯性地保持注意力和理解意义的能力受到破坏，大脑被迫仅专注于言语信息和有限的面部表情（Sklar，2020）。

这就是所谓的"Zoom忧郁症"，即过度依赖设备进行会谈所导致的后果。在多人屏幕上，无论是在团体治疗、支持团体还是工作会议中，这种影响都会被放大。在"画廊视图"中，几十张甚至数百张小小的面孔会让我们的注意力分散。我们不断地扫视屏幕，检查自己的表现，确认谁在说话，监视其他人的反应，还要注意到那些似乎没有在听的人。这些都让我们的专注能力持续受到干扰。如果将其他沉浸式技术与远程治疗结合使用，大脑就必须承担更多新的意义构建责任。

目前有限的研究表明，在远程治疗或基于屏幕的会议和咨询中，人脑中可能会出现一些神经心理效应（J. Lee，2020）。理解和解释为什么我们长时间在线之后感到精疲力竭，能够带来一些安慰和启示。

1. 在线交流中不可避免的言语反应中的毫秒延迟，会导致暂时性的感觉混乱，从而改变人与人之间的感知。
2. 虚拟多任务处理会影响认知注意和记忆保持。
3. 过度强调知觉焦点会增加精神疲劳。
4. 与面对面接触相比，透过屏幕交流时产生的多巴胺奖励更少。
5. 在多人会议期间，很难保持眼神交流，也很难区分参与者之间的相互凝视。
6. 因为我们占据着不同的物理空间，我们不会共享相同的环境条件（温度、噪声、干扰、环境），这意味着我们实际上占据着不同的世界，而同时还要试图建立亲密而有意义的联系。
7. 认知能量成本增加，身体位置、非言语行为、身体触摸和其他线索的数据缺失。

8. 让人分心的镜像"自拍"图像会吸引人们的注意力，减少人们对屏幕上正在发生的事情的关注。

9. 减少身体移动和活动使我们与来访者陷入久坐不动的状态，进一步侵蚀精力和注意力。

从某种意义上说，人们在电视、电影和视频游戏中已经习惯了模拟世界，因此大脑在某种程度上适应了这种远程互动。技术的快速发展使得我们几乎跟不上或很难掌握新系统和软件更新。想象一下，现在只需戴上眼镜或手表就能体验虚拟现实，而最初的尝试则需要笨重、重复、故障频发且价格昂贵的设备。用户经常出现类似晕动病的"电脑病"，这是由低分辨率和较低的帧速率引起的。随着时间的推移和设备的改进，我们的大脑也在某种程度上适应了这些新的互动形式。

对于远程工作的治疗师来说，主要挑战在于如何充分利用这种工作方式的独特好处和优势，使体验尽可能有影响力、引人入胜和让人身临其境。将虚拟技术系统作为远程治疗的一部分，最终目标是尽可能接近来访者在日常生活中的实际情境，并在整个过程中提供持续的支持、指导和引导（Lindner，2020）。

有一些策略可以帮助减轻不适和疲劳，其中许多都遵循了前面章节描述的基本自我照顾指南，包括以下内容。

- 确定个人极限并坚持不超负荷工作。有些治疗师一天可以见10—12个来访者，而其他人最多只能见6—8个。不论面对的压力如何（是要更多产、挣更多钱还是帮助更多人），超负荷工作都会影响效率和工作质量。
- 调整日程以适应远程治疗的需要。与以前不同，你可以在一周中的不同时间安排会谈，而不是在同一天安排大量来访者。在远程工作时做到这一点要容易得多。
- 打造一个舒适的工作空间。这确实是一个不同的世界，治疗师已经成为艺人和银幕表演者，在网络空间中传播我们的图像和信息。因此，我们的专业性现在要么被我们的表现中不可或缺的部分（灯光、声音和背景）削弱，要么得到增强。设计和建造一个"演播室"非常重要，其中包括舒适的椅子、明亮且讨人喜欢的光源、清晰的声音、合适的背景和高清图像。

- 安排积极的休息时间。在会谈之间不要仅仅忙于记笔记和准备下一个来访者的事务，而要留出时间进行伸展运动、散步、做瑜伽或享受一些个人时间。

- 避免多任务处理。尽管诱惑很大，但同时处理多个任务会增加认知压力，并损害系统的效率。同时，即使你认为自己做得很隐蔽，观察者也可能会察觉到你的注意力不集中，而这可能被解读为不尊重或粗鲁的行为。

- 面对面地与人交流。在会谈之间花几分钟时间与同事、朋友或家人面对面交流，让大脑和感官有机会重新适应现实环境。

- 在软件系统中调整设置，不要一直盯着自己的脸。这种行为如此普遍，可能是因为在这种新颖而令人困惑的互动中，我们的外表是大脑唯一熟悉的东西，可以让它有所依托。我们之所以不断去看自己的外表，不仅仅是因为自恋，还因为这是一个可以确认的默认状态。切换屏幕视图模式，如"画廊视图""网格视图"和"演讲者视图"，可以提供一些感官变化。你可以偶尔隐藏一下自己的脸，这样你就不会一直盯着镜子中的自己看。

- 引导来访者遵循相同的规则和仪式。厌倦、千篇一律和走走过场无助于长期记忆保留。敦促来访者改变自己的日常习惯、环境设置和身体位置，以最大限度地提高他们的兴趣、注意力和精力水平。

此外，我们要记住，远程治疗是一个相对新的领域，尽管在过去几年中得到了广泛应用，但仍然在不断发展中。这为我们提供了创造性和新颖的环境，使得治疗的地点不再有严格的规定，因此可以在自然中行走、伸展或坐着时进行治疗。

新颖的策略、独特的选项和具有适应性的治疗方法

不管治疗在什么样的背景和设置下进行，它的成功主要取决于建立起的互信关系。这是一个双向的过程。通常我们强调赢得来访者的信任，但同样重要的是我们对他们的信任。如果我们怀疑来访者的诚意和意图，觉得他们在欺骗我们或直接撒谎，或者认为他们有隐藏的动机，甚至对任何小小过失都过度反应，我们就会更加小心和保守。因此，在所有情况下，"认识性信任（epistemic trust）"——也就是获得理解和亲密联系所需的核心知识——是我们工作的核心（Fonagy et al.，2019）。

考虑到远程治疗在屏幕上进行的特殊要求和限制，我们有时需要通过不同的专业技能、行为和策略来夸张地表达与维护互信感。我们可以使用"明确提示"来实现这一点，这指的是与口头语言一起传达我们对来访者的理解的明确身体信号（Fisher et al.，2020）。这些都是来自我们与来访者的互动的真实反应，用于回应我们听到、看到、感受到和体验到的一切。

再次强调，尽管远程治疗大多数时候和面对面会谈相似，但它们仍然有所不同。我们能获取的信息更少，因此我们必须更有策略地使用手头的工具，包括在屏幕上表达反应时要更加夸张和戏剧化。以前，一个轻微的耸肩、微小的点头或轻声的"嗯嗯"可能足以显示我们在倾听来访者时的状态，但在互动窗口变小的情况下，这些细微的信号很容易被忽视。

治疗师必须调整自己的风格，特别是通过刻意和有意识地利用我们的身体语言、面部表情和动作来持续传达对来访者的回应。我们一直在工作中悄悄地做这件事，但在远程系统中，这变得尤为重要。一些无声的明确提示包括——

- 扬起眉毛：表示惊讶；
- 向前倾身：显示兴趣；
- 手势（竖起或放下大拇指）：表达赞同或反对；

- 摇头或皱眉：表示失望；
- 翻白眼：表示沮丧；
- 耸肩：表达"我不知道""无所谓""我不在乎""算了，你能做什么呢？"。

我们的非言语行为、手势和屏幕上的动作必须根据不同的媒介进行调整；与儿童一起工作时的策略也是如此，游戏治疗一直是其中的核心焦点。例如，水和沙盘游戏等标准工具或一起搭建结构的方式，在远程治疗中可能无法像面对面时那样有效；但许多其他策略，如可视化、讲故事、角色扮演、娃娃、手偶和道具服装，可以在远程治疗会谈中顺畅地运用，并且效果不会明显地减弱（Straus & O'Neil，2020）。总的来说，现在大多数儿童对涉及屏幕的所有活动都很容易适应。

儿童的开放心态和对新技术工具的接受意愿使得在远程环境中与他们合作变得更加容易。这种态度甚至能够支持引入角色扮演和社交辅助机器人，以帮助儿童克服那些通常不能仅通过口头干预就改变的破坏性行为和恐惧（Lyford，2021）。

虚拟是一种新的现实

远程治疗并不是我们所提供的治疗方式中唯一有巨大变化的。几乎每周都有新的技术创新涉及虚拟现实、手机应用程序和其他增强沉浸式体验的工具，通过消息传递或传感器提供治疗师与来访者之间的持续交流。未来可能会出现更多的专业课程、研讨会、工作坊和继续教育，重点在于如何最有效地将这些新技术利用起来，并整合至实际治疗实践中。

想象一下这样的情景：一个女人静静地坐在一把笔直的椅子上，她的拳头握紧，嘴唇紧闭。她专注地盯着桌子上的一颗药丸。她伸出手指，轻轻推开它。几个坐在沙发旁的朋友催促她吞下药丸："快点，它不会伤害你！"

女人交叉双臂，几乎点了点头——只是微小的动作。突然，她在脑海中听到另一个声音，听起来像她的治疗师。"非常好，非常好，"那个声音说，"现在，你在想什么？有什么感觉？"

就在几年前，体验虚拟现实技术需要花费约 3 万美元。而今，只需几百美元，人们就能沉浸在"受控刺激环境"中，体验新的行为和冒险。在这些环境中，人无法分辨真实与虚拟：你的身体真的认为你在用滑翔伞飞行或被蜘蛛覆盖。这些技术正在被用来治疗恐怖症、恐惧、成瘾和创伤，关键在于让人们在激发他们恐惧的场景中练习预防复发的技能。这是一场真正的革命！

研究人员已经用最早的虚拟现实版本进行了数十年的实验，他们指出，虚拟现实的学习效果远远超过传统的口头交流或阅读，因为它能够模拟身临其境的体验，让人更有效地应对现实生活中的挑战。与本文讨论的其他内容类似，治疗师可以远程指导这种治疗，这被认为是医疗保健领域的下一个革命性进展（Spiegel，2020）。

最新的虚拟现实技术突破包括头戴式显示器设备，它允许来访者和治疗师基于自己的外貌与特征创建虚拟形象，然后在虚拟环境中进行会谈（Matsangidou et al.，2020）。初步试验显示，这种物理分离和虚拟形象的使用能够帮助一些来访者感觉更加开放和舒适，减少了因为身体而感到羞耻或受到评判的情况。

尽管这种形式对于希望保持匿名的受众可能具有创新性和吸引力，但习惯于通过面对面交流准确读取行为的专业人士可能会面临一些挑战。然而，这项研究被视为一个示例，展示了可以针对身体形象、肥胖和进食障碍等问题开发的专业治疗方法。

据估计，虚拟现实暴露疗法的全球市场，在未来几年将有超过35%的增长。这并不奇怪，因为苹果、奥克卢斯、谷歌和微软等主要公司正在加速研发其虚拟现实设备，以迎接下一波创新浪潮。虽然大多数计划都集中在娱乐和冒险体验上，但虚拟现实对于治疗来说潜力无限。当然，任何新技术都伴随着风险和挑战；在这种情况下，我们需要更多地了解如何避免制造虚假记忆。此外，与其他新技术一样，这里也存在一些初期挑战，例如：在这种情况下，来访者可能在几分钟后感到困惑，难以继续使用设备。

创新的演变

我们并不完全惊讶于治疗向虚拟形式的过渡，因为这种技术已经存在了60多年，旨在为暴露疗法提供更沉浸式的体验（Wittson et al.，1961）。这些模拟体验的性质从最基础的视频会议发展到现在针对恐怖症、社交焦虑和创伤的虚拟现实技术进展。类似的治疗方法也针对其他疾病进行了专门开发，包括注意缺陷/多动障碍、孤独症、发育障碍和神经认知障碍（Dellazizzo et al.，2020）。

到目前为止，基于虚拟现实的治疗选择的研究一直面临挑战。其中一部分原因是研究设计不完善，缺乏对照组，以及受到研究人员偏见和样本选择的影响。尽管如此，研究的初步结果还是令人印象深刻，虽然它们看上去并不一定优于传统的会谈方式（Dellazizzo et al.，2020）。这些技术非常新颖，我们尚未完全了解如何最有效地评估它们的影响。这也是为什么这些研究的结尾经常表示，需要进一步研究才能得出更确切的结论。

更真实和身临其境的体验在排练新行为时会产生更强大的影响，特别是在个体从创伤中恢复时。与传统治疗方法相比，虚拟现实方法旨在减少焦虑，创造一个安全空间，让来访者可以完成想象的任务（Frewen et al.，2020）。要求来访者想象漫步在一片荒凉的海滩上或穿越红杉树林小径是一回事，而让他们几乎感觉身临其境，则是另一回事。

另一类远程治疗选择内嵌于流行的盈利性在线治疗计划中，用户每月支付费用才能获得访问权限。诸如"谈话空间（Talkspace）""按需医生（Doctor on Demand）"和"更好帮助（BetterHelp）"等许多此类计划提供基于处方的简短、间歇性的咨询服务。它们采用多种沟通方式，包括实时聊天、音频或视频会谈、发消息或虚拟现实。这类似于约会服务，会根据需求和偏好将专业人士与用户配对。这些治疗计划针对特定群体（包括青少年、伴侣、性少数社群或残障人士）提供个性化服务，如个体咨询、团体支持以及精神科和其他远程医疗服务。

未来这一行业的发展充满了不确定性和挑战，与技术快速进步、文化变迁和生活方式改变密切相关。一些治疗师正在重新思考他们的角色，从传统的、在办公室与来访者面对面会谈的个体从业者转变为提供多种与"积极虚拟生态系统"相关联的服务的专业人士。这些生态系统包括多种资源、在线论坛、以计算机为中介的互动、移动应用和增强人工智能（Hanley et al.，2019）。

这带来了一个重要问题：我们的行业将朝什么方向发展？它将受到手册化治疗、算法引导、虚拟化身、人工智能、自我照顾应用程序、定制化药物、致幻剂和在线支持团体的推动吗？或者可能还有一些我们尚未想象到的因素？有人甚至开始思考，我们最终是否会被由人工智能控制的程序取代。目前，智能手表已经能够在人们出现症状之前检测到身体异常和健康问题。那么，在不久的将来，这些设备是否也能够检测出自杀意图或者抑郁和焦虑的早期迹象呢？

有预测认为，有一天我们所有人都可能被机器人替代，因为研究人员认为我们工作中的几乎所有任务都可以自动化进行（Innes & Morrison，2021）。他们将我们的工作流程拆分为几个部分——症状评估、诊断和治疗计划的制订、治疗干预以及效果评估——并发现每一部分都可以编码到人工智能"机器"的程序中。他们警告称，"人工智能海啸"正在地平线上迅速发展，这是由复杂的深度学习算法、大数据获取、先进的预测分析系统以及由于公共卫生危机导致的对非传统心理健康服务的需求激增所推动的结果。

让问题更加复杂的是，专业人士与那些主要关注产品盈利与增长的企业家和科技公司之间天然存在的冲突。请记住，这是一个年产值高达 50 万亿美元的行业！这被视为未来主要挑战的一个焦点，即商业利益与我们行业中"独特且积极回应的人际关系的重要性"之间的冲突（Essig，2019）。

一项研究对所谓的心理治疗应用程序进行了严厉调查，揭示了这些盈利企业提供的营销承诺很少兑现（Fischer，2021）。这些应用程序更像是自助计划、安慰剂、香薰蜡烛或情感发泄的出口，用户被邀请分享内心感受，然后得到看似为每个人量身定制的相当平庸的建议。例如，"更好帮助"等服务在宣传中声称，"心理健康终于变得时尚……但它不仅仅是坐着谈论感受。它可以成为你想要的任何样子"。

这听起来很好，对吗？

我们一直对我们的医学同人心怀羡慕，因为他们拥有各种先进的诊断和治疗工具（如核磁共振扫描、血液检测、X光、机器人手术、药物和疫苗、分诊机器人、感觉植入物、3D生物打印、远程患者监测、无人机投递医疗用品、全球生物银行、可穿戴生物设备和虚拟现实康复等）。而我们除了相对原始的评估工具和我们自身敏锐的心灵，还有什么可以使用的呢？

说到我们对那些拥有诊断和治疗工具的医学界人士的羡慕，对于那些现在越来越多地用于治疗情绪障碍的药物，我们又该怎么看待？长期以来，心理治疗师对精神健康问题和情绪障碍的药物治疗存在一种复杂情感。我们深知由于过度开具抗抑郁药、抗焦虑药，特别是止痛药而引发的滥用问题。当我们接收来自医疗专业人员的转介时，病人往往已经持有处方。这些药物选择确实拯救了许多病人的生命，特别是那些患有严重抑郁症、焦虑症、惊恐障碍等病症的人群。然而（你已经预料到了），最近几年服用阿普唑仑、地西泮和盐酸氟西汀等药物的人数急剧增加。任何去看医生，抱怨感到难过、焦虑、抑郁或生活中遇到持续困扰的病人，可能会很快拿到处方。这是医生的职责，他们不可能只是因为倾听病人而收费。此外，很多人在寻求帮助之前已经尝试用酒精或药物进行自我治疗。

心理治疗领域正在涌现出一些新的创新，旨在通过使用新型药物治疗创伤后应激障碍、焦虑症或难治性抑郁症。目前，有许多试验性研究正在进行，显示出相当引人注目的效果（Krediet et al.，2020；Marseille et al.，2020；Monson et al.，2020）。与之前提到的其他新型治疗方法类似，目前还为时过早，无法全面确定这些疗法的益处和风险。

远程治疗和其他虚拟选项，显然成为那些此前被忽视或排除在外的人群寻求心理健康帮助的解决方案，但单靠这些方法无法解决情感障碍的流行问题。大多数来访者第一次尝试心理治疗时，通常对通过设备与他人交谈的便捷性、可及性和简便性感到满意。尽管这些方法可能看似"简单",但在州和联邦法律对远程医疗选择进行规范,并结合科学研究和技术创新的进展之前,我们不会实现"软件和人类互动的微妙融合"(Resnick,2020)。

远程治疗并不意味着要取代传统的面对面心理治疗,而是为无法面对面出席会谈的人提供一种替代选择。显然,对于某些来访者和特定情况而言,基于距离的治疗并不可行;同时,有些(许多?)从业者仍然更喜欢(并且会一直喜欢)来访者与治疗师在同一物理空间时建立的更深入(或不同)的亲密和关系联结。

嗯,时代正在变化。在线、虚拟、互联网和面对面治疗之间的区别正在逐渐消解,为来访者(取决于其主诉、障碍、偏好、资源、背景、需求和兴趣)和治疗师提供了多样化的选择。这种变化使得我们几乎不可能预测未来我们将如何提供服务。然而,有一件事可以肯定:无论我们以何种方式提供帮助,对熟练、训练有素的心理健康专业人员的市场需求只会大幅增加。

· 第十四章 ·

走向创造力和个人成长

在心理治疗这一行业里，有很多治疗师都曾做过非比寻常的事情来打动来访者。关于米尔顿·埃里克森、卡尔·惠特克和弗里茨·珀尔斯的故事比比皆是，其中不乏他们的一些"绝技"。在珀尔斯的案例中，他会突然拍打一下来访者；在惠特克的案例中，他甚至给来访者喂奶，或者在会谈中睡着；关于埃里克森的创造性干预措施，很多人都书写过，在此无法一一列举。在更近的时期，这一传统在短程治疗和以解决问题为中心的从业者的工作中得以延续，他们采用各种创新方法以打动阻抗较强的来访者。尽管这些有趣的故事和案例吸引着我们，但在很多针对治疗师的培训中，创造力这一技能几乎从未被教授过，甚至没有被讨论过，因为培训的重点似乎更多关乎技能的精确性和可靠性。其他"表演艺术"，如单口喜剧、艺术、音乐剧、舞蹈、辩论和公众演讲等，都将创造力视为其工作的核心，而治疗师通常声称自己只献身于科学的严谨性。

有些作家认为，治疗作为一种职业，完全可以被安置在戏剧艺术学院，而不是教育、卫生、社会工作、医学或人文学院。"在此设置下，治疗师会把他们的技艺说成是专业对话、策略修辞，甚至是互动戏剧的一种流派"（Keeney，1991，p. 1）。事实上，当艾瑞克森疗法治疗师、心理治疗进化论大会创始人杰夫·齐格（Jeff Zeig）希望将自己的临床技能提升到一个新的水平时，他不仅研究了所有最著名的临床工作者的录音，还参加了表演课程，以提高自己在即兴创作、自发性、创造力和创新方面的能力。

将治疗实践视为一门创造性或戏剧性的艺术，当然与将其视为一门应用科学一样有可取之处。如果说科学是心理治疗的大脑，那么创造力就是它的心脏。

创造力是我们直觉的源泉，是带来创新模式的灵活性，也是推动我们产生创新灵感的能量。创造力是使我们每个人具有独特力量和影响力的本质所在。

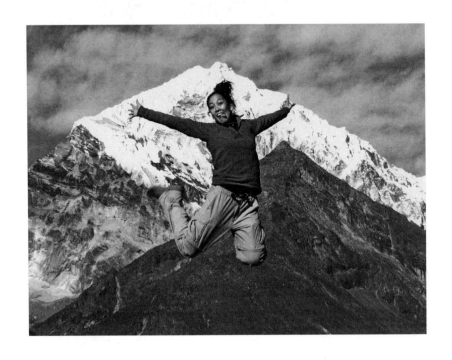

　　治疗师必须具有创造力，因为我们所做的很多事情都是自发的、即兴的；我们会在当下对正在发生的事情做出反应和回应。我们要创造性地组织我们的知识和研究基础，以便能够按需检索各种想法。我们以创造性的方式构思和理解来访者的议题，以创造性的方式调整和完善我们的临床风格，当然还有以创造性的方式处理不可避免出现的僵局。创造力还体现在我们如何保持观点的新颖性，如何保持活力，如何不断成长、学习和提高效率。最后，我们创造性地帮助来访者摆脱僵化的、自我挫败的模式，以不同的方式思考、感受和行动。有时候我们所使用的方式是非常具有独创性的。

　　在创造过程中，一切都会为我们所用，因为顾名思义，它代表着以独特而有意义的方式整合不同的元素。当我们获得重大洞察时，就会消除厌倦、倦怠和其他职业危害。通过一种创新性的程序，我们与来访者分享发现的激情。它成为一种"日常灵丹妙药"，使我们能够抵御自满、懒惰和累积的压力或厌倦（Holm-Hadulla，2020）。

对来访者或治疗师来说，通往新认识的创造性旅程，是一个从熟悉到未知的过程。在这一过程中，我们会从稳定的基础走向困惑、挫折和自我怀疑。鉴于我们是在开辟新天地，或者是在尝试以前未曾尝试过的东西，所以要有创造力是需要勇气，并且冒一定程度的风险的。无论是渐进式发展的一部分，还是令人惊叹的洞察力时期，创造性的突破都是让我们在从事这项工作的过程中最投入的因素之一。

创造的冲动

治疗师是自我实现的人，至少理论上如此。亚伯拉罕·马斯洛雄辩地将这种内在的成长动机与创造冲动联系在一起。他这样描述他的一位研究对象，一位精神科医生和纯粹的临床工作者："这个人对待每一个病人都像对待世界上唯一的一个病人一样，没有专业术语，没有期望，也没有预设，带着纯真和天真，但也带着道家式的智慧。每个病人都是独一无二的人，因此都是一个全新的问题，需要以全新的方式去理解和解决"（Maslow，1968，p.136）。

在治疗师的生活中，个人成长和创造力是同义词。治疗的过程本身就涉及在人们的经历中发现和创造新的意义。我们在工作和生活中都是这样做的。儿童治疗师独自工作，但她从不感到孤独或与世隔绝；相反，她发现孤独更有利于她以自己的方式尝试各种事情。和我采访过的许多治疗师一样，她并不认为自己特别有创造力，但她承认，有时她做的事情可能会让她觉得有点不寻常。"我做治疗的方式总是在变。我在会谈中会使用艺术、音乐、动作或任何当时能打动我的东西。我相信自己这方面的能力。"她还试图在工作中激发创造性精神，并在日常生活中践行这种精神。"我认为我的生活方式很有创意。我很有幽默感。我有时会做很多古怪的事情。我曾在凌晨两点叫醒孩子们去找冰激凌。或者有时候我喜欢做一些疯狂的事情，比如在我丈夫下班回家的时候躲起来，然后跳出来吓他一跳。"

我们为什么会有创造的冲动？最简单粗暴地说，人类最基本的驱动力就是按照自己的形象创造另一个生命，延续我们的基因库。作为一个物种，我们的生存不仅取决于我们后代的持久存续，还取决于我们以富有创造力、多才多艺的方式解决问题的能力。

治疗师的创造力远不止这些。我们的想法通过我们帮助的每一位来访者世代相传。人们可能会忘记他们的杂货店老板、四年级老师或邻居，但他们永远不会忘记他们的治疗师。来访者关于我们的记忆，很可能是一个特别新颖的想法，或者是一个以一种令人难忘的方式呈现出来的熟悉概念。因此，只要治疗师的想法能流传下去，治疗师就会一直存在下去。

抵制创造力

最初，创造性行为往往被视为一种离经叛道的形式。顾名思义，创造性行为往往会超出现有的界限。只要简单回顾一下我们这个领域的历史，就会发现许多贡献最初都曾遭到蔑视和嘲笑。无论是弗洛伊德还是之后出现的任何人，他们新颖或者激进的助人方式都不容易找到持赞同态度的人。

卡尔·罗杰斯曾经同意在美国明尼苏达大学做讲座。明尼苏达大学是 E. G. 威廉姆森（E. G. Williamson）的故乡，而威廉姆森正是建议式心理咨询和指导运动的创始人。当时，除了这种指导式治疗外，其他主流疗法是 B. F. 斯金纳（B. F. Skinner）的行为技术和弗洛伊德的精神分析，这两种疗法作为治疗标准已根深蒂固。罗杰斯或许有些天真，他大胆地涉足这一领域，谈论关注现在而不是过去，强调情感表达而不是行为或思维。罗杰斯写道："我对这次讲座引起的轩然大波完全没有心理准备。我受到了批评。我受到了赞扬。我受到了攻击。我被完全不解的目光注视着。"然而，正是这种争议引起了他的注意，并激励他进一步发展自己的思想："如果说可以说出以来访者为中心的疗法是在哪一天诞生的，这似乎非常荒谬。但我觉得有可能说出那一天，那就是 1940 年 12 月

11 日"（引自 Kirschenbaum，2009，p. 109）。

人们会受到新思想的威胁，因为新思想会挑战他们自以为已经知道的东西。对创造性思维的抵制是常态而非例外。特别是在科学的发展过程中，专业的思想家更喜欢他们思想中的美学和对称，而不是现实中的混乱。对于为什么探险家们早就掌握了必要的技术，却花了那么长的时间才发现并绘制出地理世界，布尔斯坦（Boorstein，1983，p. 86）做出了评论。

> 探索地球、大陆和海洋形状的最大障碍不是无知，而是知识的幻觉。想象力以大胆的笔触，瞬间满足了人们的希望和恐惧，而知识却在缓慢的增长和相互矛盾的见证中前进。村民们自己都害怕登上山顶，却把逝去的亲人安置在难以穿越的山巅之上。

在上一章中，我们简要回顾了伊格纳茨·泽梅尔魏斯的悲惨结局——他是第一个提出医生在手术前用氯化石灰水洗手的重要性的医生，这样洗手的目的是降低尚未发现的细菌的感染风险。他非但没有受到同事们的表彰和奖励，反而被指责他在暗示医生是"凶手"，因为据称他们用手上的所谓细菌杀害了病人。许多其他具有创造力的天才也遭遇了类似的、戏剧化的排斥：哥白尼、伽利略、达尔文、莫扎特和凡·高。这只是某些领域的几个代表人物。在大多数情况下，一个有创造性的想法首先会遭到怀疑和反感。也许这种试用期是有建设性的，因为它可以过滤掉许多毫无价值的怪念头；而那些能够经受住时间考验和同行批评的创新者则会经久不衰。

在治疗中以及在其他地方，创造力常常受到抵制，因为它通常涉及打破现有的规则。我们的文化可能热衷于支持创造性这一理念，但它肯定不会接受一个新的结构，而让旧结构被淘汰。布鲁姆（Bloom，1975）提到，在我们的领域中，创造性行为往往与当前掌权者所建立的结构背道而驰。在新思想被接受之前，难免会出现紧张和冲突。如果你要挺身而出，尝试一些全新的、与众不同的东西，你就必须做好有些人不会喜欢你这样做的心理准备。创造性的创新工作几乎总是有一定风险，因为它们有可能是弊大于利的。

冒险与创造力

初学者因害怕伤害来访者而避免有创意或有风险的行为，这是很符合治疗伦理的。处于职业生涯中期的专业人员也可能会避免有创意或有风险的活动，而选择自己本身就熟悉的、屡试不爽的做法。在这两种情况下，治疗师都会被锁定在一种安全、可预测的工作方式上，而这种方式可能会产生持续（即使并不显著）的治疗结果。

风险与恐惧密不可分。没有损失的可能性，就不可能有收益的可能性——无论一个人对预料之中和意料之外的事情做了多么仔细的预测和准备。冒险意味着有可能犯错，或者至少在做一些未经考验或不熟悉的事情时会有些笨拙。几乎在所有情况下，冒险都意味着打破现状。这也意味着要面对未知的后果。

在治疗中尝试新事物的风险在于，在最初的几次尝试中，存在治疗效果不佳的可能性，而且这种可能性还很大。治疗师有可能迷失方向。然而，正是这样的错误为创造性创新开辟了道路，并往往带来突破（Patrick，2020）。在治疗这种以谈话为主要载体的工作中，无论事先做了多少计划，都不可避免地会出现无脚本和即兴的情况。

在参加完一个工作坊或阅读完一本新书之后，我们一开始往往会对应用某种新理念感到兴奋。在头几次实践所学到的东西时，我们会感觉很刻意。经过一段时间，我们就能把方法融入自己的风格中，而且操作会慢慢变得愈发顺畅。在最后一个阶段，我们能够将技巧内化，使其成为自己的一部分。

做治疗的过程唤醒了我们作为探索者的意识。我们教导他人探索未知领域、学习新技能，并在承受最大压力的情况下运用这些技能。我们教导他人了解自己的极限和能力。我们帮助他人在可控范围内冒险，并希望能帮助来访者预见风险事件中的大部分危险。

要让成功具有任何意义，就不能回避风险，也就是失败或损失的可能性。

情感上的风险包括诚实和自发地表达情感、承认恐惧或表白爱意。放弃控制、做你自己，或以独特的方式尝试从未尝试过的事情，这些会带来成长的事情都是伴随着风险的。处理脆弱、嫉妒和信任的议题，是亲密关系中需要承担的风险。获得自主性的风险包括摆脱依赖，并承担更多责任。改变的风险在于打破旧有的规则、模式和习惯，进入一个自己未知的世界。

在治疗行业中，有些惯例被认为是神圣不可侵犯的：例如，50 分钟一次的治疗时间，还有治疗师和来访者的互动只能在治疗室中坐着进行。尽管并没有特别令人信服的证据表明这些因素必须得到遵循。其实说白了，这些惯例更多的是为了治疗师的方便，而不是为了更好的治疗效果。雅克·拉康（Jacques Lacan）曾提出，治疗时间只能是来访者当天实际需要的时间，因此治疗时间需要每次治疗前评估。这引起了很大争议。拉康拒绝接受预约，而要求想见他的人到他的候诊室来。然后，他会根据问题的性质和来访者当天进行深度治疗的意愿，确定来访者是只需要 5 分钟还是 2 小时。

改变治疗的形式、结构或者背景，如果超出了人们对标准治疗的通常预期，无疑是有风险的。然而，一些治疗师在突破这些界限的同时，仍然小心翼翼地关注着任何潜在的伦理违规或越界的后果。一项调查研究了那些带来访者做实地考察或在办公室外进行会谈的治疗师，哪怕他们只是去散散步（Revell & McLeod，2016）。这种活动是否会增加治疗关系中可能出现的不当行为或误解的风险？有可能。但这项研究也提供了这样做的不少好处：有助于打破僵局、改善关系、建立更深厚的信任和亲密关系、促进更开放的态度以及创造整体幸福感。同样（也许并不令人惊讶），治疗师们也非常喜欢这类治疗，因为它可以改变节奏，使他们的工作更加丰富多彩，振奋精神，并能减轻压力和倦怠。此外，我们可以从治疗师们关于户外治疗的自我报告中发现，许多治疗师相当一致地表示，他们很容易集中精力，专注于谈话，且不会感到分心。甚至有人说，在这些"散步和谈话"期间，他们做了自认为是职业生涯中最好的一些治疗工作。

尽管如此，任何创造性或创新性的工作，如果目前没有得到广泛应用或实证检验，都会存在风险。然而，我们都会发现自己处于这样一种境况中，即我们运用自己的最佳判断力，进行一次信念的飞跃，确信（希望）我们这样做是为了来访者的最大利益，而不是为了自己的方便和偏好。我们的直觉，或者说冲动，引导我们尝试一些从未做过的事情，但其实我们自己也完全不确定会发生什么。

我家里有一间办公室，我偶尔会在那里会见来访者。而有一次，我的房子正在装修，所以我通知了一个预约好的来访者（他也是个治疗师），告诉他我们可以以后再约时间，或者直接去附近的一家咖啡店（咖啡店后面有一个私人房间）。提出这个建议让我感到有些不安，但来访者欣然同意了，于是我们就出发了。在散步的过程中，我看得出我们都对这种新颖的安排感到尴尬，但气氛很快就缓和下来，最后我们聊起了以前从未聊过的话题。第二周，工程还没有完工，于是我提出了另一个选择——坐在我们家的后庭院里，因为我仍然对去公共场所感到不安。这次会谈在很多方面都具有开创性。但在这两次截然不同的对话中，最让我印象深刻的是，我们几乎都能完美地回忆起当时所说的每一句话，而且一旦我们恢复正常的会谈结构，就会经常提到"咖啡馆对话"或"庭院对话"。这让我想到，如果我们工作的目标是创造新颖的互动体验，那种能产生持久变化的体验，那么我们偶尔做些改变以保持新鲜和刺激，不是更好吗？

我并不是要特别提倡在办公室外或通过远程治疗进行会谈，只是想鼓励大家思考，在不危及来访者的安全和福祉的前提下，我们可以采取哪些更具创新性、创造性和实验性的方法。这远不止于在会谈中尝试一些新的想法，还意味着采取一种勇敢面对未知、测试创新想法和尝试突破的立场。这可能会让一切变得不同。

那么，我们究竟该如何做呢？我们如何与来访者和自己进行建设性的冒险，以激发更大的创造力，同时不造成伤害呢？

这一切都始于不断质疑我们的所作所为以及我们为何做出这样的选择。这意味着我们要尊重自己独特的风格和存在方式，不仅要尊重我们头脑中来自以前的导师、前辈和督导师的所有声音，也要让这些声音安静下来，因为这些声音可能直接与我们在自己的思考中发现的完全新颖和独特的东西相矛盾。这意味着我们要超越那些大师，超越那些我们模仿和效仿的人物，从而找到自己独特的治疗声音。发展这种标志性的、个性化的创造性实践风格的秘诀，在于允许自己挑战现状，打破已经变得过于舒适的习惯和常规。在某种程度上，这就是让治疗师变得真正卓越的关键：找到并尊重自己独特的声音。

创造性地解决问题

在某种程度上，我们的工作就是帮助他人解决问题；即使不能解决问题，至少也要学会更好地理解问题，并与问题共存。因为当来访者第一次联系我们时，他们很可能已经用尽了大多数显而易见的解决方案，并尝试了他们或其他人所能想到的一切，所以我们的任务往往是帮助他们考虑更具创造性的方案。

用创造性的方式解决问题的一些最佳范例来自家庭治疗师，他们试图打破来访者家庭中僵化的权力等级制度和任何难以被干预的恶性循环。一些具体做法是：（1）找到新的方法，从他们认为无望的情况中解脱；（2）采用多种模式和方法；（3）获取意想不到和未知的资源；（4）接受家庭问题固有的复杂性和矛盾性；（5）以灵活的方式解决冲突；（6）质疑一切，质疑为什么要这样做事情；（7）跳出传统的思维定式，跳出所谓的合适范围；（8）随性而为，即兴做事；（9）在互动中拥抱幽默和趣味；（10）相信直觉和逻辑。创新和实验是这些战略性尝试的标志，它们依靠奇特、新颖，有时甚至是滑稽的手段来让困难来访者做出改变。

这种想法最基本、最简单的形式就体现在我们向来访者提出问题的方式上（McCarthy et al.，2020）。我们都会陷入常规和熟悉的习惯中。我们有自己精练、标准的评估方法，有自己喜欢的问题和提示语，它们旨在收集信息并帮助我们做诊断。特别是对于初学者来说，这可能会变得相当严格和刻板，就好像初始访谈程序是按照精神状态检查的公式进行的一样。在早期培训中，我们会教实习生和学生区分"开放式"问题（"你能从中得出什么意义？"）和"封闭式"

提示语（"你能理解这句话的意思吗？"）。尽管提这些问题的时机、频率以及问题的焦点至关重要，但创造性的提问方式也同样重要。

我们可以把这种单一、简单的提问技巧根据不同的目标，以不同的、创造性的方式构建起来，打造一种提问的艺术。

> 温馨提示："我要问几个你可能会觉得奇怪或不舒服的问题。"
>
> 打破僵局："如果你确实知道答案呢？"
>
> 存在主义："什么能让你当前的人生更有意义？"
>
> 头脑风暴："有哪些疯狂的选择是你还没有考虑过，而且可能无论如何都行不通的？"
>
> 好奇心："我想知道，在你说自己很长时间'伤痕累累'的那段漫长的时期，你是怎么熬过来的呢？"
>
> 正念："你的身体现在有什么感受？"
>
> 开启新对话："有什么其他特别重要的事情，是我们还没聊到的？"

这些例子都强调了一旦我们打破常规、习惯和熟悉感，我们就可以做出的一些创造性的选择。当然，仅仅为了改变而改变或者因为我们对常规感到厌倦而改变，与因为我们感到困顿、需要发现其他方法而做出改变，是不一样的。

当直觉和创造力与从美国文化中自然而然继承而来的经验主义、哲学探究和对科学方法论的严格应用相结合时，我们就拥有了一个既有创造性又谨慎、既激进又负责任的过程。如前所述，来访者只有在用尽了更传统、更明显的解决问题的策略之后，才会来找我们。他们发现，药物并不总能长期奏效，而责怪他人或希望问题神奇地消失也是行不通的。躲在被子里感觉很安全，直到他们不得不换床单。面对无处可去、所有其他选择都被排除的情况，他们已经感到被击垮了。很明显，治疗方法会在来访者尚未尝试过的方法中找到，或者在非常困难的情况下，在其他治疗师尚未发现的方法中找到。

在一次地震后的创伤工作中，一位女性带着一只瘫痪的手找到我。她说这只手已完全不能动弹，没有任何知觉。我们的外科医生已经对她进行了检查，没有发现任何器质性病变。当我问她已经尝试了哪些方法来修复她的手时，她重复了一长串村里其他人向她建议的方法，但都没有任何效果。

由于她声称自己实际上并没有被坠落的瓦砾砸伤，我问她是怎么弄"断"了一只手的。她告诉我，在周围的建筑物被冲击波击倒的那一刻，她抓住母亲的手，让她们俩在地面来回摇晃时能够稳住。从那可怕的一刻起，她的手就不听使唤了。

"嗯。"我喃喃自语，不知道该跟这位女性说什么。这就像是弗洛伊德最早的歇斯底里病例，即某人因某种创伤而出现躯体化症状。我一直把这种病例当作"童话故事"看待，以至于在现实生活中遇到这种情况的时候，我完全不知道该如何处理。考虑到我们在语言沟通上已经存在困难、她极度焦虑并坚持认为问题很可能是天意造成的，我在工作中尝试过的任何方法在这种情况下都不会有什么效果。于是，我把一切都抛到了九霄云外，看看会有什么办法能帮到我。在我还没来得及考虑这件事会有多离奇之前，我就回忆起萨满可能会对此来访者采取的灵性干预措施，并对那位女性做出了如下指示："在接下来的三天三夜里，我要你的母亲在你的手上涂抹温热的油，慢慢按摩每个部位。我还希望你每天晚上吃一颗我给你的药丸，这也会有很大帮助。"然后，我隆重地递给她三片阿司匹林。

这种相当奇怪的干预是否达到了预期效果，治好了她的"断"手？我不知道，因为我们必须前往下一个村庄，那里还有数百人需要医学和创伤治疗。出于无奈，我不得不想出一种干预方法。从理论上讲，这种方法可能真的没有什么意义。但对来访者来说，这也许是一种解决问题的可行方法。

创造性思维

尽管人们普遍认为创造力是一种与生俱来的特质，要么有、要么没有，但从功能上，它可以被视为我们每天以各种方式参与的一种心理过程。在大多数情况下，创造力并不代表什么重大的创新或突破，它只是对以前尝试过的东西进行改编；在治疗方面，创造力几乎总是一种合作性的伙伴关系。

威克（Wicker，1985）在一篇为研究人员撰写的文章中提出了一些建议，关于如何摆脱概念上的桎梏和思维上的克隆倾向。他的建议同样适用于培养治疗师的创造力。

- 通过探索不同寻常的隐喻，采取一种幽默的、异想天开的态度。
- 不断调整对运行原则的假设，尤其是那些你认为最神圣、不可改变的假设。
- 通过提高对工作中的隐含过程的认识，尝试揭露隐藏的假设。

治疗师大部分时间都在发挥侦探的作用。首先，她试图弄清来访者认为自己犯下的"罪行"是什么，以至于严重到需要遭受各种症状作为惩罚。她与"嫌疑人"面谈，重建现场，并仔细收集"证据"。她就症状出现的方式与原因提出动机和假设。她推断出一种"作案手法"，一种"犯罪特征"，一种使当前症状符合来访者特征风格的模式。她会温和地"审问"来访者，挤出一份"供词"来消除来访者继续自我惩罚的需要。在这些活动中，治疗师愿意进入来访者的世界，筛选所有可用信息，最后将事件联系起来并直观地解释其意义，这往往有助于解决或减轻问题。要完成这些任务，治疗师必须是一个富有创造力的侦探，必须能够透过显而易见的事物，看到来访者行为中隐藏的，且往往是伪装的、微妙的线索。

在治疗实践中发挥创造性思维的作用，拓展了我们看待工作和目标的方式。通常情况下，治疗结果都是用医学语言来定义的（例如，衡量症状的减轻程度、疾病的严重程度、基线变化程度或偏离正常值的程度），尽管我们所做的很多工作远远超出了单纯的问题解决和症状治疗。我们的许多来访者都在追求成长和学习。他们努力促进人格发展、优化功能、提高幸福感，当然也包括创造性的表达。尽管这样的结果很少出现在治疗计划或病例记录中，但它们可以被视为几乎所有方法的共同因素之一（Holm-Hadulla，2020）。

创造性思考和实践

对创造性同样至关重要的是，我们要对自己的一言一行所产生的具体影响保持敏感并做出回应，也要对自己的选择、决定和行为的性质做更多的反思。这就意味着我们要认真、诚实地评估自身的局限性和弱点，并不断征求来访者的反馈意见，以了解事情进展得如何，哪些方式最有效，以及哪些是无效的。

"刻意练习"（Clements-Hickman & Reese，2020；Miller & Rousmaniere，2014）是促进我们个人和职业发展的最有力的过程之一。这包括系统地识别那些最具创造力、最专业的实践者的行为、技能和做法，他们成功地超越了"仅仅是胜任"的状态，达到了非凡的水平。我们的想法是满怀激情地投入终身成长和创新中——主要是在我们的人际交往技能和共情回应的能力方面。一个好消息与我们工作中蕴含的重要主题有关，即我们在专业领域所学到的几乎所有知识、智慧、技能和创造性潜能，都能提高我们在日常生活所有其他领域的运作能力。我们在应对来访者时变得更加灵活和创新的所有方式，都会在维持和发展其他关系方面带来类似的潜力。我们对人性、幸福、自我照顾和有意义的生活的一切理解，在应用于我们自身时也同样有效。

如果这还远远不够，那么我们在艺术、音乐、舞蹈、写作、公开演讲、烹饪、体育或个人生活里的任何其他活动中的所有创造性追求和兴趣，都会鼓励我们在会谈中运用这种精神。那些最具韧性和创造力的治疗师似乎也能更好地抵御我们之前提到的耗竭和职业倦怠（Hou & Skovholt，2019）。他们对自身的成长与创造性潜能有着永不满足的渴望和兴趣，总在为独特的自我表达寻求出路。他们在反思天性的驱使下，以永不满足的好奇心对抗自满情绪，试图弄清正在发生什么，以及如何能做得更好，从而推动事情朝着富有成效的方向发展。

这种创造性实践可以有多种形式，但通常包括以下立场。

承认迷失方向

在发明新东西之前，你首先必须愿意承认，你已经没有可用的选择了。你已经穷尽了你所知道的一切，重复了你所喜欢的方法；现在你意识到，你将不得不通过尝试一些你（或者任何人）从未尝试过的东西来找到走出迷宫的方法。这种感觉既让人兴奋，有时又让人害怕。

质疑曾经珍视的假设和传统智慧

大多数人都会做出特定的选择，遵循约定俗成的习惯，并以特定的方式行事，因为他们一直都是这样做的。我们陷入了陈规之中，这些陈规毫不费力地指导着我们工作和生活的方式。我们开车走同样的路线去熟悉的地方。我们从菜单上点同样的东西，用同样的方式准备饭菜。进行治疗时，我们坐在同一个地方，以同样的方式开始治疗，尽我们所能保持稳定、可预测性和同一性。我们很少质疑为什么要这样做，为什么不能对我们的程序进行调整，甚至彻底改变那个程序。我们的目标往往是给来访者带来新的变化，提供新颖、难忘的学习体验，那么为什么不能让参与者每次都坐在不同的位置上呢？或者更好的办法是，为什么不重新布置家具，甚至重新安排每次治疗的地点呢？我们有无数种方法可以改变我们所做的事情，不是为了改变而改变，而是为了让来访者保持警觉和参与感。毕竟，当记忆和体验被认为是独特、不同和有趣的时候，它们往往更有可能长久地留存下来：在进化过程中，我们的大脑会以同样的方式更仔细、更有意地关注我们以前从未接触过的事物。

拥抱神秘和困惑

心理治疗通常被描述为一种帮助来访者更好地理解其生活的行当。我们都在促进理解和洞察力，并寻找或创造意义。然而，在世界各地的其他文化传统中，大多数治疗师都将自己的工作视为对生命奥秘的尊重；相比于理解事物，他们更倾向于有意识、有策略地做出令人困惑的事情（Keeney，2009，2021；

Kottler et al., 2004）。他们的目标是关闭分析型大脑，转而拥抱直接经验及其所有的不确定性、困惑和力量。因此，治疗任务和磨难的设计并不是从当前问题的逻辑出发，而是从直觉和切身感觉出发。

一位有自尊心的萨满会告诉你，相比于阅读这些关于创造力的文字，你更应该做的是（请随意遵循这些指示）：（1）从这本书中撕下这一页；（2）在这一页的空白处写下你读到这里时自由地联想到的词语和意象；（3）小心地将这页纸对折，然后再对折；（4）将对折好的纸片放在枕套和枕头之间；（5）睡觉时将这页纸放在枕头下，让自己梦到这一步骤所激发的任何事情；（6）不要试图理解你所做的梦，只要跟随它们就好，不管它们会把你引向何方。

好吧，也许我把你弄晕了。但我想说的是，创造力往往涉及做一些旨在尊重神秘和困惑的事情，而不是总是试图通过提供虚幻的理解来消除它们。这不仅有助于来访者，也有助于我们自己提高对模糊性、复杂性和困惑的容忍度。这也许正是生活的意义所在。确定性是一种假象。正如我们在最近这个后真相时代所了解到的，即使是"事实"也会引起争论和冲突。

认知灵活性和流畅性

大多数关于创造力的研究都将这一过程定义为尽可能多地产生多种问题解决方案的能力。来访者很快就会意识到，他们手头上处理问题的方案越多，他们就越有力量。治疗实践也是如此：我们看待问题的方式越多，就越能灵活地从多个角度解决问题。这就是用不同的方式重构看似棘手的问题，从而找到更具创造性的解决方案的精髓所在。此外，从某些以解决问题为中心的疗法中得到的教训是，如果你尝试了某件事情，但没有奏效，那就尝试其他的事情——你已经在做的事情以外的任何事情。这是我们试图传达给来访者的东西，但我们在自己的行为中没有经常加以实践。有时，我们在会谈中做了一些事情——挑战、面质、解释、说明，但来访者的反应并不如预期，甚至退缩、争吵或反击我们。那么我们该怎么办呢？再次尝试同样的干预措施，但这次要更加强硬。当这一招也不管用时，我们非但不会退缩，反而会继续加大力度。

打破常规思维

这是对创造力的常见描述，但当我们置身其中时，有时很难想象这种思维。在我们对治疗大师进行的关于他们最具创造力的突破的访谈中（Kottler & Carlson，2009），有几个例子很能说明这种现象。艾瑞克森派治疗师迈克尔·亚普克（Michael Yapko）描述了他是如何要求来访者给他一百万美元的，他以此证明一味地向某人索要他永远不会给的东西是多么不现实——在这个案例中，这样东西是来自父亲的认可。叙事治疗师史蒂夫·马迪根（Steve Madigan）讲述了他与一位住院病人合作的方式，这位病人因为小女儿的去世而悲痛欲绝。马迪根召集了病人所有的亲朋好友，发起了一场写信支持的运动。女性主义治疗师劳拉·布朗（Laura Brown）听到一位来访者说她感觉自己被困在一个盒子里，于是安排了几次会谈，让来访者坐在一个巨大的盒子里；当她感觉准备好时，终于有了突破。研究者斯科特·米勒（Scott Miller）提到过一个案例。在这个案例中，他假装自己是西尔维斯特·史泰龙（Sylvester Stallone），以质疑来访者坚持自己其实是兰博（Rambo）的说法。在这些案例和许多其他案例中，治疗师们尝试了以前无法想象的事情；他们被鼓励尝试以前从未考虑过的新策略。他们这样做并不是为了自娱自乐，而是因为之前已经尝试过其他所有方法，但收效甚微。

不确定性和模糊性

顾名思义，创造性意味着我们在未知的环境中工作，没有熟悉的地标或向导。我们越是学会提高对这种不确定性的容忍度，我们就越有可能在与来访者的合作中愿意并能够到新的地方去。如果我们完全接受并承认，在我们的工作中，很多时候我们都是在胡编乱造，那么要做到这一点就容易得多。当然，这是以培训、经验和证据为依据的，但尽管如此，我们仍然很难确定，我们目前所做的事情一定不会被其他不同的、更好的事情取代。

一位心理咨询师描述了她是如何在这种不知道自己工作的真正影响的情况

下，仍然坚持不懈地尽自己所能发挥创造力的。她认为自己很幸运（在某种程度上），因为她实际上和寄宿学校的学生来访者住在一起，所以她可以在他们的自然环境中与他们聊天，并了解他们生活中其他途径所无法获知的各种事情。"就像被一百多位老师包围着一样。这里的环境非常适合以合作性、体验性和创造性的方式工作。我可以在独木舟上、海滩上、篝火旁工作。我还能见到他们的家人和朋友。"

虽然她很享受选择的多样性，但她仍然承认，很难说自己是否真正改变了他们的生活。"每当他们中的一个人磕磕绊绊时，我就会担心我为他们做得还不够，所以有时我会回到传统的认知策略上。我不再相信这个过程，或者变得懒惰或害怕。"她承认这几乎总是适得其反。"情绪升级，固执己见，信任丧失。即使正式的干预措施能够顺利开展，但一两天内又会出现新的危机。因此，我从来没有完成感、效能感或认可感。我知道成长掌握在来访者手中，所以我可能永远无法获得一种胜任感或平衡感。这种失衡的感觉一直在徘徊。"

很有可能，超一流治疗师在会谈中所做的一切并不重要，重要的是他们在两次会谈之间花费的所有反思时间和精力，对他们的病例所做的创造性的思考（Miller et al.，2007）。因此，如果目标是提高创造力，方法之一就是努力实现这个目标，并将其作为生活和工作中的重中之重。这不仅适用于临床实践，也适用于利用我们的技能为更广阔的世界做出贡献。

关于智慧和创造力

创造力通常是一种学习或发展出来的特质或行为，而许多哲学家都还在尝试界定智慧的本质，更不用说它的特定属性了。一个人可以有智慧，但没有表现出创造性思维；同样，一个人也可以表现出创造性的行为，但没有在这些行为发挥作用的方式中展现出智慧。

做治疗师既是一种工作或职业，也是一种生活方式的选择。它意味着一生致力于追求智慧，尤其是可以传授给他人的实用智慧。虽然智慧通常与经验丰富或年长有关，但有许多其他方面也被认为是智慧的组成部分。睿智的长者和治疗师对自己积累的经验有着更细致入微的观察，能够以某种清晰和远见认识到个体的生存模式及人与人之间微妙的差异。他们既能表现出高度的情绪调节能力，又能容忍个体差异和文化差异。他们对生活的优先次序有着深刻的理解，但也能以信心和谦逊的态度面对生存的绝望。

这种对智慧的描述实际上是年长、更成熟的从业者展现其创造力的方式。独创性通常与年轻人的活力和激情联系在一起，然而，更年长的治疗师依靠自己的特色优势，而不是纠结于与年龄有关的丧失——这些丧失可能在某些方面使日常工作更具挑战性——从而做出自己的创新贡献。对于更年长的治疗师来说，这意味着记忆功能可能受到影响或精力下降，但同时意味着他们拥有更丰富的生活经历和更"混乱"的头脑——如果经常采用几种内部策略（其中第一种策略包括大量的白日梦），就会产生非凡的创造性行为。事实证明，创造性思维需要闲暇时间，以便让思绪以无纪律、无组织的方式漫游。我们必须给自己时间、空间和许可，让自己坐下来或四处走走，除了让自己的想法和感受随心所欲地游荡之外，别无目的。

尽管促进创造性思维和行动的行为通常显著缺乏结构，但这必须与一定程度的仔细的批判性分析相结合——分析我们所注意到、观察到和感受到的正在发生的事情。由于我们所接受的培训性质，我们非常适合进行这样的细致观察和分析：还有谁比治疗师更有资格和经验去弄清行为的意义和生活中最具挑战性的问题的细微之处呢？

创造力通常是通过在任何情况下或可能性中寻找"积极的一面"，以及寻找可能有用的学习经验或教训激发出来的。这也是许多资深治疗师宁愿将所谓的失败视为有价值的反馈（而不是其他东西）的一个原因，因为这些反馈能够告诉他们需要改变或调整的地方。随着年龄的增长，人们会接受自己的局限并认清不切实际的期望，这有助于将一些新颖的想法以非常实用和现实的方式加以应用。但任何具有不确定结果的新策略或实验性策略仍然存在一定的风险。

埃里克·埃里克森和琼·埃里克森（Erik and Joan Erikson，1998）在他们的著作中，用优美的文字描述了与晚年成熟相关的智慧和创造精神。这种精神是由生成性（generativity）的发展阶段驱动的。在世界上大多数文化中（西方国家除外），长者被赋予地位并受到尊敬，不仅因为他们在生活中取得了成就，还因为他们在社区中充当指导者和智者的角色。长者愿意在晚年奉献自己，利用他们所学到的知识指导和引领下一代。

随着治疗师年纪渐长并获得"资深地位"，他们中的许多人发现自己渴望将所知和所理解的事情应用在习以为常的心理治疗领域之外的场景中。随着时间的流逝和老龄化的钟声不断敲响，他们可能感到有责任在更大或至少不同的范围内产生影响。和单独与一个人工作1小时相比，投入时间来促进一个群体、组织或社区内的系统性变化是完全不同的事情。这是我们所提到的治疗师通过定期自我重塑保持活力、创造力和专业投入的方式之一。尤其是那些临床医生，他们超越传统会谈的限制，在其他环境中"行善"。

关于治疗师在拥护边缘化群体与受压迫者，以及推动社会正义议程方面的角色和责任，有很多讨论，实际行动却少得多。大多数治疗师因日常工作繁忙而感到不堪重负，他们很难找到时间（更不用说机会）在更系统的层面上进行创造性的干预。但其实，治疗师越来越多地参与社区和世界事务，并发现这是他们生活中最大的满足感来源之一。玛丽·皮弗提到，有些时候她对解决某些环境或社会问题的无望感到如此绝望，以至于她时常觉得头痛和心痛。她说："于是我决定开始行动，因为行动总是能把我从绝望中拉出来。"这种认识促使她利用自己的治疗和领导技能来动员社群成员并促进改变。

治疗师们正在重新定义自己的角色，从一个关心社群的公民的身份开始探索。这就是阿尔弗雷德·阿德勒首次提到的"社会兴趣（social interest）"，即专业人士致力于使其所在社群与更广阔的世界对受压迫和边缘化群体的需求做出更积极的回应。因此，创造性的能量被引向全球人权的彻底变革，并成为系统性改变的催化剂。这不是空谈，而是严肃而持续的行动，以解决贫困、匮乏、不平等、种族主义、压迫、暴力、大屠杀、饥饿、虐待和灾难等问题。

创造力和技术创新

我们恰好生活在一个由政治运动、健康危机、文化变迁和以空前速度发展的技术引发的巨大动荡时期，有时这些变化让人感到迷茫和不知所措。十年前谁能预见我们的领域会变成现在的样子？谁又能准确预测未来十年会是什么样子呢？

尽管我们可能会觉得突然发生的变化有时令人恼火、不便且疲惫不堪，但由于移动设备扩展了人们的选择，创造性的选择也开始激增。考虑到存在成千上万的用于心理健康治疗与干预的应用程序和软件，数百万人现在通过这些盈利性系统接受针对情绪失调的照料。令人担忧的是，当这些公司的主要动机是赚钱时，其产品并没有明确而可靠的可信度来源。然而，这些工具的潜力和创造性好处可以被治疗师恰当地利用，以扩展我们的影响范围，减轻来访者的负担，鼓励他们在会谈之间做一些工作，并追踪进展（Pappas，2020）。这都非常有用，但不幸的是，使用这些工具的主要是白人女性，而不是那些通常无法获得治疗的人（Schueller et al.，2019）。

治疗师在工作中如何利用这些"唾手可及"的软件加强甚至取代定期治疗，其实会涉及严重的隐私问题。用户最私密的个人隐私将如何处理？事实证明，这些软件公司中有四分之三会与谷歌、脸书（Facebook）、油管（YouTube）及其他公司分享数据以获取报酬（Huckvale et al.，2019）。尽管有这些挑战和顾虑，但这仍然会激发一场即将到来的、创造性的革命。这将极大地改变现状，为更多创造性选项提供可能。

正如之前的讨论集中于技术将如何扩展我们的创造性选择，我们还回顾了化学突破的潜力，这些突破可以启动发展滞后的治疗。十年前，谁能想象心理健康专业人士会开具新型药物作为辅助治疗手段呢？这些药物在早期实验阶段就一直与创造力联系在一起，但直到最近，美国食品药品监督管理局才批准了数百项试验，称这些药物为创伤后应激障碍和对传统治疗无反应的重度抑郁症等病症的"突破性疗法"（Reiff et al.，2020）。

当然，药物、软件、治疗项目、虚拟现实和其他技术都只是工具，目的是让我们的会谈工作更加有效。归根结底，高质量的治疗关系可能永远是我们最重要的资源。无论是面对面治疗，还是远程、通过移动设备或虚拟形象进行会谈，高质量的治疗关系都能强化我们所做的一切。

将治疗作为一项创造性事业

在实践治疗时，似乎常常存在两种对立的观点。一种方法强调干预的可靠性和一致性。一些人认为，为了尽量减少偶然变量并最大化治疗师的有意识性，治疗师能够重复他们所做的事情是至关重要的。当你找到一种有效的方法——特定的逸事或比喻、一种结构或干预措施，或者一种解释或技术——你应该反复使用它，因为它的效果已被证明。不这样做就是剥夺了来访者获益于一种经过实证验证的治疗方法的机会。

在较小的范围内，我们可能倾向于依赖那些我们随着时间打磨出来的相同的逸事、例子和表达方式。当来访者抱怨"我没有任何好转"，一个标准且可靠的回应可能是："那么治疗一定是有效的，因为它让你感到不舒服，从而更有动力改变。"依赖这种经过充分验证的回应可能会一直有效，但随着时间的推移，使用它的治疗师可能开始感觉自己像一个程序化的机器人，对按下的任何按钮都吐出一个预设的答案。

一些敬业且非常成功的治疗师不介意告诉来访者他们之前已经告诉过其他一百个来访者的内容，代价是牺牲自己在自发的变化过程中保持的新鲜感。一位临床工作者解释了他在治疗公式中保持一致性的理由："听着，我花了很长时间来完善我最喜欢的比喻。我没有权利为了自己开心而用尚未验证的例子来替换它们。当然，我厌倦了对所有来访者说同样的话，但这就是我拿薪水该做的事情。"

另一种观点将每次治疗会谈视为一件独特的杰作。它可能（并且很可能会）

包含与许多其他同风格的艺术作品相同的元素。同样的主题不断重复。即使来访者的个人历史和治疗师的特征风格各异，变化的过程通常也会遵循一个可预测的模式。这样的临床工作者尝试在每次会谈中真实地传达她的能量，以个性化的感染力创造每一件治疗艺术作品。用一位从业者的话来说就是："我有一条规则，就是永远不要重复自己，或者至少不以我之前表达的确切方式重复。即使我不改变故事，我也会用不同的方式讲述它，或者更具体地将它与特定来访者的生活联系起来。"

这听起来需要很多额外的工作，但她无法摆脱的幻想是，有一天她的来访者们可能会以某种方式相遇，并比较一下她对他们说了什么。"他们可能会发现我告诉过他们同样的事情，这让我无法忍受。时刻保持警惕并想出新的传达方式对我来说更加困难，但这是值得的：我总是在学习和进步。而且我从不感到无聊。"

治疗实践确实可以是一种对创造力的锻炼——尤其是在我们运用语言的方式上。我们是剧作家，因为我们会即兴创作并指导对话，扮演着抚养者、权威人物，或者来访者生活中的角色。我们是诗人，因为我们创造形象和比喻来阐明观念。多年来，大多数从业者在脑海中都积累了一个藏有精彩的助人故事和治疗逸事的图书馆。这些故事可能是借来的，也可能是自己编造的。这代表着从业者一生工作的总结。随着年岁渐长，我们做得很好的一件事情就是收集那些可能在以后的会谈中有用的东西。

考虑到创造力本质上是发现一种连接多个平面的类比，治疗师是第一流的原创思想家。我们用幽默和模仿来化解与来访者之间的紧张关系，以一种威胁性较小的方式面质来访者，或者讨论一些禁忌话题，而这些话题可能难以从更直接的角度切入。幽默的逸事或双关语可能蕴含着重要的洞察，来访者可能会先是一笑了之，然后才会思考其中包含的痛苦真相。

我们知道，笑本身具有宣泄的价值。治疗师偶尔扮演宫廷小丑的角色，试图从绝望的僵硬表情中哄出一个微笑，而这只是幽默在会谈中的一种应用方式。凯斯勒（Koestler，1964，pp. 91-92）认为，幽默是创造性思维如何发挥作用的最佳例证。

　　富有幽默感的人要想出奇制胜，就必须具备一定的独创性——打破思维定式的能力。漫画家、讽刺作家、无厘头幽默作家，甚至是挠痒痒专家，每个人都在不止一个层面上工作。无论他的目的是传达社会信息，还是仅仅是娱乐，他都必须通过不相容矩阵的碰撞提供精神刺激。

前面的幽默理论也可以是对治疗本身的描述：帮助人们打破陈规陋习，提供精神刺激，尤其是鼓励多层次的思考。在这种常规治疗中，治疗师是一位卓越的学者和独创性的实践者。每一位来访者都会向我们展示她对令人不安的危机或无解的严重问题的看法。因为我们有能力从多个层面看待任何行为，所以我们不会像来访者一样感到困顿。我们可以从另一个角度重新审视问题，改变问题的形态，使其更容易得到解决。通常情况下，这种从不同角度看待同一个老问题的简单方法本身就足以提供立竿见影的缓解效果。

治疗师的思维和行为在其他方面也体现出独创性。当我们静下心来思考可能催生创造性行为的条件时，我们就会意识到，我们正在描述的是治疗体验的全部魅力：宽容、没有外部批评、对新体验的开放态度、对新事物的接受、对内部控制和个人自主性的强调、灵活的问题解决、认知与情感维度的整合，以及心理上的安全和支持。来访者和治疗师在一个旨在促进最大限度的创造性思维的设置下互动。双方都允许对方尝试新的想法和解决问题的新方法。治疗师鼓励来访者考虑以不同寻常的方式看待自己的生活、目标以及实现目标的方法。当来访者试图超越之前定义的限制和选择时，治疗师正忙于处理来访者提供的所有信息：个人的历史、当前的功能、主诉和症状以及互动风格都会在大脑中进行整理，直到最后出现令人震惊的心灵启示。治疗师以一种独特而有条理的方式将所有数据结合起来，对来访者的行为做出创造性的解释。治疗师还需要进一步创新，以确定促进来访者洞察力的最佳方式，并在之后帮助来访者以建设性的方式运用这些知识。

　　对于那些在工作中重视创造力的治疗师来说，创新策略已成为他们的第二天性（Gladding，2021）。更重要的是，这些治疗师不再那么确定他们已经知道了什么。在很多个世纪里，助人行业的专业人士都坚信，精神疾病患者都是被恶魔附身，需要驱除。正是智力上的傲慢导致了黑暗时代的到来。在当代，我们中的一部分人如果一心一意地执着于某种僵化的做事方式，而不考虑修正和进步，就很难推动我们这个行业的发展。创造性治疗师现在采用各种替代方式促进关系中的共同创造力，无论是通过动作和舞蹈、可视化和想象、戏剧表演、游戏、写作、艺术、实验，还是使用各种技术作为辅助手段。

　　创造性治疗师会倾听内心的声音。他们关注不合理的事情，即使事情可能一直是这样做的。他们是建设性的规则破坏者。他们接受让他们感到不舒服的个案。他们把每个个案都当作独一无二的案例处理。最重要的是，他们喜欢与挑战自己想法的人为伴。在与同事，以及尤其是与来访者的互动中，他们发现自己的创造力得到了培养。更具有挑战性和潜在破坏性的是，他们完全期待并接受一生中的挣扎、不确定性和困惑，他们知道这将带来更强的自我意识、成长和自我更新，从而以各种可能的方式培养创造力。

　　当来访者和治疗师相遇时，他们彼此之间培养的相互的创造性能量是影响他们的交互作用链条的最终因素。对于布根塔尔（Bugental，1978）而言，成为一名治疗师远不仅仅是谋生或加入一个声望高的行业。这是"发挥我的创造力的一个舞台，以及喂养它的无尽原材料。这是煎熬、痛苦和焦虑的源头——有时是在工作本身中，但更常见的是在我自身以及我与生活中的重要他人之间的冲突中，这些冲突是直接或间接受到工作影响和与来访者的关系的刺激而产生的"（pp. 149-150）。根据布根塔尔（1978）的观点，成为一名有创造力的治疗师涉及一个产生越来越多的觉察的过程。我们不需要对自己做任何事情，或改变我们生活中的任何事情，也不需要改变我们的助人风格。相反，我们可以更加对自己有所觉察，只是觉察自己本来的样子。这个过程需要我们恢复自己的想象力，这一想象力之前一直过度受到我们的导师或督导师的影响，而受到我们自身体验的影响不够。我们需要把它找回来。

这实际上是这本书的开始，而不是结束。这是我们共同旅程的一部分。在这里，你决定要留住什么，要记住什么，以及要让什么成为你自己的。正如你所知，鉴于我们对所读的任何书籍、参加的研讨会或培训经历的记忆如此之少，前景非常不乐观。你会从这次探索中带走什么，让自己的同情心更加深广？要如何才能更好地拥抱未知、复杂性和难以解释的事物？要如何在同行中寻找新的、更多样化的导师，以及在更大的世界中寻找新的导师？最重要的是，我们对话的哪些方面（这确实是我们之间的对话）你会与信任的朋友、家人和同事分享？

创造性过程是做治疗师所不可或缺的一部分，因此我们很难避免将工作中学到的知识与个人生活相结合。来访者对我们的改变几乎与我们对来访者的改变一样大。尽管我们知道、理解并执行了咨询中的伦理守则，避免被来访者过度感染；并且，尽管来访者在影响他人方面可能是业余的，他们也正被自己生活中的问题所缠绕，但我们不可能完全不受他们影响。我们为他们的善良所感动，也为能够如此接近人类的灵魂而感到喜悦和荣幸。有时，我们也会被他们的恶意和破坏性能量所影响。每当我们进入一个房间，看到另一个生命正遭受巨大的折磨，我们就会发现我们也无法摆脱自己的那一份绝望。我们也无法抑制见证他人蜕变的喜悦之情，正如我们也是自身蜕变的催化剂。

·第十五章·

作为来访者，
如何尽可能地从治疗中获益

"我已经接受了几个月的治疗，我一直在认真思考我的治疗师是否真正了解我。他看起来很友善，而且他是一个朋友强烈推荐的。但我感觉我们大部分时间只是在谈论事情，而我并没有感觉好转。我怎么知道是否应该继续和他一起工作？或者，我想更好的问题是，我该如何告诉他，我们的会谈没有帮到我？"

尽管这本书的主要受众传统上是治疗师和咨询师，但它已经面向广大公众多年，引导当前正在接受治疗或在考虑接受治疗的人，从中寻求关于他们目前和未来的治疗经历的建议。这些来访者（或潜在的来访者）有时会对他们当前的治疗方式感到困惑或不满，并想知道他们可以（或应该）做些什么来改变治疗的开展方式。在许多情况下，他们只想知道何时应该彻底退出并寻找另一个可能更匹配的人，或者如何以最好的方式告诉治疗师他们对目前的进展不满意。

这些问题总是需要慎重处理，因为一方面，我想提供支持；另一方面，我意识到自己所知道的只是整个故事的一小部分，并且我不想做或说任何可能损害治疗师的努力的事情。我知道有时候这只是一种方便的手段，某些人可能会利用我来告治疗师的"状"或用我作为借口逃避一些让他们感觉不舒服的事情。我也意识到来访者对所发生的事情的感知和体验——或者在不完全的信息里向我报告的内容——只是整段关系及其意义的一部分。

然而，有大量研究支持这样的观点，即如果参与治疗的双方（或多方）无法取得一致、彼此（在很大程度上）不坦诚，并且不会定期地分享他们对治疗过程的反应和感受，那么治疗效果不会很好。通常，来访者只是不告诉治疗师他们喜欢的事情——以及他们不喜欢的事情——因为他们不想让一个权威人士失望。

和其他专业团体一样，治疗师是一个相当多元化的群体（或许比其他行业更为多样化）。我们不仅有数十种不同的治疗方法，还有一些相当独特和个性化的工作风格。毫不奇怪的是，来访者可能会咨询几位不同的专业人士，而在听到当前问题的数个诊断印象，以及更多关于如何解决问题的最佳方式的想法之后，来访者会感到越来越困惑。此外，某些专业人员的能力确实比其他人更强。目前接受治疗或考虑接受治疗的人如何确定他们是否充分利用了会谈？如果成效和结果在某种程度上受到损害，那么他们如何主动获得更多东西？

成为一名治疗师需要接受大量培训，但在如何成为一个优秀的来访者方面却没有太多准备。有些消息来源回顾了关于如何选择治疗师的基础知识，在治疗过程中要谈论什么，以及如何优化会谈以更好地实现期望的目标。以下讨论旨在揭示一些秘密。

来访者对于治疗的关键疑问

让我们首先承认，心理治疗是一件相当奇怪的事情。你坐在一个人面前，她的工作是听你讲故事，问你问题，然后跟你谈论最令你困扰的事情。除了谈话，这位专业人士实际上什么也不做——她不施行任何程序或手术干预，在大多数情况下，甚至不提供任何药物。你们只是互相交谈，并且预期这样的对话将带来治愈；就算不能治愈，至少也能减轻抑郁、焦虑、孤独或困惑——所有这些令人不安的症状。这本身就相当不同寻常。此外，在治疗的最佳推进方式上不一定有普遍的一致意见，更不用说标准的一致意见了。如本书中反复提到的，我们甚至一直没有完全理解这个过程是如何起作用的，以及为什么起作用——如果我们认为我们明白了，可能还会有一大堆其他的解释直接与所提供的解释相矛盾。所以，如果你不感到困惑，那么说明你没在认真思考。你应该有很多问题。我已经在这一行做了很长时间，但是我仍然满脑子疑问。

1. 首先，我怎么知道我需要治疗？

实际上，很少有人真的需要治疗。但对大部分人来说，治疗大多数时候确实是有用和有帮助的。过去，治疗主要是为有严重情绪障碍或精神疾病的人提供的，但如今，这个领域已经扩展到针对各种烦恼、难题和议题提供服务。治疗对象不仅包括有相当严重的情绪或行为问题的人，也包括遇到一些适应困难、日常生活问题或只是想找人谈谈想法和感受的人。

很少有人会把治疗作为第一选择，甚至第二选择。通常来说，治疗很昂贵：不光是金钱上的消耗，还有时间。而且，治疗往往会带来痛苦，或者至少有时会让人感到不舒服。但如果你在某种程度上遭受痛苦，感到困惑或迷茫，或者可能只是有心事想整理一下，那么治疗确实是一个绝佳选择。大多数人对他们的治疗经历非常满意。并且，与常见的看法不同，治疗并不需要花很长时间；有些人在几次会谈中就得到了他们想要的，而其他人可能会享受这个过程很多年，只要他们一直在取得进步。

说到这一点，如果你在生活中一直没有得到想要的东西，或者你觉得对事情的发展不满意，那么你可能会从治疗中受益。而轻度或严重的抑郁、孤独、焦虑或严重的压力、先前的创伤或虐待、上瘾或不良习惯、思维反刍、人际冲突、家庭问题、职业上的不满、学校或工作表现不佳，以及似乎带有某些心理成分的身体症状，都是人们寻求帮助的常见原因。还有些人寻求治疗，是因为他们需要一个地方解决问题，而不用担心受到来自其他人的压力，因为并不是所有人都能完全为他们着想。

如果你生活中的其他人，尤其是了解你的朋友或家人，认为你有问题但似乎不愿意解决，那么你可能也需要考虑治疗。虽然这种压力更可能与他们自身的困难有关，但当你从一个以上的可靠的人那里得到一致反馈时，可能是时候考虑有什么值得认真探讨的事情了。

你能和朋友或同事交谈吗？当然可以。但人们寻求治疗，甚至为此支付费用的原因，是因为他们需要一个相对客观的人，一个不会满足自己的需求的人，一个可能会以充满关怀但诚实的方式回应的人。专业的治疗师比"朋友"受过更多培训，尤其是关于差异诊断、治疗策略、倾听和回应技巧，以及对当前问题的深刻理解。

2. 人们在治疗中谈论什么？

过去，人们在治疗中谈论的内容，通常是抑郁或焦虑的感觉、家庭冲突、成瘾和破坏性习惯，或对自己的工作、生活状况或生活方式的某个方面感到的挫败。在过去几年中，我们看到新的、不同的议题被带到治疗中，例如以下内容：

- 与全球公共卫生危机带来的挑战相关的、残留的健康或情感困扰；
- 由于健康危机带来的巨大变化而产生的孤立感和孤独感；
- 工作超负荷和挫折感；
- 对大规模枪击事件或民间动乱的恐惧；
- 冒名顶替综合征和完美主义；
- 性别认同和性别烦躁；
- 种族紧张、种族主义和冲突；
- 与过度使用社交媒体相关的恐惧和压力；
- 对性缺乏兴趣；
- 色情片成瘾；
- 线上"突然消失"（排斥、霸凌）；
- 丧失对制度的信任和信仰。

随着我们感知到的威胁、社会动乱、政治冲突以及对未来的恐惧和不确定性不断发展演变，个人的幸福感会受到影响，对支持和帮助的需求也将不断产生。无论你认为自己的问题有多独特，大多数经验丰富的治疗师几乎都见过和听过这样的问题。

通常情况下，治疗师和来访者会与彼此交谈。如果在此过程中，只有一方主导谈话，通常是不明智的。一些来访者抱怨治疗师从不说话或提供建议，表现得相当被动；另一些人不喜欢治疗师总在说话，几乎讲个不停，而很少让他们说话。也许任何一个极端都不理想，因为在互动中应该有想法和感受的交流，每一方都有机会以一种充满活力和有意义的方式与对方接触。

一些治疗方法强调治疗师扮演更积极的角色，而其他方法则鼓励来访者承担大部分工作。同样，每位治疗师都发展出了一种略带个人特色的风格，这种风格最适合自己的个性（希望如此），并为来访者创造足够的空间，让他们分享心中所想。这可能包括一周内出现的任何事情，让人困扰或困惑的事情，或者可能只是当下涌现的某些事情。治疗的整个理念之所以如此美妙和特别，在于你可以谈论任何事情，而不用担心受到批判性的评价。也许，这里是唯一一个安全的地方，让你可以毫无顾忌地倾诉最令人不安或令人担忧的事情，谈论你心中所想的任何话题，或提出任何令你感觉困惑的问题。

在治疗过程中你应该谈论什么？

任何你想谈论的，尤其是你不想谈论的。

3. 我如何才能找到一位不仅优秀而且真正出色的治疗师，并能区分其中的差别？

遗憾的是，一开始很难区分好的治疗师和糟糕的治疗师，更不用说识别出那些真正优秀的了。知名的治疗师，或那些写书或开讲座的治疗师，并不一定是最好的从业者。一些人转向其他领域，很可能是因为他们在临床实践中表现不佳，或是厌倦了例行公事。虽然我认为我（以前和现在）在临床工作上做得挺不错，但我也承认，我选择多样化的职业生涯，正是因为不想再整天做治疗。

我们这一领域极其令人困惑，不仅因为有成百上千种不同的理论取向和治疗方法，还因为这一行有很多不同头衔。你应该去见社会工作者、心理学家、咨询师、家庭治疗师还是精神科医生？你应该去见拥有硕士学位的人，还是拥有博士或医学学位的人？另外，临床工作者持有的特定执照又该怎么考虑呢？尽管这些学位和学科源自不同的学术传统，但实际上并没有太多证据表明其中一种一定比其他的更优越，这更多取决于来访者的需求和主诉。对于可能需要药物或医学治疗、有器质性起因的问题（例如，有生物基础的抑郁症、惊恐障碍或类似诊断）的人，精神科医生应被视为首选。但即使有这些问题，来访者也需要在接受药物治疗的同时进行心理治疗。同样，其他专业特长可能更适合一些特定议题。例如，遇到关系问题的夫妻通常会被建议，将伴侣治疗师作为首选以解决关系问题，而不是寻找专注于个体治疗的治疗师。

如果你不能依靠声誉，那么你如何找到一位真正优秀的专业人士？治疗主要关乎人际联结，这是一种高度个人化的参与，通常很难预测。向朋友、同事、家庭医生或值得信赖的人寻求推荐通常是一个好主意，但那只是一个起始点，因为每个人的偏好不同。

治疗大师，那些在所做的事情和做事的方式上真正出类拔萃的人，确实是与众不同的，因为他们往往会定期做几件事。很多事情并不能很好地预测卓越表现，比如治疗师所偏好的特定方法、特定的学位或资格证书，甚至在这个领域的工作年限。最重要的是，治疗师会花时间和精力定期且系统地向你了解什么对你最有效、哪些事情效果并不好。

真正出类拔萃的治疗师不仅是技术大师、出色的理论家，对人类经验极其了解，还具备一些个人特质。这些特质增强了他们的影响力和干预效果。你几乎可以立即注意到，他们散发着一种智慧和令人心安的光环。他们富有同情心且体贴，即使面临你所讨论的危机也能保持完全镇定。他们有能力——也有意愿——始终全情投入，常常让人感觉他们仿佛在读懂你的想法和感受。他们高度灵活且务实，这使得他们能够根据需要持续调整自己的行动和回应，一切取决于确切需要是什么。同样重要的是，他们能够在自己的生活中以身作则，言传身教。然而，尽管如此，即使拥有所有这些技能和能力，他们仍然保持谦逊和谦卑，认识到最终功劳应归于来访者。

真正优秀的从业者也不会只用同一种方法中的选项，而会结合和整合各种各样的方法和干预。这可能包括关系性参与（人本主义）、无意识愿望（心理动力学）、信念和态度（认知）、未解决的依恋问题（情感聚焦）、家庭动力（系统式）、故事再概念化（叙事）、意义和目的问题（存在主义）、压迫和文化灌输问题（女性主义），以及任务促进（行为）等。在每一个案例中，临床工作者都在不断进行评估，以确定最对症的方法、最有效的方法，以及无效的方法。治疗大师与其他人最重要的区别在于，他们愿意尝试各种策略，并根据最重要的需求进行调整。

4. 我如何得知哪种治疗方法最适合我的情况？

除了特定的治疗"类型"或模式之外，来访者还需要做出关于是远程参加还是面对面参加会谈的决定。正如本书中所讨论的，这两种形式在许多方面是等同的，但显然并不相同，因为每种选择都有特定的优势和局限性。请记住，"有多少付出就有多少回报"，这不仅是指支付的费用，还有在过程中投入的相应努力。在你喜欢的椅子上"参加"会谈可能异常方便且安全，但这里有必要提及前往治疗室参加会谈所涉及的额外工作和额外投入。来访者经常报告在来回路途中能够最好地完成工作。这时他们有空余时间反思想要讨论的内容，以及在会谈结束后思考自己的想法和感受。这时永远不会有干扰或分心的事物。当你们在同一个房间时，你的治疗师可以有更多信息和选择。

你可能不知道哪种模式、方法或形式更好——虽然说实话，根据当前问题，有一些干预和策略被认为是最佳选择，并且通常受到实证研究的支持。你应该记住，虽然治疗师有时候会强烈认同某种理论或模式，但我们大多数人在调整自己所做的事情与做事方式以适应每个来访者和相应议题时都是相当灵活的。然而，确实有一些方法更适合特定问题，这取决于当事人的危机程度有多深，探索过去的兴趣有多大，或者是否有时间深入探索某个领域。向治疗师询问他的方法，并且自己进行一些研究是个好主意。

5. 除了风格或方法之外，个体、团体还是家庭治疗更好呢？

到底选择个体、团体还是家庭治疗，取决于几个因素。我知道你厌倦了这些含糊的答案（尽管这是治疗师的一贯作风），但事实是，确定哪种理论取向或以哪种方式实施治疗对特定来访者而言更理想，是一件很困难的事情。在某种程度上，根据从业者的情况，几乎任何方法都可能适合特定案例。然而，某些模式在某些议题上确实更对症。例如，团体治疗提供了处理人际问题的各种机会，因为成员可以从别人那里获得大量真诚反馈，并实际尝试和练习新行为。我们大多数时候都在团体中生活和工作，所以这种结构提供了练习新技能的最佳模拟场景。然而，对于害羞和沉默不语的人，或者那些具有所谓"鲜明"个性风格（意味着他们可能过于独断和控制）的人，团体可能并不是最佳选择。

有很多从业者认为所有治疗都是在家庭背景下进行的，无论实际上谁参加了会谈。然而，当主要困难与家庭争端或冲突有关时，尽可能让更多当事人进入治疗室，一起处理导致僵局的潜在系统性功能障碍和模式，确实是有道理的。最后，持续的个体治疗会谈如今几乎是一种奢侈品——因为现在强调成本效益、效率和提供最符合文化的服务——尽管它们提供了极好的机会来处理个体的自我挫败行为。

6. 在线上或通过视频会议做治疗怎么样呢？

像之前讨论的那样，在线上或通过视频会议做治疗确实有利有弊。显然，这是未来的潮流，提供了更多便利和效率。我可以想象在不远的将来，大多数治疗和服务也许将通过虚拟形象、仿真模拟或基于远程系统进行。治疗师尤其欢迎这些选择上的灵活性，因为只要能上网，他们就可以在任何地方线上工作。同样，来访者可以节省通勤时间和交通费用，也可以与来自世界各地的、资历更深的专业人士工作。据说，许多来访者也表示，他们愿意在线上或者通过视频会议或音频会议分享心中所想，而这是他们在面对面的情况下不太可能做到的。

虽然我确实在线上见一些来访者并享受这种经历，但我也发现这与面对面治疗大不相同。我承认这种方式的所有优势，但仍看到了它明显的局限性，无论它多么便捷。一位治疗师（Borges，2020）传达了人们有时提及的一些挫折："我为什么讨厌线上治疗？让我数数吧。我的无线网络连接不好，在我刚试图取得突破时会掉线！看不到身体语言！沉默变得尴尬！在视频聊天中被自己的脸分心！我可以继续列举。"

与某人同处一室确实有其优点，包括获得所有暗示、非言语行为、视觉、听觉、气味和感受。这些在屏幕上可能不太明显，在电话里则根本无法获得。我从未真正将治疗限制在实际会谈中——我认为在人们前往治疗室的途中，考虑他们想要谈论的内容，回顾上一次会谈或计划如何最好地利用时间时，很多工作就已经在进行。而在回家的路上，来访者还会回顾所说的内容，思考一切的意义，并继续加工对话。在来访者下线后还会发生这些情况吗？当然会。但我仍然认为，我们在过程中投入得越多（包括时间和精力的投入），通常得到的也越多。

总的来说，找做远程治疗的治疗师正在变得越来越流行，但迄今为止，由于存在不同的执照管辖区以及缺乏对最佳实践的扎实的实证研究（和培训），还有一些伦理、程序和法律问题仍在解决中。此外，许多保险公司和第三方支付者不支持线上治疗或以视频为基础的治疗，因此来访者最好事先进行核实。最后，尚未完全解决的保密和隐私问题仍然是一个关注焦点。

7. 如果我的经济资源有限，支付较高费用有困难，该怎么办？

请参见问题 6。如果你不受当地选择的限制，在费用方面通常就会有更多的筹码和协商空间。此外，几乎所有优秀的治疗师都会根据来访者的付款能力和财务资源制订浮动的费用标准；许多从业者会为只能支付少量费用的人提供无偿服务。

大多数学校、机构和社区为学生、员工或居民提供免费的心理健康服务。无论是通过宗教机构、州级或县级精神健康服务机构，还是通过得到拨款、特许状、公众捐赠或慈善机构支持的机构，都有许多选项可供无法承担自费，或没有可以部分报销或者全部报销的健康保险的人选择。

换句话说，有些人可能会以缺乏资金为借口而不寻求他们需要的帮助，但其实总会有负担得起且可行的选项。

8. 如何才能知道我的治疗师是否适合我？

如果你已经在接受治疗并提出这个问题，你很可能是在担心这段关系的匹配度。理想情况下，稳固的联盟让你可以谈论几乎任何事情。你会信任治疗师，感到可以展现自己的任何部分，几乎没有什么是禁忌的。你会感觉治疗师尊重你并允许你按照自己的步调前进。此外，你真的喜欢这个人，并且钦佩他。

治疗关系是非常微妙的事情，至少在开始和前期磨合阶段是这样。模式得到建立，而规则和边界被确定。有时候，来访者同意做的事情，以及治疗师告知他们事情会如何发展的情况，未必符合他们的意愿和期望。只要感觉有重新协商的机会，就不会有太大问题。只要能够说"我对这种结构感到不满意"，通常足以改变已建立的模板。但通常来访者出于各种原因不会自由地表达。他们觉得这样做不安全。他们不想让治疗师失望。由于权力的不平等，他们不愿意挑战被假定为专家的权威人物。

如果你感觉某件事情不对劲，那么绝对应该开诚布公地说出来。当有人抱怨自己的治疗师、声称自己没有被倾听或理解、治疗师看起来有点古怪或令人困惑，或者觉得没有取得进展时，我的第一反应是询问他们是否在会谈中谈及这些问题。当然，如果他们能够这么做并感到安全和自在，问题也许就不会存在。但是，来访者为了保持对治疗的掌控所能做的最重要的一件事也许是，当事情没有像预期或希望的那样进行时，告诉治疗师。有时这可能是不切实际的期望导致的，但有时这可能意味着关系存在某种误解或脱节。

尽管在当时感觉尴尬和不舒服，我仍然记得来访者有几次告诉我，他们对事情的发展不满意并准备放弃。我不试图说服他们或采取防御姿态，而是简单地询问他们，我们可以做什么，或应该怎么做。这种讨论往往带来突破，让我们得以改变原本的方向，转而走向更合适的方向。但如果没有这样诚实和直接的反馈，事情可能不会有太大改变。来访者可能会脱落，也许会放弃寻求帮助；而治疗师则永远不会发现造成治疗效果不佳的原因。

9. 我怎么知道心理治疗是否有效？

如何知道心理治疗是否有效是一个简单的问题：如果你正在好转并感觉更好，那么心理治疗是有效的——而且这通常会在相对短的时间内开始出现，往往只需要几周。来访者经常报告，即使只是预约第一次咨询、努力寻求帮助，他们就已经感觉好多了。最初的几次会面通常会带来一些希望并为开启治疗工作提供一些结构。如果情况并非如此，就是重新评估的时候了。

然而，有时候在你开始感觉好转之前，你可能会感觉更糟。毕竟，成长、学习和改变通常是令人不舒服的，因此可能会有一个过渡期。在你掌握新的技能和知识并付诸实践之前，症状可能不会立即改善。重要的是要有耐心——但只在合理的限度之内，之后可以考虑其他选择。

仅仅依靠自己的判断来评估自己的感受是不够的。询问治疗师关于他对初始进展的印象也很重要。征求最了解你的重要他人的看法同样具有价值：他们是否注意到你有哪些变化或者有什么不同之处？多年来，对于心理治疗的一个合理批评是，有些人报告说，经过几个月甚至几年的认真治疗后，他们感觉更好，也非常享受会谈，但是他们的自我挫败行为几乎没有明显改变。他们可能对自己的问题有着深刻的洞察，在会谈中喋喋不休，看起来合作且积极回应，但是在外部世界中并没有根本性的调整。他们继续以最初导致问题的方式行事。

感觉更好和享受会谈是重要的。同样重要的是治疗师对于治疗的明确进展的评估。但最终，真正的检验是你是否真正内化了所学的东西，并开始在日常生活中应用这些新技能和理念。交谈很好，但更重要的是行动。

10. 我正在做或者没在做的什么事情，限制了我本应取得的进展？

因为没有得到你想要的东西就责备治疗师，与审视你在僵局中的"贡献"——是两回事。请记住，几乎所有的人际分歧或冲突都代表了一种共同努力；绝不是某一个人该负全部的责任。责怪治疗师无能或者无知可能很容易，但更有帮助的通常是审视自己在困境中的角色，特别是你做了什么让事情变得困难。

你可能做了些什么来故意/无意/不经意地破坏治疗？试着看看以下几点是否符合情况。

- 你希望并要求快速解决一个历时已久且复杂的问题或者议题，然后当治疗师不能立即为你解决时，你变得沮丧和失望。
- 你没有完全坦率而诚实地谈论真正发生的事情，这就是为什么治疗师没有回应你真正的需求。
- 你在敷衍、混淆视听、拖延、有所保留，并且在与人交往时不够真实和正直，而是假装成一个不是你的人。
- 你没有接触自己的情感，只报告了一些安全的反应。
- 你过度反应并将所有事情过度个人化。你不停地思考治疗师对你说的话，他真正的意思是什么，以及这可能暗示了他有多喜欢和尊重你。
- 你过于努力地猜测治疗师想听到什么，然后尽力提供这些内容。
- 你对治疗师有强烈的个人反应（移情、投射和过度认同），因为他让你想起了某个人。
- 你不断恳求治疗师告诉你该怎么做、给你建议和替你做决定，并最终因为没有得到这些（因为这不是好的治疗师该做的事情）而感到沮丧。
- 你在治疗间隔期间没有完成你答应采取的行动或打算做的家庭作业。
- 你是害怕的，实际上是恐惧的，你正在回避更深层次的问题，因此尽力让讨论保持在安全的范畴。
- 你经常争辩、找借口、辩解，并淡化可能让你感觉到威胁的任何意见或挑战，而不是表现出探究的好奇心，去探索可能发生的情况。
- 你长期以来一直存在一些令人烦恼的自我破坏模式，这也是你一开始接受治疗的原因。然而，问题在于，你通常用来疏远他人的方式也体现在你与治疗师的关系之中。

- 你周围有其他人在积极阻挠你的进步，因为你尝试做出的改变让他们感觉受到威胁，这可能导致他们生活中的变化。他们更加愿意避免这些变化的发生。

有时候在僵局中起作用的是，来访者很可能因为停滞不前带来的好处或回报而感到愉快。这听起来可能有些奇怪，但事实上，我们往往会尽可能避免改变，因为学习新的应对策略需要做很多工作。即使行为明显是不利的或自我破坏性的，人类也仍然倾向于继续这种行为，以避免未知或他们认为可能更糟糕的替代选择。人们会留在受虐的、被忽视的或受限制的情境中，因为他们已经学会了容忍当前的情况（虽然有抱怨），尽管他们并不愉快，并且担心事情可能变得更糟。来访者有时还会放慢速度、阻挠进展、欺骗、敷衍或者防御，以转移对其他问题的注意力或按照自己的方式控制局面。他们对自己的不端行为有现成的借口（"我控制不了，我就是这样"），可以将问题怪罪于他人（"这不是我的错，他们不了解我"），并且逃避自己对困境所负的责任。要解决潜在的矛盾是相当困难的，直到人们意识到他们在做什么——即使是无意识的行为（这种情况经常发生）。

11. 有哪些你可能没有意识到的事情会增强治疗的影响并帮助你更多地从中受益？

如果上面的例子是你没有从治疗中获得最多益处的原因，那么你肯定可以做一些事情来改变这种情况。例如，重要的是理解到，你在治疗之外的行为比你在会谈过程中讨论的内容更重要。

第二个建议是——如果你的治疗师还没有提到这一点——记日记是非常有帮助的，这样你可以继续独自工作。在日记中，你可以加工和应用你所学到的东西，记录你正在处理的主题和议题，设定未来治疗或生活的目标，并与治疗师以及自己继续对话。多年以后回顾你的旅程将会很有意思。这与为了让他人受益而在社交媒体上发布更新不同；日记是一个私人空间，让你可以努力解决最困扰你的问题和担忧。

如果你希望加强和放大治疗工作的效果，写下你内心的想法以及在会谈中可能隐瞒的事情真的很有帮助。你所避开的问题是什么？我们生活中总会有一些特定的事件、行为或经历让我们感到羞愧或后悔。你可能认为它们不值一提，但它们也可能是需要探索的领域所发出的信号。如果有什么会阻止人们更加坦诚地表达自己，那就是对评判的恐惧。你担心一旦治疗师了解你真正的样子，你就会被蔑视和拒绝，就像生活中之前发生过的事情一样。治疗是一个深入解决最令人困扰的问题的地方，而不是回避这些问题的地方。

问问自己：如果你感到更加信任治疗师且更有安全感、愿意承担额外风险，有哪些话题是你希望讨论的？现在，想象一下，如果你真的变得更加勇敢和投入，你会谈论哪些你一直在回避的内容？什么阻止了你这样做？你需要做些什么才能更加坦诚、真实和坦率？如果这些问题的答案是，你没有得到你想要和需要的东西，或者你就是无法做到，那么也许现在是休息一下或尝试其他方法的时候了。

12. 什么时候结束治疗？

我很喜欢关于何时结束治疗的问题，因为我觉得这个问题非常有趣且复杂。什么时候结束治疗？也许是当你首次开始考虑这个问题的时候？或者这可能只是一个标志，说明你正在回避一些重要的事情？

回应这种询问的常规方式通常是挑战来访者的决心："所以当事情变得困难时，你就想放弃了？"这可能会引发一些内疚，然后你们一起讨论在可以且应该考虑结束之前，有哪些工作还没有做完。然而，多年来，我改变了我的策略：当来访者在思考是否应该结束治疗时，我通常会立即支持这个选择："也许这是个很好的主意！为什么我们不暂时休息一下，看看情况会怎么发展？"

我希望来访者对自己的会谈承担全部责任，所以我让来访者决定我们做什么、如何做，甚至我们多久见一次。这并不是说在这些问题上我没有自己的看法和专业知识，但我认为来访者对自己的康复和治疗负责更加重要。当然我不希望看到来访者离开，这在某种程度上很痛苦。我也不希望看到人们放弃，尤其是在还有很多工作尚未完成时。

传统上，治疗在治疗目标实现之后结束，无论这些目标之前是如何确定和定义的。然而，治疗工作通常有两个层次，第一个层次包括所谓的当前问题。这些问题是症状性的担忧：症状如此令人困扰，以至于来访者前来寻求帮助。根据议题、困扰或障碍的不同，治疗通常持续几周或几个月——至少在这个短程治疗和循证治疗的时代是如此。然而，除了最初呈现的问题外，治疗过程经常挖掘其他值得探讨的议题。这可能涉及"我生活的意义是什么？""我想在死之前做些什么？""我怎样才能对我的生活选择负责？""我可以做些什么让生活更加令人满意？"等。这些问题代表了在解决最初问题后，治疗双方可以努力建构的意义——假如你想要待得足够久，久到足以进入这些领域。

鉴于这些要点，有时候暂时中断治疗是有道理的。来访者可以给自己时间整合学到的知识、内化经验并练习新技能。与其他活动不同，治疗并没有一个明确和最终的终点，所以很难判断你何时"做完了"。在某种意义上，我们永远不会完全"毕业"，因为我们总是有一些未解决的问题需要探讨和解决。此外，通常会有一个阶段让人感觉进展停滞不前、对话变得重复，这就可能是需要中场休息的时候了。这并不是为了逃避不适，或者回避必要的工作，而是我们可能真的需要处理到目前为止发生的一切，或者仅仅是在一场令人精疲力竭的马拉松之后让自己重新恢复活力。

在决定休息之前，你最好先与治疗师讨论一下。你们可以共同决定这是暂时休息还是永久结束。在许多情况下，经过双方协商，你们可以调整会谈的频率、持续时间或类型，以做出一些改变。

13. 如果治疗结束后出现复发或倒退，该怎么办？

比"如果在会谈结束后出现复发或倒退，该怎么办？"更好的一个问题是："当复发不可避免地出现时，该怎么办？"几乎可以确定的是，即使取得了显著进展，你仍会遇到一些倒退。避免挫折，不重新陷入旧有的、熟悉的模式中几乎是不可能的。这本身不一定是问题，除非你没有为如何应对复发做好准备和训练。

在结束会谈之前，我们通常会讨论后续的应对方法。一些治疗师会帮助来访者进行角色扮演和练习失败场景，使他们几乎毫不费力地恢复，以证明这些恐惧是没有根据的。

又发脾气了怎么办？这只是一个暂时的失误，通过练习我们经常复习的自我对话策略，你可以很容易地恢复过来。现在让我们再练习一次。我想要你为某些事或任何事生我的气，就像在我们早期会面时那样。然后我根本不会回应，因为我想让你自己重新掌控情绪，就像我们过去练习的那样。

来访者提前终止治疗的常见原因

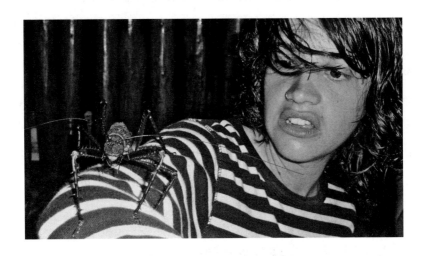

关于来访者提前结束治疗的频率，估算值各不相同。这取决于治疗师及其提供的治疗类型，范围从 5%—60% 不等。考虑到来访者可能出于各种原因结束会谈，这个数字很难确定。也许他们搬到了另一个地区，甚至可能已经获得了他们想要的，感觉无须再回来。大多数情况下，治疗师不知道来访者为什么没有回来，只能猜测。毕竟，对于来访者来说，取消预约并表示会重新安排要容易得多——或者只是发送短信、电子邮件或语音留言，表示打算休息一下，但会在准备好继续一起工作时给你打电话。

理想情况下，我们将用几次会谈处理结束。首先，我们会对所取得的成就进行总结，将这些结果与当初的预期和计划进行比较。我们总会发现一些未解决的问题并对其加以描述，即使我们可以选择此时不予处理。在这种密切的关系中，双方都会产生深刻的感受，所以以亲切、具有支持性的方式告别非常重要。正如之前提到的，花时间准备接下来的事情至关重要，这样来访者就可以内化所学，并在不再需要治疗师支持的情况下独立地行使功能。

即使在最佳情况下进行所有这些计划，现实是也会有大约 1/4~1/3 的来访者在目标明显未达成之前（根据治疗师的观点）提前结束治疗。有几个非常合理的原因可能导致来访者选择不继续治疗，至少根据他们的观点来看是这样。

我的治疗师不了解我

如果你的治疗师不了解你，如果治疗师似乎只对谈话、建议、批评、指导感兴趣，而似乎并没有表现出太多的同情心、共情和悬浮注意力，这确实会成为一个严重问题。人们一开始之所以选择接受治疗，往往是因为他们在生活中感觉自己没有被他人倾听和理解。因此，除了与当前问题有关的其他事情，非常重要的一点是，你能感觉到治疗师以一种前所未有的方式真正倾听并理解你。

这个主题的一个推论与感到被误解没有那么相关，更多的是你意识到治疗师似乎与你在某些问题上观点不一致。我想说，这不仅是一个经常出现的抱怨，也是一个可以预料的抱怨。当然，治疗师不一定同意来访者关于出了什么问题以及需要做什么的看法，尤其是考虑到这个观点通常涉及责备他人。通常，双方一开始会进行一些协商，而来访者会提出他对事情的看法："我陷入这种境地并非我的错。只要……"然后治疗师提出另一种观点，通常强调更大的自我责任和个人控制。当你希望治疗师站在你这一边时，听到这些自然会让你感到失望。当然，治疗师确实是站在你这一边的，这就是为什么他不同意任何意味着自我控制力进一步丧失的评估。

我感到被评判

感到被评判和实际被评判可能是两回事。但如果有人感觉被另一个人评判，无论这种感觉是否准确，感觉本身都是真实的。治疗就是分享秘密，有些秘密让人感到羞耻，有些甚至很难提及。很容易想象，第一次谈论一个敏感的主题时，听者可能会因为对方的披露而感到厌恶。"我有外遇。""我几乎每晚都喝酒。""我讨厌我父亲。"

事实是，大多数治疗师之前都听过这些，而且通常以各种可能的方式多次听过，因此我们真的不会认为来访者淘气或不可爱。来访者会披露最奇怪、有趣又独特的人性缺陷，其中大部分让他们感到极度羞愧。我们尽可能地使这些感受正常化，并传达接纳和理解。如果某个行为在某种程度上确实是起反作用的，那么我们会帮助这个人做出不同选择。

但这是一个容易解决的问题：如果你感到被评判，就开口说出来！这种感觉对于更真实、诚实和真诚地表达自己是一个巨大障碍。毕竟，除了解决问题之外，这也是参加会谈的目的之一。

太令人痛苦

我不知道"太痛苦"是什么感觉，但治疗确实会带来痛苦——有时甚至很痛苦。毕竟，你在挖掘过去，谈论禁忌，审视你行为的方方面面，处理冲突，谈论失败。你不断被挑战，有时甚至遭到强烈的面质。

被触碰的敏感的部分、尚未愈合的伤口以及过去未解决的问题都会带来一定的不适，甚至痛苦。但是，我们希望，这是最终会促进成长和更深层的理解的痛苦。正如你所知道的，我们必须做的一些最健康的事情——运动、节食、完成任务或解决冲突——都需要牺牲和痛苦。这往往是实现治愈的途径。

我的治疗师说得太多，或者根本不说话

一些心理治疗师确实会说很多，甚至可能大部分时间都在说话；另一些治疗师可能根本不说话。有一些方法强调指导、辅导、教练以及学习新的技能和生活方式，而在其他方法中，治疗师会扮演一个更审慎的角色，倾听、提示、促进，但开口或许主要是为了提供诠释、分析或总结。找到一个与你的偏好和特定需求相匹配的治疗师是你的责任。一旦找到这样一位专业人士，你还需要和他协商一种最有帮助、最合适的互动模式。如果你发现自己在会谈中总是在说话，几乎没得到什么回应，那么这可能反映出一种特定的治疗风格，需要进一步探索或者考虑找其他更匹配的人选。如果你的心理治疗师说得太多，不愿意听取意见，不断打断你，讲述你之前听过的故事，并以一种居高临下的方式批评你，那么你也许该去别处寻求帮助了。

我不明白该期望什么，或者治疗将走向何方

如果你不明白该期望什么或者治疗将走向何方，只管问。通常，最有趣、刺激和有影响力的谈话是那些你冒险跨越起初不舒适的领域的对话。在每一次会谈中，你的治疗师可能会做或说一些你不太明白的事情，但你还是点头表示你理解事情将往何处发展。我鼓励每位来访者既将自己视为一个正在接受治疗的来访者，也将自己视为一名正在接受训练的治疗师。这意味着你要对哪些事情最有效、哪些事情几乎无效进行批判性思考。对于自己所说或所做的事情，治疗师应该有明确的理由；如果你花时间向他们询问，他们应该能够清楚地表达或解释这些理由。

治疗师一直要求我做我不能（或不愿意）做的事情

心理治疗师所犯的一个常见错误是，要求来访者做一些他们尚未准备好或不愿意做的事情。我们会变得不耐烦，希望事情快些完成。我们面临着尽快完成这项工作的压力，我们也迫切希望把谈话转化为建设性的行动。

有些治疗师这样安排家庭作业："你为什么不和几个朋友谈谈，了解一下他们对你的新决定的看法？"有些治疗师推动、劝说或挑战来访者，让他们尝试新行为："我们现在就试试看。我要求从你那里借个东西，我希望你说不——然后拒绝对此感到难过。"另一些治疗师直接建议来访者采取与当前问题相关的行动："鉴于你在一大群人面前讲话时的焦虑似乎更严重，请考虑暂时避免置身于这些场景中。"

然而，无论初衷多么良好，当这些任务实际上没有完成时，来访者和治疗师都会感到沮丧。各种借口层出不穷："我忘了。""我没有时间。""没有机会。""我改变了主意。"最后这个评论可能相当准确，即无论人们嘴上说什么是重要的，如果他们不付诸实践，那么这件事从一开始就不是真正重要的。我们总是会为对我们来说真正重要的事情找到时间和机会。治疗师有时也需要从来访者那里得到提醒：他们可能没有准备好做明显对他们最有益的事情。

太昂贵了

即使治疗费用由第三方支付或是免费，但时间也是金钱。将优先事项和精力投入在心理治疗会谈中是一个重大承诺。这常常感觉像是一种奢侈，它占据了其他同样重要的事情的时间。然而，人们会把时间和金钱浪费在各种对他们毫无帮助的事物上，每天花费数小时观看无聊的电视节目或玩电子游戏，为衣橱增添新的藏品，或者在没有意义的娱乐活动上花费本就有限的资金，但这只会浪费时间。

治疗与任何股票、储蓄或退休账户一样，是对你未来的一种投资。它代表了对持续成长、提升幸福感和生活满意度的承诺。它几乎是任何人可能期望的最有用和实践性最强的教育。

我实际上变得更糟了

绝大多数治疗师都非常专业和具有胜任力，更不用说他们还是很友善的人。但我们有一些同行会做出可疑或不道德的行为。让我们明确规则：治疗师所做的一切都应当旨在保护你的福祉并促进你的最大利益。治疗师不得以任何方式满足自己的需求。如果你觉得自己的治疗师自私、操纵、不诚实或具有诱惑性，或者你对他的专业水平有疑虑，那么这些都是明确的警告信号，表明也许是时候结束这段关系了。

"他们"不希望我再来

许多来访者并不一定想停止治疗，但他们因为受到家人的压力或"胁迫"而不得不这么做。通常情况下，来访者的重要他人会感到困惑、迷茫，甚至会因为来访者在治疗中发生的变化而感受到威胁。当家庭或系统中的某个人以某种方式发生变化时，其他人必须调整并适应这种转变。这通常涉及一定程度的不适和努力，而他们宁愿避免这种情况。在破坏治疗并让家人回到体系中（无论这个体系的功能有多么失调）与让成长继续之间进行选择时，结束治疗往往是更简单的方法。伴侣或重要他人可能禁止来访者回到治疗中，或尽最大努力破坏进展。在这种情况下，这是一个明确的迹象，表明需要进行家庭联合会谈来解决这些问题。

如何告别？

不管治疗结束的原因是什么、何时结束，以及以何种方式结束，这通常都是一个具有挑战性的过渡期。一旦定期支持和会谈结束，人们就会不由自主地害怕倒退。如果随着时间的推移，双方建立了稳固的关系，那么这也可能是一个痛苦的悲伤和调整时期——对于所有相关参与者而言。我要承认，尽管当来访者即将离开时，我表现得兴高采烈和自豪，但我也产生了失落感。我怀念那些定期进行的、亲密的对话。由于与前来访者保持联系的情况相当罕见，我经常想知道他们过得如何，且必须接受不确定性。

从来访者的角度来看，通常不仅有增加的自由和独立感——更不用说节约的时间和金钱——还会有反复出现的恐惧和挫折。当治疗的最后阶段得到很好处理时，会有相当多的时间用于规划这一过程。其中可能包括复发预防策略，以及预期问题的排演——这些问题可能会不可避免地出现。同样重要的是，双方还要开诚布公地讨论一些至今尚未敞开的感受、未解决的问题（这些问题可能在未来得到解决），并以有意义的方式告别。最后，治疗师有时也会安排未来的后续会谈，以确保来访者的进展和成长能够持续。

一些秘密：治疗师最喜欢来访者的哪些特质

家长们通常会对某个棘手的问题做出这样的回答："嗯，我的每一个孩子都不一样，但我一样爱他们。"尽管这是唯一真正可接受的答案，但事实并非如此。当然，治疗师对待来访者的感觉也是这样——有些来访者比其他来访者更受喜爱和欣赏。

让我们正视现实吧，一些人之所以经常需要心理治疗，是因为他们做了一些极端令人讨厌的事情。有些人最初被推荐进行治疗，是因为其他人已经厌倦了应对他们的古怪行为。虽然确实有许多来访者为了学习和成长而参加会谈，他们是你遇到过的最有趣、快乐和好玩的人，但另一些人则严重受到困扰，不断敷衍、撒谎、操纵，以及尽最大努力使周围每个人都尽可能地痛苦。

显然，获得治疗师的喜欢或至少感觉到被治疗师喜欢是很重要的。你可以想象，这并不总是容易做到的，尤其是当某个来访者竭尽全力地表现得难以对付时。然而，询问治疗师她理论上最喜欢哪些来访者，你通常会得到一个经过仔细雕琢的回答，类似于："我确实专精于＿＿＿＿＿＿＿＿＿＿［填空］并喜欢处理这些议题，但我几乎喜欢与任何人工作。"当然，这并不完全准确。

在过去，老一代的治疗师对他们偏好的理想来访者有很清晰的认识。考虑到几十年前几乎所有的治疗师都是年长的白人男性，这也许并不奇怪。他们所声明的对来访者的偏好包括与自己非常相似的个体（受过教育、聪明、白人、中产阶级和良好的口头表达能力）。考虑到心理治疗是一件需要一定程度的洞察力和口头表达能力的事情，多年来这一情况并没有太大改变。然而，在一项调查中，治疗师被要求提供三个形容词来描述他们的理想来访者，而这些形容词中的大多数都可以轻易猜到（Howes，2009）。治疗师希望来访者完全诚实和坦率、心胸开阔并且灵活、高度积极且有决心，对于不适和模棱两可的议题有较高的容忍度。是啊，谁不想和那样的人来往呢？

当然，治疗师喜欢特定的来访者有不同的原因：因为来访者让自己想起了某人，因为他们在价值观和兴趣上看起来相似，或者因为他们在某种程度上被视为是有吸引力的或有趣的。然而，也有一些宣称的偏好具有显著差异。例如，我一直喜欢与叛逆的青少年一起工作——那些叛逆和（被视为）故意刁难的人，让我觉得非常有趣。而我的办公室合伙人则会将她所有的青少年来访者转介给我。这或许不足为奇，因为她自己有三个十几岁的孩子。同样，那时作为一个学步儿的父亲，我会将我年幼的来访者转介给她，因为我实在是厌倦了每天晚上在家里玩糖果乐园、捉迷藏和其他游戏。

许多来访者在一两次会谈后没有继续治疗，因为他们觉得治疗师并没有真正理解他们文化背景的微妙之处。有大量研究支持了这一结论：大多数有色人种的治疗没有持续很长时间，是因为他们在治疗中感觉不舒服或没被理解，尤其是当治疗师是主流文化的成员时。在某些情况下，这种被感知的冒犯，通常被称为"微攻击"，虽然是无意的，却仍然令人不悦和反感。

每位治疗师都会根据兴趣、培训和个人偏好，发展自己的专长领域。有专家专门处理进食障碍、多重人格障碍、惊恐障碍、成瘾问题或创伤，不仅因为他们具备专业知识，还因为他们个人被这些问题吸引。治疗师中最喜欢与存在毒品和酒精问题的来访者一起工作的人，谈到了他们多么欣赏这些案例中的戏剧性。有些治疗师承认，他们所宣称的偏好是基于继续自我疗愈或探索并行于来访者议题的问题而形成的。例如，在我生命的这一阶段，我理想的来访者是一个成熟的成年人，他愿意探索并找到新的生活挑战中的意义；换句话说，我的理想来访者就是自己！

虽然许多治疗师确实有自己的偏好，但最受欢迎的其他来访者特征包括愿意耐心等待，因为结果的到来可能缓慢且难以预测。我们希望来访者不仅积极主动并渴望改变，而且在事情并未按计划进行时，愿意对我们保持耐心和宽容。

我们希望来访者有责任感和可靠，至少在准时出现和支付账单方面如此。我们希望他们充满好奇心和反思，有兴趣和意愿批判性地看待自己的行为及其对他人的影响。我们绝对希望来访者乐观、快乐和幽默（谁不希望？），但考虑到大多数来访者很焦虑、困惑或抑郁，这种情况并不太现实，也许只有到最后才会实现。

总之，如果你正在将自己的"状况"、个性和风格与这一理想状态做比较，并且在这些方面感到明显不足，那么以下是最核心的观点：治疗师希望来访者对这个过程深度投入，并愿意为自己的改变付出努力；如果具备动机和承诺，其他因素并不太重要。这是相当困难的评估，因为每个人对正在思考的变化都持矛盾态度——它们可能是值得的，但也涉及很多不适、陌生感和辛苦工作。

发起困难但真正坦诚的对话

大多数关系最终会形成一种模式，这种模式既可以变得可预测，也经常限制人们的行为。在治疗过程中，这些习惯会很快地确立下来。来访者几乎总是坐在同一个地方，就像治疗师总是坐在他们最喜欢的椅子上。会谈通常以类似的方式开始（"你想今天谈什么？"），并以类似的方式结束（"我们把下周的时间也定下来吧。同一时间？"）。很快，参与者陷入一种既舒适又让人受限的例行公事中。有时这使得双方难以突然改变话题，并提出一些并非计划中的困扰或烦恼。

由于治疗师作为专家和权威人物所带来的权力不平等，来访者通常不愿挑战或对抗他们。当然也有例外，特别是那些比较自信，甚至喜欢卖弄和好斗的来访者。一般来说，治疗会陷入僵局，一直保持这种状态，直到一方或双方决定改变这个过程的轨迹。这意味着打破现状、冒险，并提出一个被忽略但显然双方都视而不见的话题。

我如何知道你是不是最适合我的治疗师？

在治疗过程中的前几周，你不可能知道治疗师是否最适合你，就像你不能在一次相亲之后就确定关系是否会快速发展一样。但是，在最初的联系过程中，不管是在电话里还是在初始访谈时，你可以花一点时间了解一些基本信息，以帮助你更明智地决定是否继续与这位专业人士合作。

你可能不想反过来对治疗师进行太长时间的面试，否则你会耗尽所有时间。不过，你可以提出一些问题。

- 你可以告诉我你的背景、培训和资质情况吗？
- 你倾向于使用哪种疗法和方法，为什么你认为这适合我正在经历的情况？
- 鉴于你已经了解我的情况和问题，你有哪些可以帮助我的建议？随着时间推移，我的情况将会有何进展？
- 我是犹太人／同性恋／共和党人／无家可归者／素食者／律师（选择一个适合你的词，也许是你的议题）。你的价值观如何与我的背景契合？
- 关于付费、迟到或取消预约以及其他类似问题，你有哪些规定？

让这种对话变得有些尴尬的原因是，你正在有意改变互动的性质，以明确表明你是一个知情的消费者，打算明确承担自己对这次会面的责任。在你的问题和顾虑得到充分解答之前，你不会愿意对这个过程做出承诺。如果询问超出这些基本问题几分钟以上，可能就显得过多了，但大多数治疗师实际上会欣赏你花时间和精力来确定治疗是否适合你。

这没有用，我想放弃

听到你说治疗没有起作用并且你想放弃，任何治疗师都会觉得难以应对和失望（除非他们也急于结束合作）。告诉某人你不喜欢他的做法、不太欣赏事情的发展方式是非常困难的。这就是为什么许多来访者不愿意坦率地表达他们的感受，而是简单地取消预约，不再重新安排。正如先前提到的，悄然离开而不解释或做告别，不是应对不满意的关系的理想方式。事实上，如果来访者对治疗师这样做，这很可能是一个不理想的生活模式的延续。

无论你对于告诉治疗师你对服务不满感到多么焦虑，这都至少提供了一个分享反馈的机会，可以让你更深入地理解发生了什么，并使治疗过程的结束更令人满意。当分享这样坦诚（可能尴尬）的意见时——比如，"我不太喜欢我们所做的事情，也没有从中得到什么好处"——你很可能发现自己陷入了关于谁对谁错的争执，并且治疗师开始说服你考虑给事情更多时间，而你对此感到困扰。如果情况是这样，那么你显然已经得到了关于这位治疗师是否倾听并理解你的答案。

此外，有时这样的困难对话可能会导致重大突破，无论你是否继续与这位治疗师合作。能够坦率地表达自己，说出自己不喜欢或不赞赏的东西，并且能够在一个权威人物面前这样做，很可能会改变其他关系中持续的模式。并且，即便你提出了抱怨和失望，你们仍有机会重新协商你们如何共同工作，并调整过程以更好地满足你的需求。这一切都始于你的勇敢发言。

我并不十分真诚

人们总是在撒谎。他们对家人、朋友、同事、所有人都撒谎。他们对牙医说他们每天都使用牙线，对老板说他们因为感觉不舒服而不能去上班。他们尤其会在自己的真实能力和缺点方面对自己撒谎。他们甚至对治疗师撒谎，这一点似乎很奇怪，因为在他们准备好变得开放和坦诚之前，他们无法获得改善或从治疗中收获太多东西。然而，撒谎、欺骗、夸大、淡化和误导是管理个人形象时所进行的人际互动的一部分。没有人会向刚认识的某人完全吐露自己的种种缺点、秘密、困难和可耻行为。建立这种信任需要时间。

尽管对治疗师尽可能坦诚肯定是可取的，甚至是必要的，但有时掩盖事实的真相（至少在你真正感到被接纳和自在之前）也是正常和普遍的。一位来访者承认，尽管她喜欢并信任她的治疗师，但她经常在会谈中说谎。她觉得治疗师对她非常冷漠且在情感上遥不可及，所以她尽力让他感到震惊，以便在他身上引发一些真实反应。"我对他大声喊叫并咒骂他，"她说，"他说他永远不会赶我走，因为他每周只见我一个小时，而他接受了自己的局限性。我认为这意味着他并不真正关心我。说出来也很奇怪，但我不想伤害他的感情。尽管我做了一切令他震惊的事情，但我不想跟他说我告诉他的一切几乎都是谎言。"

我向治疗师搜集了一些故事——有关来访者曾经对他们撒过的最神奇的谎言，而这些谎言让他们完全上了当。虽然这些经历有些好笑，但也令人痛心，因为有些人会故意操纵、伪装和隐藏自己真实的一面来耍手段。以各种形式和风格出现的心理疗法基本上是建立在彼此信任的互动之上的；一旦这种信任受到损害，治疗工作就必然陷入僵局。所以，如果你意识到你在会谈中对某些事情不够坦诚，那么就是时候重新评估这到底意味着什么了。

我受到了伤害和冒犯

当然，有时候你会感到受伤和被冒犯，尤其是当你考虑到治疗师的工作是推动你进入你一直试图避开的领域时。有些治疗师可能直言不讳，告诉你一些你不愿承认的事情。有时候你会听到让你感到受伤的话，或者这些话超出了你所能承受的范围，让你感到受伤或被误解。这在日常生活中也经常发生。但这里会有一个有趣的成长性经历：在与一位安全的专业人士进行治疗时，你有机会大声说出你的感受。无论这些感受是否"合理"或代表着"过度反应"，告诉别人你不喜欢他们说的话是非常重要的。这使得你们双方都有机会共同解决问题，解释你们的立场，并对发生的事情及原因达成共同的理解。

作为一名治疗师，我有时会对来访者采取冒险的措施，也就是挑战他们，并说一些我知道他们听起来会很难受的话。有时候我会尝试一些策略，尽管我不确定它们会走向何方。我可能会提出一些诠释或解释——就算不是错误，也是误导性的。有时候，我可能会说一些被认为不够敏感或粗鲁的话，即使我尽量小心了。当这种情况发生，或者来访者因为我说过或做过的事情感到被冒犯时，我并不惊讶。如果这种情况一次都不发生，那么这意味着我在处理方式上过于谨慎和保守了。我之所以说出这些话是因为，在一段稳固、相互信任的关系中，我们有时会犯错误，然后道歉，并继续前进。我实际上很喜欢来访者质疑我，因为这给了我们更直接而坦诚地交流的机会。噢不——这是个谎言。我当然并不"喜欢"被任何人质疑。这令人害怕和不安，并触发了我的无能感。我的意思是，尽管我起初不"喜欢"被质疑，但如果我们坚持面对这些感受，那么它最后所带来的结果是我真心喜欢的。这可能会成为治疗关系中最神奇而有帮助的时刻。

你真正想表达的是什么？

有时候我们无法理解别人，这是很常见的，尤其是当对方受过良好教育并使用许多术语和行话时。医生、律师、电工、计算机技术员、汽车修理工、心理治疗师或其他专业人士正在向我们解释某事，而我们点头示意、假装理解，尽管我们根本不明白他们在说什么。在心理治疗过程中，来访者也常常发现自己在仔细审视治疗师的反应和他们所说内容的含义，寻找隐藏的线索。由于治疗师竭尽全力保持中立和面无表情，这必然导致很多困惑。所以每当你不理解某事，或对治疗师所说或所做的事情感到困惑时，你一定要去询问——每一次都是。我们实际上非常感谢这些问题（只要它们是真诚的），因为这些问题提供了宝贵的反馈，让我们知道自己的表达可能并不如我们希望的那样清晰。这些问题实际上会引发更加有趣的互动。

> "当你说我是会做那种事情的人时，你笑了一下。我错过了什么好玩的地方吗？"
>
> "绝对没有。我只是回想起你之前告诉我的那个故事：当你母亲打电话过来打断你的时候，你告诉她你现在不能讲话，因为你刚刚在麦片上倒了牛奶。我觉得很有趣，这让我想到你对想与你见面的朋友不够坦诚。这让我开始思考你可能也对我隐瞒了一些事情。"

这种探究和寻求澄清的过程，很可能会成为改变现状的关键，让我们得以在更深入、更有意义的层面上理解不良的行为模式。

首先审视自己的行为，而不是责怪治疗师

正如前面提到的，很少有人真正希望改变，除非他们确实必须这样做——几乎没有人想接受治疗，除非他们感到绝望，并且已经没有其他选择了。有时候，在心理治疗中做来访者是件难事，因为规则看起来难以捉摸，治疗过程又如此神秘。你并不总是清楚可以期望什么，更不用说确定自己是否真的在做预期的事情。许多时候，我们很难看出会谈是否有帮助。在治疗中出现僵局、冲突和进展不尽如人意的情况几乎总是相互作用的结果，这意味着双方（或所有参与方）对结果都负有一定责任。当事情变得困难时，治疗师倾向于指责来访者表现出阻抗、阻碍或难对付；同样，来访者也会责怪治疗师未能恰当地履行自己的职责。当然，在某种意义上，双方都是正确的，因为在以某种方式延续困难方面他们各自都有责任。

总的来说，人们倾向于避免改变，只要他们能继续得过且过。改变需要太多时间和精力。过程太漫长了，太难了。在某些情况下，他们就是"享受"停滞不前带来的好处，即所谓的次级获益。这使他们可以推卸对问题的责任，将自己的困境归咎于他人，无论是父母、兄弟姐妹、天气、经济还是治疗师。他们拥有了继续表现不佳和参与自我破坏性行为的绝佳借口："我身不由己！"这样一来，他们可以将注意力从其他更加可怕的议题上分散出去。他们可以避免未知，并以自己的方式掌控局面。

无论是作为来访者还是治疗师，参与治疗的经历都是一生中最有趣、激动人心、刺激、令人困惑和不知所措且充满挑战的事情之一。与受过专业培训的人一起坐着，而这个人的唯一任务就是帮助你在多个方面改善生活，这真是不可思议。这个人倾听的专注度在任何其他场合中都是难以想象的，并且她依靠专长、经验和知识，能够观察和听到其他没有经过这种培训的人所无法了解的内容。你可以（希望如此）毫无忧虑地谈论任何事情，而不必担心被评判。每

周你都有一个完全开放的空间，可以深入探讨对你影响最大的问题和担忧。谁不想利用这样的机会更多地了解自己，以及困难的根源呢？谁不想要一个帮助他们在广泛领域中不断提升功能的结构呢？

如果你目前正在接受心理治疗，或正在考虑这样做，那么我欣赏你对个人成长的追求，也欣赏你拒绝满足于平庸，更不用说继续遭受不必要的痛苦。像任何称职的治疗师会提到的那样，这一体验的价值以及你能从中获得多少都取决于你自己。同样，如果事情不是按照你期望的方式进行，那么是时候站出来，改变事情的发展方向了。这不仅要求你指出治疗师的不足之处，还要求你审视你正在做的事情，或者没有做的事情——它们可能正是阻碍你前进的原因。

总结思考

正如本书一直清楚表达的，与许多专业服务一样，对于心理治疗而言，一刀切往往并不合适。每位治疗师的工作方式都略有不同，即使他们遵循相同的方法。同样，每个寻求帮助的人都有特殊的需求、期望和愿望，这些需求、期望和愿望并非任何人都能满足。合适是最重要的。这意味着你选择了一位真正了解你并能回应你的需求的人。如果情况不是这样，或者你有一些疑虑，那么在你考虑放弃之前（更不用说是在你取消下一次预约并将其视为终点之前），请就你的挫败和不满展开坦诚的对话。即使这不能解决困难，它也会让你有良好的实践机会——采取主动姿态，并做出协同努力来满足自己的需求。

任何治疗师在尝试确定适当的治疗方法、关系结构和参与方式时都存在一定的学习曲线。这显然涉及一些试错，需要尝试不同的策略，并确定哪种方法最有效、哪种方法看起来最没有帮助。这一过程很大程度上需要你坦率且诚实地说出事情进展如何、你喜欢什么以及最令人恼火和沮丧的是哪些方面。

无论你是曾经的来访者，还是目前正在接受治疗，或正在考虑接受治疗，你现在都更好地理解了治疗所涉及的内容，了解了这一过程通常的运作方式，并掌握了确切的步骤。这样你就可以从你的体验中得到最大的收获。

讨论问题

1. 你了解到的有关治疗师的哪些事情最让你感到惊讶？

2. 有关讲故事对于促进转变的作用，科特勒在书中谈到了很多，甚至专门用了一章的篇幅来讨论这个问题。书中的哪个故事让你难以忘怀、对你的生活产生了最大的影响？

3. 书中有哪些观点是你不赞同的？请提供一些令人信服的合理证据来支持你的立场，而不是仅凭个人观点进行批评。

4. 不同的文化有其独特的助人和治疗传统，并非所有的文化都同样强调"谈话疗法"。据你所知，还有哪些治疗传统可能与西方心理治疗的实践互补（或冲突）？

5. 科特勒从一开始就提出了这样一个观点：在我们的文化中，人们选择成为治疗师，不仅是出于利他的原因，在某种程度上也是为了拯救自己。你如何看待这一观点？

6. 基于对继发性创伤压力、移情、职业倦怠以及这项工作所固有的其他风险的了解，本书对自我照料进行了详细讨论。当你需要帮助时，你会采取哪些方式照顾自己，有哪些支持系统可以利用？

7. 如果你曾经接受过某种形式的心理咨询和心理治疗，你认为你的治疗师可以或应该采取哪些不同的方式帮助你？

8. 书中讨论了技术与知识的进步是如何改变治疗和文化的。你认为在未来10年中，有哪些因素会持续影响治疗的方式？你认为10年后的治疗会是什么样子？

9. 你可以通过哪些方式将本书中的一些观点、想法或内容应用在你生活里的不同情境中（比如商业、家庭、领导力和日常生活）？

10. 书中有一章讲述了助人关系的互惠性质，即来访者也会给治疗师带来或好或坏的巨大影响。在你的生活里，你是否曾在助人关系中帮助、指导或协助过某人，而这段经历给你带来了巨大的影响？

11. 有关治疗如何起作用，以及为什么有时治疗效果不佳，你有什么自己的看法（或最佳猜测）？

12. 在有关失败的一章中，有一个令人信服的例子，说明错误和失败往往是我们最好的老师。在你的人生中，有哪些重大失败最终成了你的重要一课？

13. 书中提到，所谓的困难来访者是因人而异的，也就是说，并不是所有的治疗师都会受困于同类个案或者问题；这在很大程度上取决于他们自身的经验、个性、受训背景、专业、价值观和兴趣。你认为在危机时刻，帮助哪个来访者对你而言最为困难？

14. 根据科特勒的观点（以及一些研究），无聊和倦怠不仅发生在我们压力过大的时候，也发生在我们的工作变得呆板和可预测的时候。在你的生活中，有哪些例行公事和模式化的东西让你无法更积极地投入工作、承担更多建设性的风险以及更投入地生活？

15. 科特勒谈到了很多有关这个职业的悖论，例如：需要亲近，但不能太亲近；需要关心来访者，又要保持超脱；需要提供支持，但不能培养依赖性。你在自己的人际关系中是否有同样的矛盾，以及职业领域和个人领域的动力是否存在差异？

16. 你认为大多数（或许多）治疗师在助人时，会忽视或误解什么？

17. 在新型冠状病毒感染发生后，你预测治疗行业在未来几年将如何继续发展和变化？

18. 你认为视频咨询与面对面咨询相比，有哪些优势和好处？你认为最令人担忧的限制、危险和缺点是什么？

参考文献与来源

Adams, M. (2014). *The myth of the untroubled therapist*. Routledge.

Adler, J. M. (2013). Clients' and therapists' stories about psychotherapy. *Journal of Personality*, *81*(6), 595–605.

Aguilera, L., Reed, K., & Goulding, J. (2020). Experiences of engaging in therapeutic storytelling. *Mental Health Review Journal*, *25*(1), 47–61.

Allan, B. A., Owens, R. L., & Douglass, R. P. (2019). Character strengths in counselors: Relations with meaningful work and burnout. *Journal of Career Assessment*, *27*(1), 151–166.

Andersson, G., Titov, N., Dear, B. F., Rozental, A., & Carlbring, P. (2019). Internet-delivered psychological treatments: From innovation to implementation. *World Psychiatry*, *18*(1), 20–28.

Appel, M. (2008). Fictional narratives cultivate just-world beliefs. *Journal of Communication*, *58*, 62–83.

Armstrong, C. (2019). *Rethinking trauma treatment: Attachment, memory, reconsolidation, and resilience*. W. W. Norton.

Arnold, D., Calhoun, L. G., Tedeschi, R. G., & Cann, A. (2005). Vicarious post-traumatic growth in psychotherapy. *Journal of Humanistic Psychology*, *45*(2), 239–263.

Bahinga, L. (2019). *Mirror neurons: Origin, past, and current research techniques, and possible functions* [Master's thesis, Iowa State University]. Creative Components, 296.

Balkin, R. S. (2021). *Practicing forgiveness: A path toward healing*. Oxford University Press.

Barnett, J. E. (2014). Distress, therapist burnout, self-care, and the promotion of wellness for psychotherapists and trainees. Society for the Advancement of Psychotherapy.

Barnett, M. (2007). What brings you here? An exploration of the unconscious motivations of those who choose to train and work as psychotherapists and counselors. *Psychodynamic Practice*, *13*, 257–274.

Barreto, J. F., & Matos, P. M. (2018). Mentalizing countertransference: A model for research on the elaboration of countertransference experience in psychotherapy. *Clinical Psychology and Psychotherapy*, *25*, 427–439.

Barrett, L. F. (2020). *7½ lessons about the brain*. Harcourt.

Beersma, B., & Van Kleef, G. A. (2012). Why people gossip: An empirical analysis of social motives, antecedents, and consequences. *Journal of Applied Social Psychology*, *42*(11), 2640–2670.

Békés, V., & Aafjes-van Doorn, K. (2020). Psychotherapists' attitudes toward online therapy during the COVID-19 pandemic. *Journal of Psychotherapy Integration*, *30*(2), 238–247.

Bennett-Levy, J. (2020). Why therapists should walk the talk: The theoretical and empirical case for personal practice in therapist training and professional development. *Psychiatry*, *62*, 133–145.

Berg, H., Antonsen, P., & Binder, P. E. (2016). Vistas in the relational matrix of the unfolding "I": A qualitative study of therapists' experiences with self-disclosure in psychotherapy. *Journal of Psychotherapy Integration*, *26*(3), 248–258.

Birch, J. (2019, December 27). Common issues people brought up in therapy in 2019. *Huffington Post*.

Bloom, M. (1975). *The paradox of helping*. Wiley.

Blume-Marcovici, A. C., Stolberg, R. A., & Kahademi, M. (2013). Examining our tears: Therapists' accounts of crying in therapy. *American Journal of Psychotherapy*, *69*(4), 399–421.

Blume-Marcovici, A. C., Stolberg, R. A., Khademi, M. K., & Giromini, L. (2015). When therapists cry: Implications for supervision and training. *The Clinical Supervisor*, *34*(2), 164–183.

Boorstein, D. (1983). *The discoverers*. Random House.

Borges, A. (2020, May 15). 11 tips for getting the most out of therapy right now. *Self*.

Botwin, S. (2020). *Thriving after trauma: Stories of living and healing*. Rowman and Littlefield.

Boynton, R. S. (2003, January). The return of the repressed: The strange case of Masud Khan. *Boston Review*.

Brattland, H., Høiseth, J. R., Burkeland, O., Inderhaug, T., Binder, P. E., & Iversen, V. C. (2018). Learning from clients: A qualitative investigation of psychotherapists' reactions to negative verbal feedback. *Psychotherapy Research*, *28*(4), 545–559.

Bucay, J. (2013). *Let me tell you a story: Tales along the road to happiness*. Europa.

Budge, S. L., & Moradi, B. (2019). Gender identity. In J. C. Norcross & B. E. Wampold (Eds.), *Psychotherapy relationships that work* (3rd ed., Vol. 2, pp. 133–156). Oxford University Press.

Buechler, S. (2012). *Still practicing: The heartaches and joys of a clinical career*. Routledge.

Bugental, J. F. T. (1978). *Psychotherapy and process*. Addison-Wesley.

Bugental, J. F. T. (1990). *Intimate journeys: Stories from life-changing therapy*. Jossey-Bass.

Burns, G. W. (Ed.). (2007). *Healing with stories: Your casebook for using therapeutic metaphors*. Wiley.

Callan, S., Schwartz, J., & Arputhan, A. (2021). Training future psychologists to be competent in self-care: A systematic review. *Training and Education in Professional Psychology, 15*(2), 117–125.

Castonguay, L. G., Constantino, M. J., & Beutler, L. E. (Eds.). (2019). *Principles of change: How psychotherapists implement research in practice*. Oxford University Press.

Castonguay, L. G., & Hill, C. E. (Eds.). (2017). *How and why are some therapists better than others? Understanding therapist effects*. American Psychological Association.

Chaverri, J., Praetorius, R. T., & Ruiz, E. (2018). Counselor happiness: Effects of therapy work with similar trauma. *Social Work in Mental Health, 16*(4), 419–435.

Chen, C. K., Nehrig, N., Wash, L., Schneider, J. A., Ashkenazi, S., Cairo, E., Guyton, A. F., & Palfrey, A. (2020). When distance brings us closer: Leveraging telepsychotherapy to build deeper connection. *Counselling Psychology Quarterly*.

Clements-Hickman, A. L., & Reese, R. J. (2020). Improving therapists' effectiveness: Can deliberate practice help? *Professional Psychology: Research and Practice, 15*(6), 606–612.

Constantino, M. J., Visla, A., Coyne, A. E., & Boswell, J. F. (2019). Cultivating positive outcome expectation. In J. C. Norcross & M. J. Lambert (Eds.), *Psychotherapy relationships that work* (3rd ed., Vol. *1*, pp. 461–494). Oxford University Press.

Corey, G., Corey, M. S., & Corey, C., (2018). *Issues and ethics in the helping professions* (10th ed.). Cengage.

Corey, M. S., & Corey, G. (2020). *On becoming a helper* (8th ed.). Cengage.

Courtney, J. A. (2020). *Healing child and family trauma through expressive and play therapies: Art, nature, storytelling, body & mindfulness*. W. W. Norton.

Csikszentmihalyi, M. (1975). *Beyond boredom and anxiety: The experience of play in work and games*. Jossey-Bass.

Csikszentmihalyi, M. (1998). *Finding flow: The psychology of engagement with everyday life*. Basic Books.

Cuijpers, P., Reijnders, M., & Huibers, M. (2019). The role of common factors in therapy outcomes. *Annual Review of Clinical Psychology, 15*, 207–231.

Cummings, J. (2011). Sharing a traumatic event: The experience of the listener and the storyteller. *Nursing Research, 60*(6), 386–392.

Danckert, J., & Eastwood, J. D. (2020). *Out of my skull: The psychology of boredom*. Harvard University Press.

Danzer, G. S. (2019). *Therapist self-disclosure: Evidence-based guide for practitioners*. Routledge.

De Haene, L., Rousseau, C., Kevers, R., Deruddere, N., & Rober, P. (2018). Stories of trauma in family therapy with refugees: Supporting safe relational spaces of narration and silence. *Clinical Child Psychology and Psychiatry, 23*(2), 258–278.

Dellazizzo, L., Potvin, S., Luigi, M., & Dumais, A. (2020). Evidence on virtual reality-based therapies for psychiatric disorders: Meta-review of meta-analyses. *Journal of Medical Internet Research, 22*(8), e20889.

Dembosky, A. (2016, June 30). How therapy became a hobby of the wealthy, out of reach for those in need [Audio podcast]. NPR.

Dockett, L. (2020, March/ April). The need for speed: How therapists can meet a growing need. *Psychotherapy Networker*, 19–25.

Dossey, L. (2018). Helper's high. *Explore, 14*(6), 393–399.

Dryden, W. (2020). *Help yourself with single session therapy*. Routledge.

Duncan, B. L. (2014). *On becoming a better therapist* (2nd ed.). American Psychological Association.

Duncan, B. L., Miller, S. D., & Sparks, J. (2004). *The heroic client: Principles of client-directed, outcome-informed therapy* (Rev. ed.). Jossey-Bass.

Duncan, B. L., Miller, S. D., Wampold, B. E., & Hubble, M. A. (2010). *The heart and soul of change: Delivering what works in psychotherapy* (2nd ed.). American Psychological Association.

Duncan, B. L., & Sparks, J. A. (2020). When meta-analysis misleads: A critical case study of a meta-analysis of client feedback. *Psychological Services, 17*(4), 487–496.

Edelwich, J., & Brodsky, A. M. (1980). *Burnout*. Human Sciences Press.

Edwards-Stewart, A., & Norcross, J. C. (2019). Integrating self-help and psychotherapy. In J. C. Norcross & M. R. Goldfried (Eds.), *Handbook of psychotherapy integration* (3rd ed., 357–374). Oxford University Press.

Ellis, A. (1972). Psychotherapy without tears. In A. Burton & Associates (Eds.), *Twelve therapists: How they live and actualize themselves* (pp. 103–126). Jossey-Bass.

Ellis, A. (1984). How to deal with your most difficult client— You. *Journal of Rational Emotive Cognitive Behavior Therapy, 1*(1), 3–8.

English, O. S. (1972). How I found my way to psychiatry. In A. Burton & Associates (Eds.), *Twelve therapists: How they live and actualize themselves*. Jossey-Bass.

Erikson, E., & Erikson, J. (1998). *The life cycle completed*. W. W. Norton.

Essig, T. (2019). The war for the future of psychotherapy. Forbes.

Eubanks, C. F., Goldfried, M. R., & Norcross, J. C. (2019). Future directions in psychotherapy integration. In J. C. Norcross & M. R. Goldfried (Eds.), *Handbook of psychotherapy integration* (3rd ed., 474–485). Oxford University Press.

Eubanks, C. F., Muran, J. C., & Safran, J. D. (2018). Alliance rupture repair: A meta-analysis. *Psychotherapy*, *55*(4), 508–519.

Eubanks, C. F., Muran, J. C., & Safran, J. D. (2019). Repairing alliance ruptures. In J. C. Norcross & M. J. Lambert (Eds.), *Psychotherapy relationships that work* (3rd ed., Vol. *1*, pp. 549–579). Oxford University Press.

Farber, S. K. (2016). The psychotherapist's occupational hazards. In S. K. Farber (Ed.), *Celebrating the wounded healer psychotherapist* (pp. 54–62). Routledge.

Finnerty, M., & McCleod, J. (2019). A qualitative study of the principles that self-defined integrative therapists in Ireland perceive as underpinning their practice. *Journal of Psychotherapy Integration*, *29*(4), 345–358.

Fischer, C., Cottin, M., Behn, A., Errázuriz, P., & Díaz, R. (2019). What makes a difficult patient so difficult? Examining the therapist's experience beyond patient characteristics. *Journal of Clinical Psychology*, *75*(5), 898–911.

Fischer, M. (2021, March 29). The therapy-app fantasy. *The New Yorker*.

Fish, J. M. (1973). *Placebo therapy: A practical guide to social influence in psychotherapy*. Jossey-Bass.

Fish, J. M. (1996). *Culture and therapy*. Aronson.

Fisher, S., Guralnik, T., Fonagy, P., & Zilcha-Mano, S. (2020). Let's face it: Video conferencing psychotherapy requires the extensive use of ostensive cues. *Counselling Psychology Quarterly*.

Flowers, J. V., & Frizler, P. (2004). *Psychotherapists on film*. McFarland.

Fonagy, P., Luyten, P., Allison, E., & Campbell, C. (2019). Mentalizing, epistemic trust, and the phenomenology of psychotherapy. *Psychopathology*, *52*(2), 94–103.

Forrest, G. G. (2012). *Self-disclosure in psychotherapy and recovery*. Jason Aronson.

Fors, M. (2018). *A grammar of power in psychotherapy: Exploring the dynamics of privilege*. American Psychological Association.

Fraga, J. (2018). How to feel when your therapist cries in front of you. *New Yorker*, Feb. 9.

Frank, J. D. (1993). *Persuasion and healing* (3rd ed.). Johns Hopkins University Press.

Freud, S. (1912). The dynamics of transference. In *Collected papers*, Vol. *8*. Imago.

Freud, S. (1954). *The origins of psychoanalysis*. Basic Books. (Original work published 1897)

Freud, S. (1955). Letter to Ferenczi, Oct. 6, 1910. In E. Jones, The life and work of Sigmund Freud (Vol. *2*, pp. 221–223). Basic Books.

Freudenberger, H. J., & Robbins, A. (1979). The hazards of being a psychoanalyst. *Psychoanalytic Review, 66,* 275–296.

Frewen, P., Mistry, D., Zhu, J., Kielt, T., Wekerle, C., Lanius, R. A., & Jetly, R. (2020). Proof of concept of an eclectic, integrative therapeutic approach to mental health and well-being through virtual reality technology. *Frontiers in Psychology, 11,* 858.

Friskie, S. (2020). The healing power of storytelling. *The Airbutus Review, 11*(1), 19–27.

Gallup. (2015). Honesty/ ethics in professions.

Geimer, J. L., Leach, D. J., Desimone, J., Rogelberg, S. G., & Warr, P. (2015). Meetings at work: Perceived effectiveness and recommended improvements. *Journal of Business Research, 68,* 2015–2026.

Geller, S. (2020). Cultivating an online therapeutic presence: Strengthening therapeutic relationships in teletherapy sessions. *Counselling Psychology Quarterly.*

Gelso, C. J. (2009). The real relationship in a postmodern world: Theoretical and empirical explorations. *Psychotherapy Research, 19*(3), 253–264.

Gelso, C. J. (2011). *The real relationship in psychotherapy: The hidden foundation of change.* American Psychological Association.

Gelso, C. J., Kivlighan, D. M., Jr., & Markin, R. D. (2018). The real relationship and its role in psychotherapy outcome: A meta-analysis. *Psychotherapy, 55*(4), 434–444.

Gelso, C. J., Kivlighan, D. M., Jr., & Markin, R. D. (2019). The real relationship. In J. C. Norcross & M. J. Lambert (Eds.), *Psychotherapy relationships that work* (3rd ed., Vol. *1,* pp. 351–378). Oxford University Press.

Gelso, C. J., & Kline, K. V. (2019). The sister concepts of the working alliance and the real relationship: On their development, rupture, and repair. *Research in Psychotherapy, 22,* 142–149.

Ghent, E. (1999). Masochism, submission, surrender: Masochism as a perversion of surrender. In S. Mitchell & L. Aron (Eds.), *Relational psychoanalysis: The emergence of tradition* (pp. 211–242). Analytic Press.

Giardini, F., & Wittek, R. (Eds.). (2019). *The Oxford handbook of gossip and reputation.* Oxford University Press.

Gitlin, D. (2020, November/ December). The surprising intimacy of phone sessions. Psychotherapy Networker, 26–27.

Gladding, S. T. (2021). *The creative arts in counseling* (6th ed.). American Counseling Association.

Gmelch, W. (1983). Stress for success: How to optimize your performance. *Theory Into Practice, 22*(1), 7–14.

Goldberg, A. (2012). *An analysis of failure: An investigation of failed cases in psychoanalysis and psychotherapy*. Routledge.

Gopnik, A. (2020, June 1). The new theatrics of remote therapy. *New Yorker*.

Gottschall, J. (2012). *The storytelling animal: How stories make us human*. Houghton Mifflin.

Greenbaum, Z. (2020). How well is telepsychology working? *APA Monitor*, *51*(5), 46.

Griswell, G. E. (1979). Dead tired and bone weary. *Voices*, *15*(2), 49–53.

Grover, S. (2018). "My candle burns at both ends, it will not last the night": Psychotherapist burnout— causes and cures. *Issues in Psychoanalytic Psychology*, *40*, 103–111.

Guy, J. D. (1987). *The personal life of the psychotherapist*. Wiley.

Hagstrom, L., & Gustafsson, K. (2019). Narrative power: How storytelling shapes East Asian politics. *Cambridge Review of International Affairs*, *32*(4), 387–406.

Haley, J. (1973). *Uncommon therapy*. W. W. Norton.

Hammel, S. (2018). *Handbook of therapeutic storytelling*. Routledge.

Hancock, C. (2015, June 8). Psychotherapy relationship and money: Strange bedfellows? *Psychology Tomorrow*.

Hanley, T. (2021). Researching online counseling and psychotherapy: The past, present, and future. *Counselling and Psychotherapy Research*, *21*(3), 493–497.

Hanley, T., Prescott, J., & Gomez, K. U. (2019). A systematic review exploring how young people use online forums for support around mental health issues. *Journal of Mental Health*, *28*(5), 566–576.

Hanney, S. R., Castle-Clarke, S., Grant, J., Guthrie, S., Henshall, C., Mestre-Ferrandiz, J., Pistollato, M., Pollitt, A., Sussex, J., & Wooding, S. (2015). How long does biomedical research take? Studying the time taken between biomedical and health research and its translation into products, policy, and practice. *Health Research Policy and Systems*, *13*, 1.

Harrington, J. A., & Neimeyer, R. A. (2021). *Superhero grief: The transformative power of loss*. Routledge.

Hartung, F. M., Krohn, C., & Pirschtat, M. (2019). Better than its reputation: Gossip and the reasons why we and individuals with "dark" personalities talk about others. *Frontiers of Psychology*, *10*, 1162.

Harvey, S. T., Marwick, A., Baken, D. M., Bimler, D., & Dickson, J. (2019). Understanding the social emotional practices of therapists. *Counselling Psychology Quarterly*, *32*(1), 39–63.

Hayes, J. A., Gelso, C. J., Goldberg, S., & Kivlighan, D. M. (2018). Countertransference management and effective psychotherapy: Meta-analytic findings. *Psychotherapy*, *55*(4), 496–507.

Hayes, J. A., Gelso, C. J., Kivlinghan, D. M., & Goldberg, S. B. (2019). Managing countertransference. In J. C. Norcross & M. J. Lambert (Eds.), *Psychotherapy relationships that work* (3rd ed., Vol. *1*, pp. 522–548). Oxford University Press.

Heinonen, E., & Nissen-Lie, H. A. (2020). The professional and personal characteristics of effective psychotherapists: A systematic review. *Psychotherapy Research*, *30*(4), 417–432.

Heinonen, E., & Orlinsky, D. E. (2013). Psychotherapists' personal identities, theoretical orientations, and professional relationships: Elective affinity and role adjustment as modes of congruence. *Psychotherapy Research*, *23*(6), 718–731.

Henrich, J. (2020). *The WEIRDest people in the world: How we became psychologically peculiar and particularly prosperous*. Farrar, Straus, & Giroux.

Henry, W. E., Sims, J. H., & Spray, S. L. (1973). *Public and private lives of psychotherapists*. Jossey-Bass.

Henyon, H. (2021). *Storytelling as a therapy tool: Using story to heal trauma and abuse*. Lifestyle Entrepreneurs Press.

Hess, M. (2012). Mirror neurons, the development of empathy and digital storytelling. *Religious Education*, *107*(4), 401–414.

Heyes, C., & Catmur, C. (2021). What happened to mirror neurons? *Perspectives on Psychological Science*.

Hickok, G. (2014). *The myth of mirror neurons: The real neuroscience of communication and cognition*. W. W. Norton.

Hill, C. E., Knox, S., & Pinto-Coelho, K. G. (2019). In J. C. Norcross & M. J. Lambert (Eds.), *Psychotherapy relationships that work* (3rd ed., Vol. *1*, pp. 379–420). Oxford University Press.

Holm-Hadulla, R. M. (2020). Creativity and positive psychology in psychotherapy. *International Review of Psychiatry*, *32*(7–8), 616–624.

Hou, J. M., & Skovholt, T. M. (2020). Characteristics of highly resilient therapists. *Journal of Counseling Psychology*, *67*(3), 386–400.

Howes, R. (2009). The ideal psychotherapy client. Psychology Today, December.

Hoyt, M., Bobele, M., Slive, A., Young, J., & Talmon, M. (2018). *Single session therapy by walk-in or appointment*. Routledge.

Hoyt, T., & Yeater, E. A. (2011). The effects of negative emotion and expressive writing on posttraumatic stress symptoms. *Journal of Social and Clinical Psychology*, *30*(6), 549–569.

Huckvale, K., Torous, J., & Larsen, M. E. (2019). Assessment of data sharing and privacy practices of smartphone apps for depression and smoking cessation. *Journal of the American Medical Association Network Open*, *2*(4), e192542.

Huebschmann, N. A., & Sheets, E. S. (2020). The right mindset: Stress mindset moderates the association between perceived stress and depressive symptoms. *Anxiety, Stress & Coping: An International Journal, 33*(3), 248–255.

Hui, B. P. H., Ng, J. C. K., Berzaghi, E., Cunningham-Amos, L. A., & Kogan, A. (2020). Rewards of kindness? A meta-analysis of the link between prosociality and well-being. *Psychological Bulletin, 146*(12), 1084–1116.

Ingemark, C. A. (Ed.). (2013). *Therapeutic uses of storytelling*. Nordic Academic Press.

Innes, J. M., & Morrison, B. W. (2021). Machines can do most of a psychologist's job. *The Conversation*.

Jarvis, C. (2019). The educational power of fiction— An interdisciplinary exploration. In: J. C. Gouthro (Ed.), *Professional education with fiction media*. Palgrave Macmillan.

Jenks, D. B., & Oka, M. (2020). Breaking hearts: Ethically handling transference and countertransference in therapy. *American Journal of Family Therapy*.

Johnson, S. (2020, November/ December). Going virtual: From skeptic to believer. *Psychotherapy Networker*, 29–33.

Kang, J. H., & Yang, S. (2019). A therapist's vicarious posttraumatic growth and transformation of self. *Journal of Humanistic Psychology*.

Karakurt, G., Anderson, A., Banford, A., Dial, S., Kokow, H., Rable, F., & Doslovich, S. F. (2014). Strategies for managing difficult clinical situations between sessions. *American Journal of Family Therapy, 42*, 413–425.

Keen, S. (1977, May). Boredom and how to beat it. *Psychology Today*, 78–84.

Keeney, B. P. (1991). *Improvisational therapy*. Guilford Press.

Keeney, B. (2009). *The creative therapist*. Routledge.

Keeney, B. P. (2021). *The Bushman way of tracking God: The original spirituality of the Kalahari people*. Atria Books.

Khair Badawi, M. T. (2015). The countertransference: When painful traumatic traces sustain the countertransference and reveal themselves to the psychoanalyst 14 years later. *International Journal of Psychoanalysis, 96*(6), 1477–1489.

Khazan, O. (2020, May 12). Why your shrink wasn't offering virtual therapy until now. *The Atlantic*.

Kirschenbaum, H. (2009). *The life and work of Carl Rogers*. American Counseling Association.

Knox, J. (2019). The harmful effects of psychotherapy: When the therapeutic alliance fails. *British Journal of Psychotherapy, 35*(2), 245–262.

Koestler, A. (1964). *The act of creation*. Dell.

Kolden, G. G., Wang, C. C., Austin, S. B., Chang, Y., & Klein, M. H. (2019). Congruence/ genuineness. In J. C. Norcross & M. J. Lambert (Eds.), *Psychotherapy relationships that work* (3rd ed., Vol. *1*, pp. 323–350). Oxford University Press.

Kopp, S. (1985). *Even a stone can be a teacher*. Tarcher.

Koroma, A. (2020). My journey. In J. Kottler, S. Banu, & S. Jani (Eds.), *Handbook of refugee experience* (pp. 110–115). Cognella.

Kottler, J. A. (1990). *Private moments, secret selves: Enriching our time alone*. Ballantine.

Kottler, J. A. (1991). *The compleat therapist*. Jossey-Bass.

Kottler, J. A. (1992). *Compassionate therapy: Working with difficult clients*. Jossey-Bass.

Kottler, J. A. (1993). Facing failure as a counselor. *American Counselor*, *2*(4), 14–19.

Kottler, J. A. (1997). *Travel that can change your life*. Jossey-Bass.

Kottler, J. A. (2006). *Divine madness: Ten stories of creative struggle*. Jossey-Bass.

Kottler, J. (2008, September/ October). Transforming lives. Psychotherapy Networker, 42–47.

Kottler, J. A. (2010). The assassin and the therapist: An exploration of truth and its meaning in *psychotherapy and in life*. Routledge.

Kottler, J. A. (2012). *The therapist's workbook: Self-assessment, self-care, and self-improvement exercises for mental health professionals* (2nd ed.). Wiley.

Kottler, J. A. (2014). *Change: What leads to personal transformation*. Oxford University Press.

Kottler, J. A. (2015a). *Stories we've heard, stories we've told: Life-changing narratives in therapy and everyday life*. Oxford University Press.

Kottler, J. A. (2015b). *The therapist in the real world: What you never learn in graduate school (but really need to know)*. W. W. Norton.

Kottler, J. A. (2017). *Secrets of exceptional counselors*. American Counseling Association.

Kottler, J. A. (2018a). *Living and being a therapist: A collection of readings*. Cognella.

Kottler, J. A. (2018b). *What you don't know about leadership but probably should: Applications to daily life*. Oxford University Press.

Kottler, J. A. (2019). *Fallen heroes: Tragedy, madness, resilience, and inspiration among famous athletes*. Cognella.

Kottler, J. A. (2021). *Practicing what you preach: Self-care for helping professionals*. Cognella.

Kottler, J. A., & Balkin, R. (2017). *Relationships in counseling and the counselor's life*. American Counseling Association.

Kottler, J. A., & Balkin, R. (2020). *Myths, misconceptions, and invalid assumptions of counseling and psychotherapy*. Oxford University Press.

Kottler, J. A., Banu, S., & Jani, S. (Eds.). (2019). *Handbook of refugee experience: Trauma, resilience, and recovery*. Cognella.

Kottler, J. A., & Blau, D. (1989). *The imperfect therapist: Learning from failure in therapeutic practice*. Jossey-Bass.

Kottler, J. A., & Carlson, J. (2002). *Bad therapy: Master therapists share their worst failures*. Routledge.

Kottler, J. A., & Carlson, J. (2003). *The mummy at the dining room table: Eminent therapists reveal their most unusual cases*. Jossey-Bass.

Kottler, J. A., & Carlson, J. (2006). *The client who changed me: Stories of therapist personal transformation*. Routledge.

Kottler, J. A., & Carlson, J. (2007). *Moved by the spirit: Discovery and transformation in the lives of leaders*. Impact.

Kottler, J. A., & Carlson, J. (2008). *Their finest hour: Master therapists share their greatest success stories* (2nd ed.). Crown Publishing.

Kottler, J. A., & Carlson, J. (2009). *Creative breakthroughs in therapy: Tales of transformation and astonishment*. Wiley.

Kottler, J. A., & Carlson, J. (Eds.). (2011). *Duped: Lies and deception in psychotherapy*. Routledge.

Kottler, J. A., & Carlson, J. (2015). *On being a master therapist: Practicing what we preach*. Wiley.

Kottler, J. A., & Carlson, J. (2016). *Therapy over 50: Aging issues in psychotherapy and the therapist's life*. Oxford University Press.

Kottler, J. A., Carlson, J., & Keeney, B. (2004). *American shaman: An odyssey of global healing traditions*. Routledge.

Kottler, J. A., Englar-Carlson, M., & Carlson, J. (Eds.). (2013). *Helping beyond the 50 minute hour: Therapists involved in meaningful social action*. Routledge.

Kottler, J. A., & Marriner, M. (2009). *Changing people's lives while transforming your own: Paths to social justice and global human rights*. Wiley.

Kottler, J. A., & Safari, S. (2019). *Making a difference: A journey of adventure, disaster, and redemption inspired by the plight of at-risk girls*. Cognella.

Kottler, J. A., & Sharp, L. (2018). *Understanding research: Being a competent and critical consumer*. Cognella.

Kovacs, A. L. (1976). The emotional hazards of teaching psychotherapy. *Psychotherapy: Theory, Research, and Practice, 13*(4), 321–334.

Krause, R. J., & Rucker, D. D. (2020). Strategic storytelling: When narratives help versus hurt the persuasive power of facts. *Personality and Social Psychology Bulletin, 46*(2), 216–227.

Krediet, E., Bostoen, T., Breeksema, J., van Schagen, A., Passie, T., & Vermetten, E. (2020). Reviewing the potential for psychedelics for the treatment of PTSD. *International Journal of Neuropsychopharmacology, 23*(6), 385–400.

Kuchuck, S. (Ed.). (2014). *Clinical implications of the psychoanalyst's life experience: When the personal becomes professional*. Routledge.

Kugelmass, H. (2016). Sorry, I'm not accepting new patients: An audit study of access to mental health care. *Journal of Health and Social Behavior, 57*(2), 168–183.

Ladd, W. (2020). *Transformed by postpartum depression: Women's stories of trauma and growth*. Praeclarus Press.

Laliotis, D. (2020, November/ December). Trauma and teletherapy. Psychotherapy Networker, 21–25.

Lambert, M. J., Whipple, J. L., & Kleinstauber, M. (2019). Collecting and delivering client feedback. In J. C. Norcross & M. J. Lambert (Eds.), *Psychotherapy relationships that work* (3rd ed., Vol. *1*, pp. 580–630). Oxford University Press.

Lee, J. (2020, November 17). A neuropsychological exploration of zoom fatigue. *Psychiatric Times*.

Lee, M. K., Kim, E., Poik, I. S., Chung, J., & Lee, S. M. (2020). Relationship between environmental factors and burnout of psychotherapists: Meta-analytic approach. *Counselling and Psychotherapy Research, 20*(1), 164–172.

Leichsenring, F., Sarrar, L., & Steinert, C. (2020). Dropouts in psychotherapy: A change of perspective. *World Psychiatry, 18*(1), 32–33.

Lindner, R. (1960). *The fifty-minute hour*. Bantam.

Lonczak, H. K. (2021). 33 counseling mistakes therapists should avoid and how to prevent them. Positive Psychology.

Lopes, R. T., Gonçalves, M. M., Sinai, D., & Machado, P. P. (2018). Clinical outcomes of psychotherapy dropouts: Does dropping out of psychotherapy necessarily mean failure? *Brazilian Journal of Psychiatry, 40*, 123–127.

Lyford, C. (2021, January/ February). The therapy beat. *Psychotherapy Networker*, 11–14.

Madani, D. (2020, June 14). Therapists are under strain in COVID-19 era, counseling clients on trauma they're also experiencing themselves. NBC News.

Maeder, T. (1989, January). Wounded healers. *Atlantic Monthly*, 37–47.

Maggio, S. M., Molgora, S., & Osmano, O. (2019). Analyzing psychotherapeutic failures: A research on the variables, involved in the treatment of an individual setting of 29 cases. *Frontiers of Psychology, 10*, 1250.

Malus, A., Konarzewska, B., & Galinska-Skok, B. (2018). Patient's failures and psychotherapist's successes, or failure in psychotherapy in the eyes of a psychotherapist. *Archives of Psychiatry and Psychotherapy, 3*, 31–41.

Mar, R. A., Oatley, K., Djikic, M., & Mullin, J. (2011). Emotion and narrative fiction: Interactive influences before, during, and after reading. *Cognition and Emotion, 25*(5), 818–833.

Marar, Z. (2008). *Deception.* Acumen Publishing.

Margolin, L. (2020). Rogerian psychotherapy and the problem of power: A Foucauldian interpretation. *Journal of Humanistic Psychology, 60*(1), 130–143.

Marseille, E., Kahn, J. G., Yazar-Klosinski, B., & Doblin, R. (2020). The cost-effectiveness of MDMA-assisted psychotherapy for the treatment of chronic, treatment-resistant PTSD. *PLoS One, 15*(10), e0239997.

Maslow, A. (1968). *Toward a psychology of being.* Van Nostrand Reinhold.

Matsangidou, M., Otkhmezuri, B., Ang, C. S., Avraamides, M., Riva, G., Gaggioli, A., Iosif, D., & Karekla, M. (2020). "Now I can see me:" Designing a multi-user virtual reality remote psychotherapy for body weight and shape concerns. *Human Computer Interaction.*

Matus, A., Konarzewska, B., & Galinska-Skok, B. (2018). Patient's failures and psychotherapist's successes, or failure in psychotherapy in the eyes of a psychotherapist. *Archives of Psychiatry and Psychotherapy, 20*(3), 31–41.

May, R. (1983). *Existence.* Jason Aronson.

McAdams, D. P. (2006). *The redemptive self: Stories Americans live by.* Oxford University Press.

McBeath, A. (2019). The motivations of psychotherapists: An in-depth survey. *Counselling and Psychotherapy Research, 19*, 377–387.

McCarthy, J., Shannon, E., & Bruno, M. (2020). Creative question-framing: 12 ideas for counselors-in-training. *Journal of Creativity in Mental Health.*

Merino, M. D., Vallellano, M. D., Oliver, C., & Mateo, I. (2021). What makes one feel eustress or distress in quarantine? An analysis from conservation of resources (COR) theory. *British Journal of Health Psychology, 26*(2), 606–623.

Miller, S. D., Chow, D., Wampold, B. E., Hubble, M. A., Del Re, A. C., Maeschalck, C., & Bargmann, S. (2020). To be or not be (an expert)? Revisiting the role of deliberate practice in improving performance. *High Ability Studies, 31*(1), 5–15.

Miller, S. D., Hubble, M., & Duncan, B. (2007, November/ December). Supershrinks: What's the secret of their success? *Psychotherapy Networker*, 27–35.

Miller, S. D., & Rousmaniere, T. (2014). Why most therapists are just average (and how we can improve). *International Journal of Psychotherapy, 18*(2), 39–49.

Moltu, C., & Binder, P. E. (2013). Skilled therapists' experiences of how they contributed to constructive change in difficult therapies: A qualitative study. *Counselling and Psychotherapy Research, 14*(2), 128–137.

Monson, C. M., Wagner, A. C., Mithoefer, A. T., Liebman, R. E., Feduccia, A. A., Jerome,

L., Yazar-Klosinski, B., Emerson, A., Doblin, R., & Mithoefer, M. C. (2020). MDMA-facilitated cognitive-behavioural conjoint therapy for posttraumatic stress disorder: an uncontrolled trial. *European Journal of Psychotraumatology*, *11*(1), 1840123.

Moore, M. C., Andrews, S. E., & Parikh-Foxx, S. (2020). Meeting someone at the edge: Counselors' experiences of interpersonal stress. *Journal of Counseling and Development*, *98*(2), 123–135.

Morgan, W. P. (1978, April). The mind of the marathoner. *Psychology Today*, 38–47.

Morris, Z. S., Wooding, S., & Grant, J. (2011). The answer is 17 years, what is the question: Understanding time lags in translational research. *Journal of the Royal Society of Medicine*, *104*(12), 510–520.

Murphy, D., & Turgoose, D. (2020). Evaluating an Internet-based video cognitive processing therapy intervention for veterans with PTSD: A pilot study. *Journal of Telemedicine and Telecare*, *26*(9), 552–559.

Murphy, S. (2012, September). The power of story. Counseling Today, 38–41.

National Institute of Mental Health. (2020). Technology and the future of mental health treatment.

N'Diaye, S. (2020, November/ December). Corona gifts: How teletherapy changed my life and my practice. *Psychotherapy Networker*, 35–39.

Neff, K. (2015, September/ October). The five myths of self-compassion. *Psychotherapy Networker*, 31–35, 47.

Newman, J. (2021, January 1). 31 self-care rituals to set you up for a great year. *Real Simple*.

Nigam, S. K. (2012). The storytelling brain. *Science and Engineering Ethics*, *18*, 567–571.

Nissen-Lie, H. A., Havik, O. E., Hoglend, P. A., Monsen, J. T., & Ronnestad, M. H. (2013). The contribution of the quality of therapists' personal lives to the development of the working alliance. *Journal of Counseling Psychology*, *60*(4), 483–495.

Nissen-Lie, H. A., & colleagues. (2017). The contribution of the quality of therapists' personal lives to the development of the working alliance. *Journal of Counseling Psychology*, *60*(4), 483–495.

Norcross, J. C., & Goldfried, M. R. (Eds.). (2019). *Handbook of psychotherapy integration* (3rd ed.). Oxford University Press.

Norcross, J. C., & Guy, J. D. (2007). *Leaving it at the office: A guide to psychotherapist self-care*. Guilford Press.

Norcross, J. C., & Lambert, M. L. (Eds.). (2019). *Psychotherapy relationships that work* (3rd ed., Vol. *1*) Oxford University Press.

Norcross, J. C., & VandenBos, G. R. (2018). *Leaving it at the office: A guide to psychotherapist self-care* (2nd ed.). Guilford Press.

Oasi, O., Maggio, S., Pacella, S., & Molgora, S. (2019). Dropout and narcissism: An exploratory research about situational factors and personality variables of the psychotherapist. *Research in Psychotherapy: Process and Outcome, 22*(2), 165–174.

Oasi, O., & Werbart, A. (2020). Unsuccessful psychotherapies: When and how do treatments fail? *Frontiers in Psychology, 11*, 3524.

Orlinsky, D. E., & Ronnestad M. H. (2005). *How psychotherapists develop: A study of therapeutic work and professional growth.* American Psychological Association.

Orlinsky, D. E., Ronnestad, M. H., Hartmann, A., Heinon, E., & Willutzki, U. (2020). The personal self of psychotherapists: Dimensions, correlates, and relations with clients. *Journal of Clinical Psychology, 76*(3), 461–475.

Overholser, J. C. (2020). 50 years of psychotherapy: Erudition, evolution, and evaluation. *Journal of Contemporary Psychotherapy, 50*, 87–93.

Pappas, S. (2020). Providing care in innovative ways. *APA Monitor, 51*(1), 72.

Parker, M. (2019). *Transference and countertransference: A therapist's guide.*

Patrick, S. (2020). Mistakes as pathways toward creativity in counseling: A case example. *Journal of Creativity in Counseling, 15*(1), 128–138.

Paul, A. M. (2012, March 17). Your brain on fiction. *New York Times.*

Pipher, M. (2013, March/ April). Many faces of wisdom. *Psychotherapy Networker.*

Pipher, M. (2019). *Reviving Ophelia: Saving the selves of adolescent girls* (Rev. ed.). Riverhead.

Pomerantz, K. A. (2007). Helping children explore their emotional and social worlds through therapeutic stories. *Educational and Child Psychology, 24*(1), 46–55.

Pope, K. S., & Bouhoutsos, J. C. (1986). *Sexual intimacy between therapists and patients.* Praeger.

Pope, K. S., Sonne, J. L., & Greene, B. (2006). *What therapists don't talk about and why.* American Psychological Association.

Probst, B. (2015). The other chair: Portability and translation from personal therapy to clinical practice. *Clinical Social Work, 43*, 50–61.

Puig, A., Yoon, E., Callueng, C., An, S., & Lee, M. (2014). Burnout syndrome in psychotherapists: A comparative analysis of five nations. *Psychological Services, 11*(1), 87–96.

Rainer, T. (1978). *The new diary.* Tarcher.

Ram Dass & Gorman, P. (1985). *How can I help? Stories and reflections on service.* Knopf.

Reamer, F. G. (2015). Ethical misconduct and negligence in social work. *Social Work Today, 15*(5), 20–25.

Reamer, F. G. (2020). *Boundary issues and dual relationships in human services* (3rd ed.). Columbia University Press.

Reiff, C. M., Richman, E. E., Nemeroff, C. B., Carpenter, L. L., Widge, A. S., Rodriguez, C. I., Kalin, N. H., McDonald, W. M.; the Work Group on Biomarkers and Novel Treatments, a Division of the American Psychiatric Association Council of Research. (2020). Psychedelics and psychedelic-assisted psychotherapy. *American Journal of Psychiatry*, *177*(5), 391–410.

Renken, E. (2020, April 11). How stories connect and persuade us: Unleashing the brain power of narrative. *NPR*.

Resnick, B. (2020, September 18). How the pandemic forced mental health care to change for the better. *Vox*.

Revell, S., & McLeod, J. (2016). Experiences of therapists who integrate walk and talk into their professional practice. *Counselling and Psychotherapy Research, 16*(1), 35–43.

Reynolds, G. (2012). *Presentation Zen: Simple ideas on presentation design and delivery*. New Riders.

Rogers, C. R. (1972). My personal growth. In A. Burton & Associates (Eds.), *Twelve therapists: How they live and actualize themselves* (pp. 28–77). Jossey-Bass.

Rosenthal, H. (2011). When therapists lie to promote their own agendas. In J. Kottler & J. Carlson (Eds.), *Duped: Lies and deception in psychotherapy* (pp. 39–46). Routledge.

Rosenzweig, S. (1936). Some implicit common factors in diverse methods of psychotherapy. *American Journal of Orthopsychiatry, 6*, 412–415.

Rozental, A., Castonguay, L., Dimidjian, S., Lambert, M., Shafran, R., Andersson, G., & Carlbring, P. (2018). Negative effects in psychotherapy: Commentary and recommendations for future research and clinical practice. *British Journal of Psychology, 4*(4), 307–312.

Rupert, P. A., & Dorociak, K. E. (2019). Self-care, stress, and well-being among practicing psychologists. *Professional Psychology: Research and Practice, 50*(5), 343–350.

Schaler, K. (2009). *Travel therapy: Where do you need to go?* Seal Press.

Schoener, G. R. (2015). Treating impaired psychotherapists and wounded healers. In D. Geller, J. C. Norcross, & D. E. Orlinsky (Eds.), *The psychotherapist's own psychotherapy* (pp. 322–341). Oxford University Press.

Schroeder, D. A., & Graziano, W. G. (Eds.). (2015). *The Oxford handbook of prosocial behavior*. Oxford University Press.

Schuckard, E., Miller, S. D., & Hubble, M. A. (2017). Feedback-informed treatment: Historical and empirical foundations. In D. S. Prescott, C. L. Maeschalck, & S. D. Miller (Eds.), *Feedback-informed treatment in clinical practice: Reaching for excellence* (pp. 13–35).

American Psychological Association.

Schueller, S. M., Hunter, J. F., Figueroa, C., & Aguilera, A. (2019). Use of digital mental health for marginalized and underserved populations. *Current Treatment Options in Psychiatry, 6,* 243–255.

Schure, M. B., Howard, M., Bailey, S. J., Bryan, B., & Greist, J. (2018). Exploring perceptions of a computerized cognitive behavior therapy program in a U.S. rural western state. *Journal of Rural Mental Health, 42*(3–4), 174–183.

Schwartz, R. (2015, September/ October). Facing our dark sides. *Psychotherapy Networker,* 19–23, 42.

Scott, N. (2017). Boredom in the countertransference: Mutual dissociation in the therapeutic encounter. *Contemporary Psychotherapy, 9*(1).

Selye, H. (1974). *Stress without distress.* McClelland and Stewart.

Shackleford, K. E., & Vinney, C. (2020). *Finding truth in fiction.* Oxford University Press.

Sies, H. (2020). *Oxidative stress: Eustress and distress.* Academic Press.

Simionato, G. F., & Simpson, S. (2018). Personal risk factors associated with burnout among psychotherapists: A systematic review. *Journal of Clinical Psychology, 74,* 1431–1456.

Simpson, S., Simionato, G., Smout, M., van Vreeswijk, M. F., Hayes, C., Sougleris, C., & Reid, C. (2019). Burnout amongst clinical and counselling psychologist: The role or early maladaptive schemas and coping modes as vulnerability factors. *Clinical Psychology and Psychotherapy, 26,* 35–46.

Sklar, J. (2020, April 24). "Zoom fatigue" is taxing the brain Here's what's happening. *National Geographic.*

Skovholt, T. M., & Trotter-Mathison, M. (2016). *The resilient practitioner: Burnout prevention and self-care strategies for counselors, therapists, teachers, and helping professionals* (3rd ed.) Routledge.

Solomonov, N., & Barber, J. P. (2019). Conducting psychotherapy in the Trump era: Therapists' perspectives on political self-disclosure, the therapeutic alliance, and politics in therapy room. *Journal of Clinical Psychology, 75*(9), 1508–1518.

Spaulding, A. E. (2011). *The art of storytelling: Telling truths through telling stories.* Scarecrow Press.

Spense, D. P. (1982). *Narrative and historical truth.* Norton.

Spiegel, B. (2020). *VRx: How virtual therapeutics will revolutionize medicine.* Station Hill Press.

Stevens, L. (2018). When money comes up in therapy. *Psychotherapy Networker.*

Stewart, A. E., & Neimeyer, R. A. (2007). Emplotting the traumatic self: Narrative revision and the construction of coherence. In S. Krippner, M. Bova, & L. Gray (Eds.), *Healing stories: The use of narrative in counseling psychotherapy* (pp. 41–62). Puente.

Stewart, R. E., & Chambless, D. L. (2008). Treatment failures in private practice: How do psychologists proceed? *Professional Psychology: Research and Practice, 39*, 176–181.

Stoll, J., Muller, J. A., & Trachsel, M. (2020). Ethical issues in online therapy: A narrative review. *Frontiers in Psychiatry, 10*, 993.

Straus, M., & O'Neil, K. (2020, May/ June). Playing together apart: Teletherapy for kids. *Psychotherapy Networker*, 32–37.

Stringer, H. (2016). Therapy on camera. *Monitor on Psychology, 47*(11), 44.

Sunderani, S. (2020). Therapists' perceptions of their use of self-disclosure (and non-disclosure) during cross-cultural exchanges. *British Journal of Guidance and Counselling*.

Sussman, M. B. (1995). *A perilous calling: The hazards of psychotherapy practice*. Wiley.

Sussman, M. B. (2007). *A curious calling: Unconscious motivations for practicing psychotherapy*. Aronson.

Svenson, K. (2020). Teleanalytic therapy in the era of COVID-19: Dissociation in the countertransference. *Journal of the American Psychoanalytic Association, 68*(3), 447–454.

Swift, J. K., Callahan, J. L., Cooper, M., & Parkin, S. R. (2019). Preferences. In J. C. Norcross & B. E. Wampold (Eds.), *Psychotherapy relationships that work* (3rd ed., Vol. 2, 157–187). Oxford University Press.

Tedeschi, R. G., & Moore, B. A. (2020). *Transformed by trauma: Stories of posttraumatic growth*. Boulder Crest.

Theriault, A., & Gazzola, N. (2006). What are the sources of feelings of incompetence in experienced psychotherapists? *Counseling Psychology Quarterly, 19*, 313–330.

Tishby, O., & Wiseman, H. (2020). Countertransference types and their relation to rupture and repair in the alliance. *Psychotherapy Research*.

Tompkins, K., & Swift, J. K. (2019). The future of psychotherapy research: Where are we going and how can we get there? *Psychotherapy Bulletin, 54*(1), 38–43.

Treadway, D. (2000, November/ December). How involved is too involved? *Psychotherapy Networker*, 32–35.

Turkle, S. (2015). *Reclaiming conversation: The power of talk in the digital age*. Penguin.

Turvey, M. (2020). Mirror neurons and film studies: A cautionary tale from a serious pessimist. Projections: *The Journal for Movies and Mind, 14*(3), 21–46.

van der Kolk, B. (2020, May/ June). Isolation and self-care. *Psychotherapy Networker*, 23–24.

Vandenberghe, L., & Silvestre, R. L. (2013). Therapists' positive emotions in-session: Why they happen and what they are good for. *Counselling and Psychotherapy Research, 14*(2),

119–127.

Vanderbes, J. (2013). The evolutionary case for great fiction. *The Atlantic.*

van der Kolk, B. (2014). *The body keeps score: Brain, mind, and body in the healing of trauma.* Penguin.

Varker, T., Brand, R. M., Ward, J., Terhaag, S., & Phelps, A. (2019). Efficacy of synchronous telepsychology interventions for people with anxiety, depression, posttraumatic stress disorder, and adjustment disorder: A rapid evidence assessment. *Psychological Services, 16*(4), 621–635.

Ward, J. (2019). Is storytelling therapy? The Writing Cooperative.

Warkentin, J. (1972). Paradox of being alien and intimate. In A. Burton & Associates (Eds.), *Twelve therapists: How they live and actualize themselves.* San Francisco: Jossey-Bass.

Watts, S., Marchand, A., Bouchard, S., Gosselin, P., Langlois, F., Belleville, G., & Dugas, M. J. (2020). Telepsychotherapy for generalized anxiety disorder: Impact on the working alliance. *Journal of Psychotherapy Integration, 30*(2), 208–225.

Wedding, D., & Corsini, R. (Eds.). (2014). *Case studies in psychotherapy* (7th ed.). Cengage.

Wehr, D. S. (2020). *Making it through: Bosnian survivors sharing stories of trauma, transcendence, and truth.* Chiron Publications.

Wicker, A. W. (1985). Getting out of conceptual ruts. *American Psychologist*, October, 1094-1103.

Wigert, B., & Agrawal, S. (2018). Employee burnout: The 5 main causes.

Wilson, E., & Harris, C. (2006). Meaningful travel: Women, independent travel and the search for self and meaning. *Tourism, 54*(2), 161–172.

Wittson, C. L., Affleck, D. C., & Johnson, V. (1961). Two-way television in group therapy. *Mental Hospitals, 12*, 22–23.

Wright, R. H. (2005). The myth of continuing education: A look at some intended and (maybe) unintended consequences. In R. H. Wright & N. A. Cummings (Eds.), *Destructive trends in mental health: The well-intentioned path to harm* (pp. 143–151). Taylor & Francis.

Yalom, I. D. (1989). *Love's executioner and other tales of psychotherapy.* Basic Books.

Yalom, I. D. (2000). *Momma and the meaning of life: Tales of psychotherapy.* Basic Books.

Yalom, I. D. (2002). *The gift of therapy.* HarperCollins.

Yalom, I. D. (2008). *Staring into the sun: Overcoming the terror of death.* Jossey-Bass.

Yalom, I. D. (2015). *Creatures of a day and other tales of psychotherapy.* Basic Books.

Yalom, I., & Elkin, G. (1974). *Every day gets a little closer: A twice-told therapy.* Basic Books.

Yonatan-Leus, R., Shefler, G., & Tishby, O. (2020). Changes in playfulness, creativity, and honesty as possible outcomes of psychotherapy. *Psychotherapy Research, 30*(6), 788–799.

Yano, L. P., & Lima, M. C. (2020). The mirror neurons and the therapeutic relationship in Gestalt therapy. *Revistado NUFEN*, *12*(2), 140–155.

Yoviene, L. (2018). Therapists' personal lives affect their helping relationships: Implications for mentoring. *The Chronicle of Evidence-Based Mentoring*.

Ziede, J. S., & Norcross, J. C. (2020). Personal therapy and self-care in the making of psychologists. *Journal of Psychology*, *154*(8), 585–618.

Zilcha-Mano, S. (2019). Major developments in methods addressing who therapy may work and why. *Psychotherapy Research*, *29*(6), 693–708.

Zimmerman, J., Barnett, J. E., & Campbell, L. F. (Eds.). (2020). *Bringing psychotherapy to the underserved: Challenges and strategies*. Oxford University Press.

Zipes, J. (2006). *Why fairy tales stick*. Routledge.

Zur, O. (2008). Rethinking the power differential in psychotherapy: Exploring the myth of therapists' omnipotence and patients' fragility. *Voices: The Art and Science of Psychotherapy*, *44*(3), 32–40.

Zur, O. (Ed.). (2017). *Multiple relationships in psychotherapy and counseling: Unavoidable, common, and mandatory dual relationships in therapy*. Routledge.

Zur, O. (2020a). Dual relationships, multiple relationships, boundaries, boundary crossings. Zur Institute.

Zur, O. (2020b). *Power in psychotherapy and counseling*. Zur Institute.